新 看護学生のための歯科学

編著者
中垣　晴男

著者
犬飼　順子

長尾　徹

坪井　信二

福田　理

山田　和子

藤田　玲子

医歯薬出版株式会社

This book was originally published in Japanese
under the title of :

SHIN KANGOGAKUSEI NO TAMENO SHIKAGAKU
(New Textbook of Dentistry for Nurse Course Student)

Editor :
NAKAGAKI, Haruo
Professor, Department of Preventive Dentistry and Dental
Public Health, School of Dentistry, Aichi-Gakuin University

© 2008 1st ed.

ISHIYAKU PUBLISHERS, INC
 7-10, Honkomagome 1 chome, Bunkyo-ku,
 Tokyo 113-8612, Japan

序文

　本書は1981年に初版，1988年第2版として，『看護学生のための歯科学』（榊原悠紀田郎，中垣晴男，山中恵美子著）として出版され，版刷を重ねてきた著書を土台として，今回，著者グループを新たにし，編集・執筆をして『新 看護学生のための歯科学』の書名で新しい著書として上梓したものである．

　前書の発行から4分の1世紀の26年が経た．その間，日本は高齢社会へと移行した．高齢社会は成熟社会で，物，経済，資本，効率ばかりでなく，健康，教育生活，いきがいや思いやりも重視される社会となった．食事や食物の味を楽しみ，家族・友人との会話，楽器を吹いたり，飲み込みや嚥下に問題なく，表情が生きいきしていることなどは，よりよい生活をするうえでますます重要となる．

　このような成熟社会で，歯・口腔疾患などを含め，看護を担当する看護師，保健師をはじめ医療関係者には以前とは比べることができないほど，歯・口腔の健康維持についての素養が要求されるようになってきている．近年，歯・口腔の清潔保持と肺炎罹患との関係，歯周病と糖尿病，心臓病など全身疾患の関係など，多くの研究が発表されている．

　そこで，前著と比べて新しい歯科学の進歩・知見を取り入れたことはもちろん，次のような特徴をもたせた．

(1) 第1章「歯科医療とは」および第4章「歯科的処置および診療の補助」中に「障害者歯科」，また「言語聴覚治療」を入れたこと．
(2) 第5章「口腔外科患者の看護」に「嚥下障害患者の看護」を設けたこと．
(3) 第6章として「口腔のケアの実際」を設けたこと．
(4) ところどころに「ラウンジ」欄を設け，歯科の事柄や流れの参考になる"コヒーブレーク"的なコラムを入れたこと．
(5) 実習にオレリーのプラーク・コントロール（PCR）および歯肉炎（PMA指数）を入れて充実したこと．
(6) 資料として歯科三法（歯科医師法，歯科衛生士法，歯科技工士法）の概要を表にして入れたこと．

　前著は，それ以前の従来の処置の補助・介助など手技中心であった歯科の看護教本に，歯科の保健指導もしくは口腔衛生的な内容を加えたことが特徴であった．26年経った今日，その方向は確実に進んできたことを考え，今後もますます歯・口腔の健康維持・増進を中心とする口腔衛生的な内容が看護教育上における歯科へ求められるものと予想される．

　本書はそれに応えようとする前著からの基本を受け継いでいる．本書が看護教育において，また現場の臨床の場面において活用され，それにより患者や人々の歯・口腔の健康増進，全身の健康増進，および，よりよい日常生活を支援できればこれ以上の幸せは

序文

ない.

　本書を上梓するに際し，ご助言・ご協力を賜った恩師，愛知学院大学名誉教授 榊原悠紀田郎先生，元愛知学院大学歯学部附属病院婦長 山中恵美子先生および稲沢市民病院歯科口腔外科部長 日下雅裕先生，愛知学院大学口腔衛生学講座各位に感謝する.

　さらに医歯薬出版株式会社の編集担当にあたられた今田芳則および辻寿両氏に感謝する．終わりに，それぞれ帰宅時間を心配しながら応援していただいた著者の皆様のご家族に感謝する.

　本書はこれら皆様のご助力がなかったら成らなかったであろう．また一方で，未熟な編集・著者のため，ご意見や間違いのご指摘などをいただくようお願いして序文とする.

2007 年 12 月

中垣晴男

（著者を代表して）

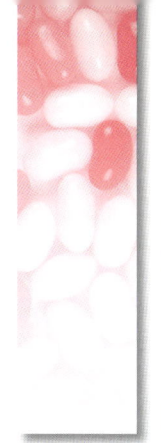

新 看護学生のための歯科学

目次

第1章 歯科医療とは ... 1
1 医療と歯科医療 ... 1
2 歯科医療の特徴 ... 4
3 歯科の診療科名と内容 ... 7
  1）歯科保存的処置 ... 7
  2）歯科補綴的処置 ... 8
  3）歯科口腔外科的処置 ... 8
  4）矯正歯科的処置 ... 8
  5）小児歯科的処置 ... 8
  6）障害者歯科的処置 ... 8
  7）歯科予防的処置 ... 8
4 歯科診療室の特徴 ... 8
5 歯科診療の補助・介助の特徴 ... 9
6 歯科患者の看護の特徴 ... 10

第2章 口腔および歯の知識 ... 12
1 口腔の構造 ... 12
  1）口　腔 ... 12
  2）上顎骨 ... 15
  3）下顎骨 ... 16
  4）顎関節 ... 16
  5）咀嚼に関与する筋 ... 17
2 口腔の機能 ... 17
  1）咀　嚼 ... 17
  2）消　化 ... 18
  3）発音・発声 ... 19
  4）味　覚 ... 19
  5）表　情（外貌） ... 20
  6）嚥　下 ... 20
3 歯の知識 ... 20
  1）歯　種 ... 20
  2）歯の外形 ... 22
  3）歯の内部構造 ... 23

4）歯の周囲の組織（歯周組織，歯周） ……………………………………… 24
　　　5）歯の微細構造 ……………………………………………………………… 25
　　　6）歯の物理的性質 …………………………………………………………… 26
　　　7）歯の化学的性質およびエナメル質表層の性質 ………………………… 26
　　4　歯の成長発育 …………………………………………………………………… 28
　　　1）歯の発生 …………………………………………………………………… 28
　　　2）歯胚の発生時期と石灰化開始期 ………………………………………… 28
　　　3）歯の発生時期の栄養および異常 ………………………………………… 29
　　　4）歯の萌出 …………………………………………………………………… 30
　　5　歯科保健の水準 ………………………………………………………………… 32
　　　1）う蝕有病（経験） ………………………………………………………… 32
　　　2）歯肉の炎症および歯石沈着 ……………………………………………… 34
　　　3）保有歯数 …………………………………………………………………… 34
　　　4）補綴の状況 ………………………………………………………………… 34
　　　5）歯磨きの状況 ……………………………………………………………… 36
　　　6）フッ化物応用 ……………………………………………………………… 36
　　6　口腔の衛生 ……………………………………………………………………… 37
　　　1）乳歯萌出期の口腔衛生 …………………………………………………… 37
　　　2）乳歯列期の口腔衛生 ……………………………………………………… 37
　　　3）混合歯列期の口腔衛生 …………………………………………………… 38
　　　4）永久歯列期の口腔衛生 …………………………………………………… 38
　　　5）成人・高齢者の口腔衛生 ………………………………………………… 39
　　　6）間食食品とう蝕 …………………………………………………………… 40
　　　7）歯口清掃 …………………………………………………………………… 40
　　　8）歯垢（プラーク）の染め出し法 ………………………………………… 44
　　　9）歯ブラシ …………………………………………………………………… 45
　　　10）歯磨剤 ……………………………………………………………………… 46
　　　11）デンタルフロス …………………………………………………………… 47
　　　12）歯間ブラシ ………………………………………………………………… 48
　　　13）義歯の清掃 ………………………………………………………………… 48
　　　14）セルフケア用としてのフッ化物洗口液（剤） ………………………… 49

第3章　歯および口腔の疾患　50

　　1　歯の疾患 ………………………………………………………………………… 50
　　　1）う　蝕 ……………………………………………………………………… 50
　　　2）歯髄炎 ……………………………………………………………………… 54
　　　3）根尖性歯周炎 ……………………………………………………………… 56
　　　4）歯の奇形 …………………………………………………………………… 57
　　　5）その他 ……………………………………………………………………… 57
　　2　歯周疾患 ………………………………………………………………………… 57
　　　1）歯肉炎 ……………………………………………………………………… 57
　　　2）歯周炎 ……………………………………………………………………… 58

	3）歯周疾患の原因	61
	4）歯周疾患の治療	61
	5）歯周疾患の予防	62
3	口腔軟組織の疾患	63
	1）炎　症	63
	2）囊　胞	65
	3）外　傷	65
	4）腫　瘍	66
4	顎骨の疾患	68
	1）顎骨骨折	68
	2）顎骨の炎症	69
	3）囊　胞	70
	4）腫　瘍	70
5	顎関節の疾患	71
	1）顎関節炎	71
	2）顎関節脱臼	72
	3）顎関節強直症	72
	4）顎関節症	72
6	顔面や顎の先天異常	72
	1）口唇裂	72
	2）口蓋裂	73
7	不正咬合	74
8	AIDS と歯科	75
	1）AIDS 患者の口腔・顔面・頸部症状	75
	2）歯科診療における AIDS 予防対策	75
	3）AIDS ウイルスの消毒法	76

第4章　歯科的処置および診療の補助　　77

1	歯科診療の流れ	77
2	歯科診療の介補	78
	1）前準備	78
	2）患者の誘導と受診態勢のつくり方	79
	3）各治療の介補	79
	4）患者への術後説明と退出誘導	81
	5）使用器械器具・材料のかたづけ	81
3	歯科治療の概要	83
4	歯冠修復	85
	1）金箔・金粉による修復	85
	2）成形修復	85
	3）インレー修復	86
	4）冠による修復	88
	5）継続歯による修復	89

- 6）橋義歯による修復 ……………………………………………………………… 89
- 7）インプラントによる修復 ………………………………………………………… 89
- 5　修復に使用する器具，材料 …………………………………………………… 90
  - 1）診査に用いるもの ……………………………………………………………… 90
  - 2）前準備に用いるもの …………………………………………………………… 91
  - 3）窩洞形成に用いられるもの …………………………………………………… 92
- 6　歯内療法 ………………………………………………………………………… 94
  - 1）歯髄疾患の種類 ………………………………………………………………… 95
  - 2）歯髄疾患の治療法 ……………………………………………………………… 96
  - 3）歯髄切断法（断髄法） ………………………………………………………… 97
  - 4）抜髄，根管充填法 ……………………………………………………………… 97
  - 5）感染根管治療，感染根管充填法 ……………………………………………… 98
- 7　歯周治療 ………………………………………………………………………… 99
  - 1）歯石除去（スケーリング） …………………………………………………… 99
  - 2）ポケット貼薬 ………………………………………………………………… 102
  - 3）歯周ポケット掻爬 …………………………………………………………… 102
  - 4）歯肉切除（ECT） …………………………………………………………… 102
  - 5）フラップ手術（歯肉剝離掻爬術） ………………………………………… 103
  - 6）組織再生誘導療法（GTR法） ……………………………………………… 104
  - 7）歯周組織再生療法（エムドゲイン法） …………………………………… 104
  - 8）咬合調整法 …………………………………………………………………… 104
  - 9）固定法 ………………………………………………………………………… 104
  - 10）全身療法 …………………………………………………………………… 105
- 8　床義歯 ………………………………………………………………………… 105
  - 1）床義歯の分類 ………………………………………………………………… 105
  - 2）全部床義歯 …………………………………………………………………… 106
  - 3）部分床義歯 …………………………………………………………………… 107
  - 4）小児義歯 ……………………………………………………………………… 108
  - 5）即時義歯 ……………………………………………………………………… 108
- 9　口腔外科的処置 ……………………………………………………………… 109
  - 1）抜　歯 ………………………………………………………………………… 109
  - 2）膿瘍切開 ……………………………………………………………………… 110
  - 3）歯槽骨整形術 ………………………………………………………………… 111
  - 4）歯根尖（端）切除術 ………………………………………………………… 111
  - 5）囊胞摘出術 …………………………………………………………………… 111
  - 6）外傷の治療 …………………………………………………………………… 111
- 10　麻酔 …………………………………………………………………………… 113
  - 1）局所麻酔 ……………………………………………………………………… 113
  - 2）局所麻酔の器具・薬剤 ……………………………………………………… 113
  - 3）NLA麻酔および全身麻酔 ………………………………………………… 114
- 11　矯正歯科的処置 ……………………………………………………………… 114
  - 1）矯正歯科治療に用いられる器具・材料 …………………………………… 114

- 2）歯科矯正装置の種類 ………………………………… 115
- 3）矯正歯科的処置の手順 ……………………………… 115
- **12　小児歯科的処置** ……………………………………… 116
  - 1）小児歯科的処置の内容 ……………………………… 116
  - 2）小児の臨床的対応 …………………………………… 118
  - 3）小児歯科で用いられる器械・器具および材料 …… 120
  - 4）咬合誘導のための処置 ……………………………… 120
  - 5）小児歯科的処置介補に必要な知識 ………………… 120
- **13　障害者歯科的処置** …………………………………… 121
  - 1）障害者の分類と理解 ………………………………… 121
  - 2）障害者への歯科的対応 ……………………………… 121
  - 3）障害者の歯科保健指導 ……………………………… 123
- **14　歯科予防的処置** ……………………………………… 124
  - 1）う蝕予防処置 ………………………………………… 124
  - 2）歯周疾患の予防的処置 ……………………………… 125
- **15　歯科臨床における消毒法** …………………………… 127

第5章　口腔外科患者の看護　128

- はじめに ……………………………………………………… 128
- **1　口腔外科患者の看護** …………………………………… 128
  - 1）栄養の補給 …………………………………………… 129
  - 2）口腔の清潔保持（保清）・ケア …………………… 132
  - 3）口腔外科患者の精神面への看護 …………………… 134
- **2　疾患別看護** ……………………………………………… 134
  - 1）顎骨外傷患者の看護 ………………………………… 134
  - 2）炎症性疾患患者の看護 ……………………………… 136
  - 3）良性腫瘍患者の看護 ………………………………… 138
  - 4）囊胞性疾患患者の看護 ……………………………… 138
  - 5）悪性腫瘍患者の看護 ………………………………… 139
  - 6）末期患者の看護 ……………………………………… 142
  - 7）口唇裂児の看護 ……………………………………… 143
  - 8）口唇修正術患者の看護 ……………………………… 145
  - 9）口蓋裂児の看護 ……………………………………… 145
  - 10）口唇・口蓋裂児をもつ両親への援助指導 ………… 147
  - 11）顎骨変形症患者の看護 ……………………………… 148
  - 12）顎関節強直症患者の看護 …………………………… 149
  - 13）障害者患者の看護 …………………………………… 150
  - 14）言語障害者の看護と指導 …………………………… 151
  - 15）嚥下障害患者の看護 ………………………………… 153
- **3　入院患者の診療介助** …………………………………… 159
  - 1）処置の実際 …………………………………………… 159
  - 2）患者サイドに立った援助 …………………………… 160

3）含嗽剤の選択 …………………………………………………… 160
　4　包帯法 ………………………………………………………………… 161
　　　1）包　帯 …………………………………………………………… 161
　　　2）包帯の巻き方 …………………………………………………… 161

第6章　口腔のケアの実際　　163

　はじめに ………………………………………………………………… 163
　口腔のケアの実際 ……………………………………………………… 163
　　　1）歯の有無 ………………………………………………………… 163
　　　2）開口の状態 ……………………………………………………… 167
　　　3）特殊な条件下での口腔のケア ………………………………… 168
　　　4）保湿ジェル（歯科化粧品） …………………………………… 170

第7章　看護学生のための実習　　172

　1　ブラッシング実習 ………………………………………………… 173
　2　歯肉炎（PMA）実習 ……………………………………………… 175

資　料　　176

資料1．講義のすすめ方　177／資料2．関連する医事法　178／資料3．食品中の砂糖の含有量　186／資料4．最近の国家試験　188

索　引　　193

ラウンジ Lounge

歯科医師（Dentist）と口腔科医（Stomatologiest）　4／口腔の健康　6／歯科医師の称号 D.D.S（Doctor of Dental Surgery）　10／ビーテル噛み（Betel nut chewing）　68／カポジ肉腫　76／セルフケア用としてのフッ化物洗口液（剤）　127／障害者への視覚素材を利用した説明方法　154／嚥下補助床　159／歯磨剤，デンタルリンス，含嗽剤は必要？　166／ここでちょっと，耳より情報　Kポイントを知っておくと便利！　168／体位のいろいろ　171

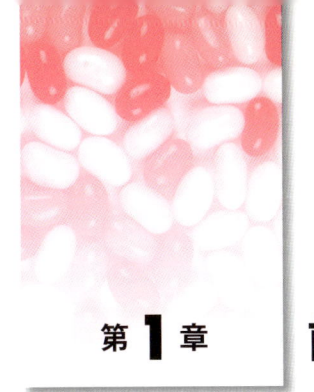

第1章　歯科医療とは

> **要　点**
>
> *歯科医療は医療のなかの一つであるが，法的には医療と歯科医療は区別されている．
> *歯科医療の特徴は硬組織疾患処置など外科系に分類されるが，食事，歯口清掃（口腔のケア）など保健指導が大切な内科系的な面がある．
> *歯科の診療科名には，①歯科，②矯正歯科，③小児歯科，④歯科口腔外科の4つがある．
> *歯科診療には，①歯科保存的処置，②歯科補綴的処置，③歯科口腔外科的処置，④矯正歯科的処置，⑤小児歯科的処置，⑥障害者歯科的処置および⑦歯科予防的処置の7つがある．
> *歯科診療室には患者を乗せて頭部を固定する歯科診療イスと，歯科診療に用いる器械が備わった歯科用ユニットがある．
> *歯科診療の補助・介助は患者の頭部の固定，処置部の照明確保，歯の切削時の水の排除（バキューム操作），器具・材料の準備と手渡しが中心となる．
> *処置の対象が食物摂取器官で，不潔になりやすい，また顔貌に関係する．歯科患者には小児・高齢者が多いのが特徴である．

1　医療と歯科医療

　医療とは疾病の処置（治療）やその予防，および健康増進のために医師や歯科医師などの専門家によって行われる行為をいう．したがって，医療のなかには歯科医療も含まれる．

　一般に人々が健康を保持していくには，今述べた専門家による医療（プロフェッショナルケア）ばかりでなく，家庭療法，養生，とよばれ，人々が自分で注意して健康を守っていくセルフケア，および地域，学校など組織を通じて行われる公衆衛生（パブリックヘルスケア）の3つがある（図1-1）．

　したがって，健康を保持していく手段の一つでもある医療は専門家（職種）によって行われる行為で，歯科医療も看護も含まれるが，法律的には医療，歯科医療，看護は区別されている．

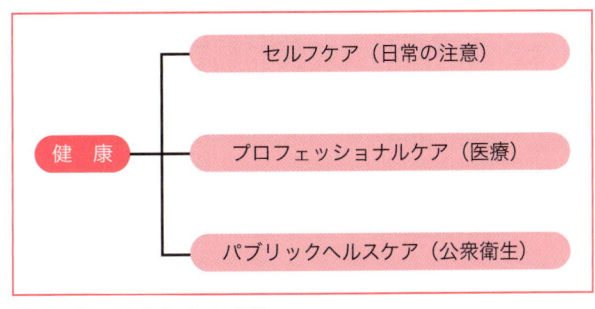

図1-1　健康を守る手段．

第1章 歯科医療とは

すなわち，医師法（第1条）では，「医師は，医療及び保健指導を掌ることによって公衆衛生の向上及び増進に寄与し，もって国民の健康な生活を確保するものとする」となっている．

歯科医師法（第1条）では，「歯科医師は歯科医療及び保健指導を掌ることによって公衆衛生の向上及び増進に寄与し，もって，国民の健康を確保するものとする」とある．

さらに保健師助産師看護師法（第1条）では，「保健師，助産師及び看護師の資質を向上し，もって医療及び公衆衛生の普及向上をはかるのを目的とする」とされ，第5条では，「看護師とは（中略）傷病者若しくはじょく婦に対する療養上の世話又は診療所の補助をなす」とされている．

このように医療，歯科医療及び看護は法的には区別されている．

また，歯科医業の範囲については法文上では示してないが，解釈として"歯科医業とは歯科医療行為を業とすることであり，歯科医療行為とは歯科医師が歯科医学的判断および技術を以ってするのでなければ，人体に危害を及ぼし，あるいは及ぼすおそれのある行為をいう"となっており，またその具体的内容としては，"具体的には，抜歯，う歯の治療，口腔内注射，歯肉切開，印象採得，咬合採得，試適，装着および矯正治療等の行為をいう"と例示している（榊原[1]）．

医療従事者数をみると，2018（平成30）年12月31日現在，医師327,210人（人口10万対258.8人）に対し，歯科医師104,908人（同83.0人），薬剤師311,289人（同246.2人），保健師52,955人（同41.9人），助産師36,911人（同29.2人），看護師1,218,606人（同963.8人）・准看護師304,479人（同240.8人）となっている[2,3]．就業歯科衛生士は132,629人（同104.9人），歯科技工士は34,468人（同27.3人）である．**図1-2**は歯科医師の都道府県別分布である．東京都が一番多く（同115.9人），滋賀県が一番少ない（同54.9人）．なお，職種別にみた医療関係従事の数は**表1-1**の

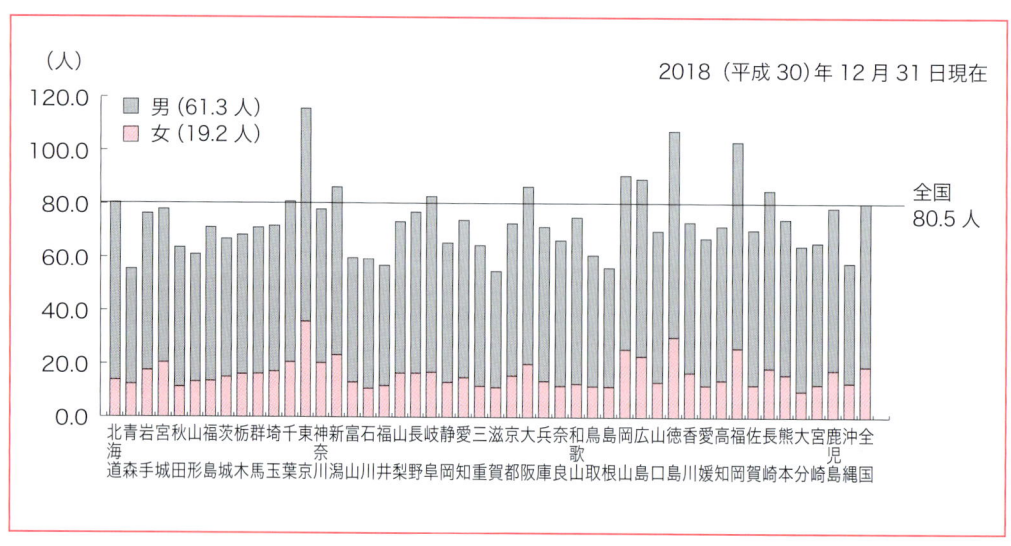

図1-2 都道府県（従業地）別にみた医療施設に従事する人口10万人対歯科医師数[2]．

ようになっている[4].

表 1-1 施設・職種別にみた従事者数[8].

(単位 人)　　　　　　　　　　　　　　　　　　　　　　　　　　　　2017(平成29)年10月1日現在

	病院 平成29(2017)年 従事者数	病院 平成29(2017)年 100床当たり	一般診療所 平成29(2017)年 従事者数	歯科診療所 平成29(2017)年 従事者数
	常勤換算			
総数	2,090,967.5	135.1	708,306.8	325,046.5
医師	217,567.4	13.9	135,605.7	202.2
常勤	172,192	11.3	102,960	74
非常勤	45,375.4	2.6	32,645.7	128.2
歯科医師	9,825.1	0.7	2,088.2	97,980.7
常勤	7,705	0.5	1,297	84,729
非常勤	2,120.1	0.1	,791.2	13,251.7
薬剤師	49,782.8	3.2	4,297.6	481.6
保健師	5,658.5	0.3	8,111.2	…
助産師	22,881.7	1.5	7,661.3	…
看護師	805,708.0	51.7	138,019.7	741.8
准看護師	113,496.5	7.9	87,909.7	202.0
看護業務補助者	175,234.8	11.9	19,152.1	…
理学療法士(PT)	78,439.0	4.8	13,255.8	…
作業療法士(OT)	45,164.9	2.8	2,687.1	…
視能訓練士	4,320.5	0.3	4,568.6	…
言語聴覚士	15,781.0	1.0	,858.2	…
義肢装具士	,61.6	0.0	,43.7	…
歯科衛生士	5,970.9	0.4	1,627.8	111,262.5
歯科技工士	,661.9	0.0	189.1	9,880.5
歯科業務補助者	…	…	…	70,226.2
診療放射線技師	44,755.4	2.8	9,457.7	…
診療エックス線技師	,105.5	0.0	1,103.0	…
臨床検査技師	54,960.2	3.5	11,905.8	…
衛生検査技師	,76.5	0.0	,350.7	…
臨床工学技士	21,184.3	1.3	6,859.1	…
あん摩マッサージ指圧師	1,229.5	0.1	2,379.0	…
柔道整復師	,486.4	0.0	3,617.5	…
管理栄養士	22,430.0	1.4	4,192.9	…
栄養士	4,717.3	0.3	1,694.6	…
精神保健福祉士	9,822.4	0.6	1,708.3	…
社会福祉士	12,966.6	0.7	1,323.8	…
介護福祉士	45,197.1	3.0	15,022.0	…
保育士	7,238.8	…	1,359.9	…
その他の技術員	18,916.6	1.0	6,972.6	…
医療社会事業従事者	4,774.5	0.6	1,137.8	…
事務職員	218,004.0	14.2	173,292.2	26,931.3
その他の職員	73,547.8	5.1	39,854.1	7,137.7
	実人員			
薬剤師	53,022	3.4	…	…
保健師	5,873	0.4	10,303	…
助産師	23,986	1.6	10,124	…
看護師	839,898	54.5	188,964	927
准看護師	124,613	8.1	116,939	252

第1章　歯科医療とは

歯科医師（Dentist）と口腔科医（Stomatologiest）

　歯科医師の養成は二つの大きな歴史的な流れのなかで行われてきた．一つは一般の医学教育のなかで養成され，医師で専門を歯科とするもので，もう一つは一般の医学教育と別に歯学教育として養成するものである．前者は口腔科学（Stomatology），口腔科医（Stomatologiest）とよばれ，江戸時代以前の日本，第二次世界大戦前のドイツの場合がある．一方後者は，歯学（Dentistry），歯科医師（Dentist）とよばれ，米国が最初で，現在世界の大学歯学部で養成されている．

　日本では，1906（明治39）年に医師法（旧），歯科医師法（旧）が同時成立し，第二次世界大戦中の一時期を除いて医師と歯科医師は別々に扱われてきた．明治初年に日本の医学はドイツから，日本の歯学は米国から導入されたのが異なっている．

　そこで，明治時代には歯科医師の養成は医学教育のなかで行うべきだとする「一元論」と医学教育とは別に歯学教育として行うべきだとする「二元論」の論争が行われた．1895（明治28）年の川上元治郎（一元論）と血脇守之助（二元論）（1895），1904（明治37）年の佐藤運雄（一元論）と奥村鶴吉（二元論）（1904）などがそれである．

　現在の日本は刑法で医師に歯科医師が含まれる以外，全ての法律で医師と歯科医師は言葉のうえからも区別されている．

　　口腔科学（Stomatology）―江戸時代以前
　　口腔科医（Stomatologiest）―第二次世界大戦前のドイツ
　　歯学（Dentistry）―大学歯学部
　　歯科医師（Dentist）―現在

2　歯科医療の特徴

　歯科医療は医療の一つである．医療を内科系と外科系に分けると，歯の切削や抜歯処置で代表される歯科的処置は外科系に属する．しかし，歯科疾患の予防および健康増進という立場では日常の注意によって左右される性質があり，その意味では内科系であるともいえる．たとえば，歯科を含む医療10科について，調査によると，一般の人々のイメージでは歯科は内科に近い位置にあるとしていた（図1-3, 4）[5～7]．

　歯科医療は外科系で，内科系の面も持ち合わせているが，歯科医療には次のような特徴（特異性）がある（図1-5）．

①歯・骨といった硬組織疾患と歯周，舌，口腔粘膜などの軟組織疾患と合わせた部を対象としている．したがって，前者には切削という操作や非生物学的材料（セメント，合成樹脂，金属）などで修復という処置が大きな比重を占めている．また後者

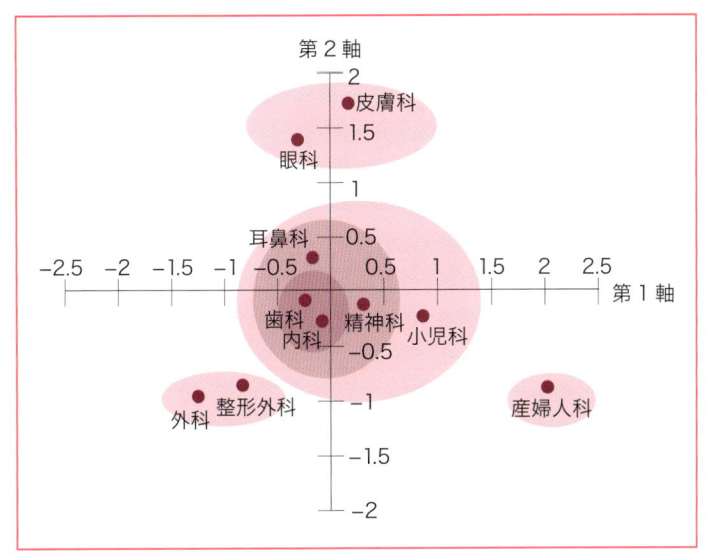

図1-3 対応分析による10科の2次元位置（Kimata et al. 2000）[5].

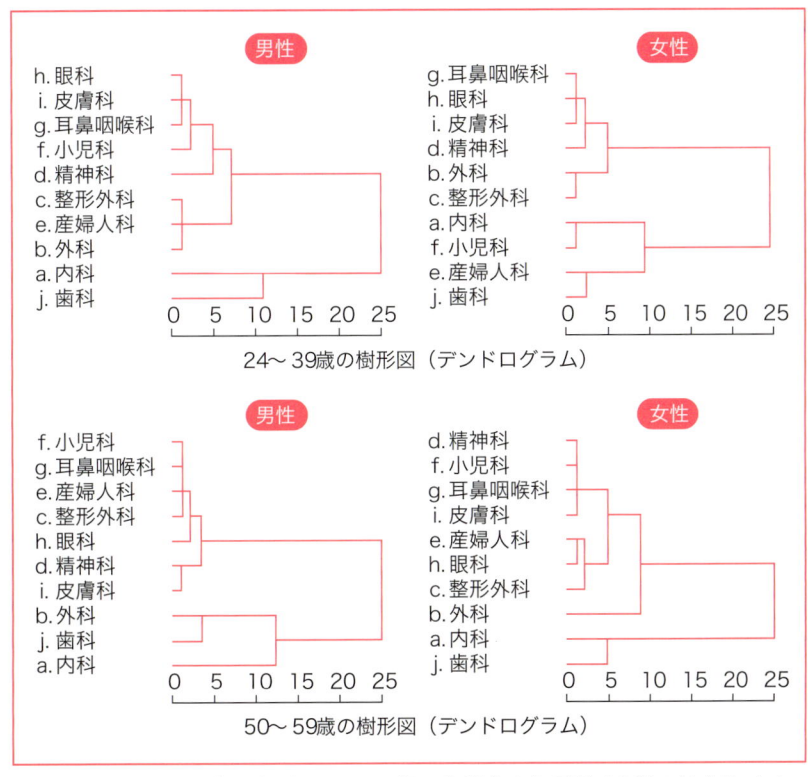

図1-4 24～39歳および50～59歳の歯科を含む医科10科の社会的イメージ（クラスター分析による樹形図）（Fukuzawa et al. 2005）[6, 7].

には，歯周疾患の治療や予防には日常の歯口清掃（口腔のケア）や食生活などのセルフケアへの保健指導が重要となる．

第1章 歯科医療とは

```
                  ┌─ 硬組織(歯骨)疾患と軟組織(歯周・舌・粘膜)疾患を対象とする
                  ├─ 患部が不潔になることが多い
 歯科医療 ────────┼─ 外貌、日常生活に影響が大きい
 の特徴           ├─ 生涯を通じて管理が必要である
                  └─ 有病率が高く、全身の健康と関係しているが人々の認識は高くない
```

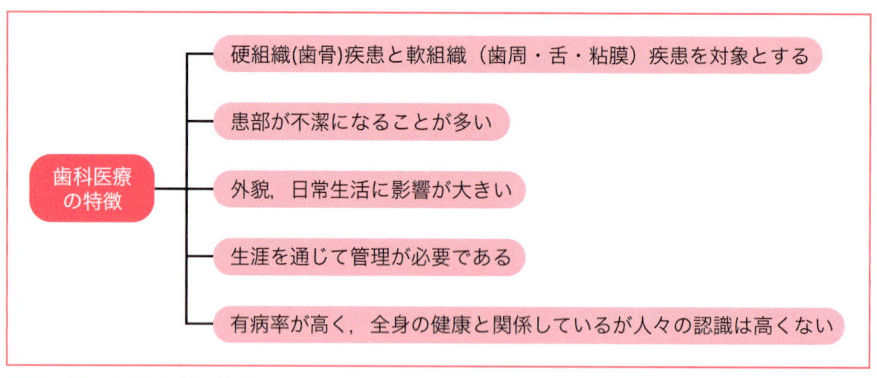

図1-5 歯科医療の特徴.

②歯や口腔の疾患は食事栄養摂取の器官がその対象であるため、疾患の治癒促進のための食事栄養摂取が困難となる。また口腔内が不潔となりやすく、そのための工夫が必要となることが多い.

③歯・口腔は、咀嚼、消化、嚥下、発音などの機能をもち、外観や審美が問題となる顔面部にあるので、日常生活への影響が大きく、生活の質（QOL）の向上に関係している.

④歯や口腔の健康は、母子、小児、青年、成人、高齢者と人の一生を通じて管理や注意が必要である．歯科医療は生涯管理の必要な医療といえる.

⑤歯や口腔の疾患は有病率が高く、自然治癒するという性質が乏しい．糖尿病や肺炎の発生など全身の健康と関係しているが、人々の認識はそれほど高くない.

ラウンジ Lounge

口腔の健康

歯科のねらいは歯、口を健康に保ち、その健康を増進することによって、全身の健康の増進をはかることである．"健康"にはいろいろな定義があるが、もっともよく知られているのは、WHOの定義である.

"Health is a state of complete physical, mental and social well-being, and not merely the absence of disease or infirmity"

これに対して口腔の健康とは「口腔の健康とは、"口腔に疾病がないだけでなく、機能的、社会的、心理的によりよく（well-being）いっていること"」とされている（Locker D. 1988）.

Locker (1988): Oral health is not only an absence of disease but also includes functional aspects and social and psychological well being.

3 歯科の診療科名と内容

歯科診療は法的には「歯科」,「矯正歯科」,「小児歯科」,および「歯科口腔外科」の4つの診療科名がある(医療法施行令第5条)(図1-6).

2017(平成29)年では歯科97.8％,矯正歯科35.9％,小児歯科63.5％,歯科口腔外科37.5％となっている[4](複数回答)(表1-2).

医師では医療施設従事者95.3％の内,病院従事者63.6％,診療所従事者31.7％となっているが,歯科医師では医療施設従事者97.0％の内,病院従事者11.1％,診療所従事者85.9％となっている[2,8].すなわち,医師は病院従事者が診療所のそれより2倍多いのに対して,歯科医師では反対に診療所従事者が病院従事者より7倍も多いのが特徴である.

歯科診療(処置)の内容については次のようなものがある(図1-7).

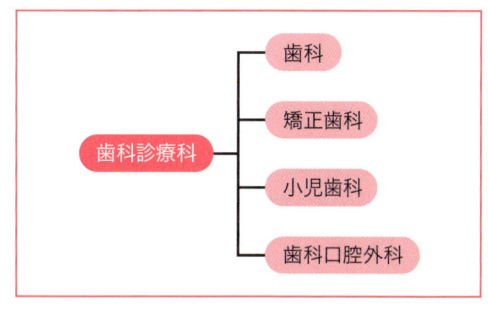

図1-6 歯科の診療科.

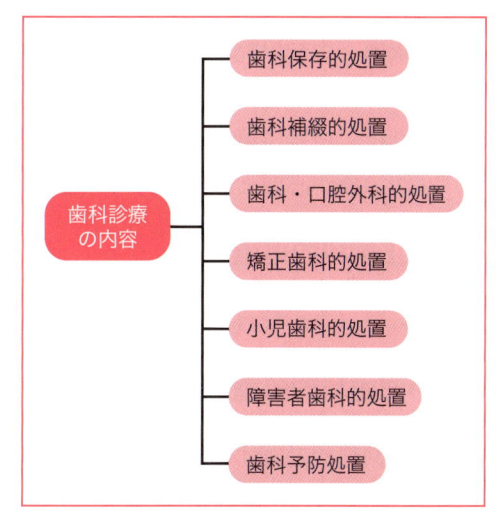

図1-7 歯科診療の内容.

1）歯科保存的処置

歯科保存的処置は,①う蝕(むし歯)が歯の硬組織に限局しているときにその部を切削除去し,セメント,合成樹脂,金属でその部を修復する(保存修復)もの.②う蝕が歯髄まで達し,歯髄処置が必要なとき行われる処置(歯内療法).さらに,③歯の周りに炎症が生じる歯周疾患を処置する歯周療法の3つをいう.

表1-2　歯科診療科名数および歯科診療所数に占める割合（診療科目別）[4]

(各年10月1日現在)

	平成2年(1990)	平成5年(1993)	平成8年(1996)	平成11年(1999)	平成17年(2005)	平成20年(2008)	平成23年(2011)	平成29年(2017)	施設数に対する割合(%)
施設数	52,216	55,906	59,357	62,484	66,732	67,779	67,276	68,609	100.0
歯科	51,584	55,143	58,447	61,439	65,522	66,437	65,999	67,145	97.9
矯正歯科	8,616	11,084	13,767	13,645	19,142	21,231	21,026	24,627	35.9
小児歯科	14,139	19,136	24,411	23,989	33,677	38,682	38,582	43,561	63.5
歯科口腔外科			9,878	8,003	14,282	19,770	20,371	25,708	37.5

資料　厚生労働省「平成29年医療施設(静態・動態)調査・病院報告の概要」

2）歯科補綴的処置

　歯の崩壊が大きく，保存修復のみでは十分に形態を回復できない場合，歯内療法後歯の形を回復する冠（クラウン），歯根を利用して歯冠を回復する継続歯（つぎ歯）がある．さらに歯の喪失（欠損）部が少数歯のとき，その両側の歯を利用してつなぐ橋義歯（ブリッジ），多数歯のときは合成樹脂や金属で作製する義歯が歯科補綴的処置に含まれる．近年では歯の欠損した顎骨の中に金属の歯根（ネジ）を埋め込み，その上に人工歯を装置するインプラント治療も行われている．

3）歯科口腔外科的処置

　歯の抜歯，舌や口腔の粘膜，顎骨，顎関節などの炎症や外傷，囊胞（のう），腫瘍，口腔の先天異常（口唇口蓋裂）の処置など，歯や口腔の外科的対応をする処置をいう．

　顎骨骨折，口唇口蓋裂，顎変形症，囊胞，腫瘍などは手術を行う．入院看護，食事療法，言語治療が必要となる部分である．

4）矯正歯科的処置

　歯ならび（不正咬合）に関しての治療・予防を扱う歯科的処置である．

5）小児歯科的処置

　小児の歯科的処置すなわち歯，顎の発達段階に応じて処置をするもの．

6）障害者歯科的処置

　障害児および障害者への歯科的処置を行う．

7）歯科予防的処置

　フッ化物塗布，鍍銀法（とぎん）（う蝕進行止め）および合成樹脂で小窩裂溝填塞（シーリング）や歯石除去（スケーリング）を行う歯科の処置である．歯科衛生士が主に歯科医師の指示の下に行う．

4　歯科診療室の特徴

　歯科診療室には歯科治療用の設備として，歯科治療イスと歯科診療に用いる器械からなる歯科用ユニットとよばれるものの2つがある．一般の歯科診療では両者が一体となった形式（チェア・ユニット式）のものが多く用いられている．

　歯科治療イスは患者の頭部の固定，昇降・傾斜ができるようになっている．歯科用ユニットには切削の機械（ハンドピース，エアタービンエンジン，電気エンジンなど），

ライト，圧搾空気・吸収・排水装置などが組み込まれている．

　歯科診療に使用する器具や材料の準備のためのワゴン台があるのも歯科診療室の特徴である．その他，器械，器具，薬品等を収納するキャビネットがある．

　歯科診療室の横には"歯科技工"を行うための歯科技工室があるのも歯科診療所の特徴である．ただ，近年，歯科診療所によっては，歯科技工を外部の歯科技工所（ラボ）に外注するところも多くなっている．その他，エックス線撮影室とその現像室，カルテ保管室も隣接している．

5　歯科診療の補助・介助の特徴

　歯科診療の補助や介助は医科の診療の補助や介助と基本的には変わらない．しかし特に次のようなことに気をつけるという特徴がある（図1-8）．

A）患者の頭部の固定と術者の位置

　歯科診療では硬組織の切削修復処置，可動性の舌，粘膜，顎部の処置を行う．したがって患者頭部の固定と術者が施術しやすい位置の確保が大切となる．

B）視野の確保と照明

　治療の対象が口腔内（暗い）にあるので，処置部位と照明の位置に絶えず注意することが必要である．照明は処置部は20,000ルクスを超える．

C）歯の切削時は水の排除（バキューム）

　歯の切削（エアタービン）や歯石除去（スケーリング）は注水下で行うので，その水の排除を確実に行う必要がある．その際，処置の妨害にならないように注意する．

D）器具・材料の手渡しとその準備

　器具や材料の手渡しはタイミングよく，安全に行うことが大切である．特に水平位（寝ている状態）の患者の顔面上で行わないように気をつける．器具材料の準備，手渡しは遅すぎても，早すぎてもいけない．

```
                   ┌── 頭部固定と部位の明示
                   │
                   ├── 視野と照明の確保
   歯科診療の      │
   補助・介助  ────┼── 切削時の水の排水（バキューム）
                   │
                   ├── 器具・材料の準備・手渡し
                   │
                   └── 食事摂取・嚥下，歯口清掃（口腔のケア）指導
```

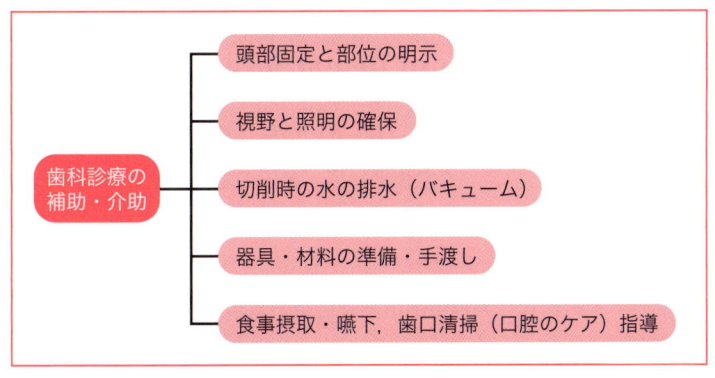

図1-8　歯科診療の補助・介助．

E）食事の摂取・嚥下，歯・口の清掃についての歯科保健指導

歯の修復，義歯装置，抜歯，顎骨骨折など手術後の食事摂取・嚥下の指導，歯の清掃（口腔のケア）指導が大切である．

6 歯科患者の看護の特徴

歯科患者には，疾患・異常が食物を摂る口腔であり，不潔になりやすいこと，外貌に影響すること，小児や高齢者も多いことなどの特徴がある．

A）食物の摂取法・嚥下について支援が必要

歯科の患者は，看護上大切な食事栄養摂取部が処置・治療の対象部位であることが特徴である．食事栄養摂取法および嚥下法について特に工夫をして看護を行う必要がある（図1-9）．

B）口腔が不潔になりやすいため，口腔の清潔維持（口腔のケア）を支援

食事摂取後の口腔の清掃は処置前も処置後も困難なケースが多い．口腔の清潔維持はその予後や，誤嚥性の肺炎などのリスクを左右するため，注意して看護をする必要がある．

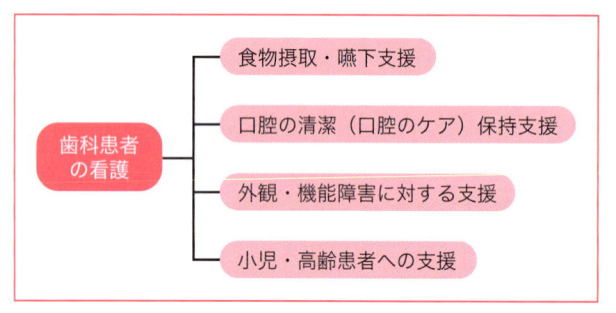

図1-9 歯科患者の看護．

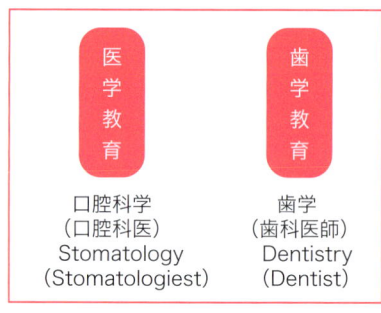

図1-10 口腔科医と歯科医師の養成．

ラウンジ Lounge

歯科医師の称号 D.D.S（Doctor of Dental Surgery）

歯科医師はDoctor of Dental Surgery（D.D.S）という称号が世界中で使用されている．これは，1840年に歯科医師を組織的に教育する学校として，米国のボルチモアで，Horace H.HaydonとChopin A. Harrisの2人の歯科医師によって養成が開始された．Haydonはその卒業生にDoctor of Dental Surgery（D.D.Sと略す）という称号を与え，教育の充実をはかった．

それ以降今日まで，このD.D.Sが世界中の歯科医師の称号として用いられている．歯科の歴史と今日が結びついている例の一つである．

C）歯・口腔の患者は外貌を障害することがあるため，その支援が必要

歯，口腔の患者は歯の欠損のみならず，口唇，口蓋，顔面の損傷や発育，嚥下，機能障害とかかわっている．心理的な対応も必要となることも多い．

D）小児と高齢患者が多い

口唇・口蓋裂の先天異常処置など小児患者や咀嚼，嚥下など口腔の機能障害のある高齢者が多い．成人のみならず，小児や高齢者への看護上の注意が必要となる．

【参考文献】
1) 榊原悠紀田郎，中垣晴男，山中恵美子：看護学生のための歯科学．医歯薬出版，東京，1981，1995．
2) 厚生労働大臣官房統計情報部：平成30年医師・歯科医師・薬剤師調査．2019．
3) 厚生労働省：平成30年衛生行政報告例（就業医療関係者）結果の概況．2019．
4) 平成29年（2017）医療施設（静態・動態）調査・病院報告の概況
http://www.mhlw.go.jp/toukei/saikin/zhw/iryosd/11/
5) Kimata N., Nakagaki H. et al.: Social images of medicine and dentistry in Japan. An exploratory study using correspondence analysis. *Int.Dent.J.*, 50：257〜261, 2000.
6) Fukuzawa K., Nakagaki H. et al.: Age and gender variations in people's social image of internal medicine and dentistry. (submitted 2006).
7) 中垣晴男ほか：人々は「内科」と「歯科」が近いと感じているー歯科の社会的イメージ研究からー．日本歯科評論，65(6)：81〜88，2005．
8) 厚生労働統計協会：国民衛生の動向．厚生の指標（増刊）2020/2021，67(9)：203-207，2020．

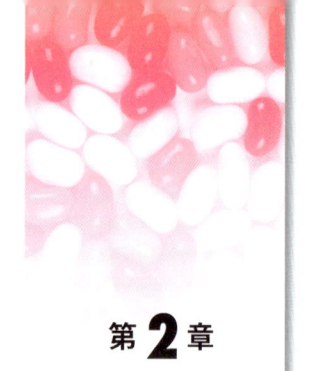

第2章　口腔および歯の知識

要　点

* 口腔の機能には①咀嚼，②消化，③発音・発声，④味覚・触覚，⑤表情（外貌），⑥嚥下，⑦吸う，⑧吹く，などがある．
* 乳歯は上下顎計20歯で，生後6カ月頃萌出を開始し，3歳までには萌出が完了する．
* 永久歯は上下顎計32（第三大臼歯を除くと28）歯で，6歳頃萌出を開始し，13歳頃（第三大臼歯を除く）歯列が完成する．
* 歯はエナメル質，象牙質，歯髄，セメント質よりなり，歯肉，歯根膜，セメント質，歯槽骨よりなる歯周組織に支持される．
* 歯は中胚葉，外胚葉から歯胚が発生し，石灰化して形成される．歯胚発生は胎生2カ月（乳歯）と胎生4カ月（永久歯），石灰化は胎生4カ月（乳歯）と出生時（永久歯）に開始される．
* ブラッシング法はスクラビング法を基本とするが，歯周疾患患者はバス法も適用となる．

1　口腔の構造

1）口　腔

　口腔は口裂から始まる消化器の入り口であり，上方は口蓋，下方は舌・口腔底からなり，後方は口峡（こうきょう）で咽頭の口部とつながる．口腔は，歯列と口唇または頬粘膜とにはさまれた口腔前庭と，歯列より内側の空間である固有口腔とに分けられる．口腔前庭には歯肉との間の粘膜のヒダ（小帯）があり，それぞれの部位により上唇小帯，下唇小帯，頬小帯とよばれる．上唇小帯は高位に付着していると，上顎前歯の歯間が離開する正中離開の原因になることがある（図2-1）．

(1) 口　唇

　口唇は，上唇と下唇とからなり，上唇の正中には縦の溝，人中（にんちゅう）がある．口唇の上方は鼻の下縁，側方は鼻翼と口角を結ぶ鼻唇溝，下方はオトガイ唇溝よりなる．口唇のうち口裂の周囲は唇紅とよび，赤みを帯びている．口唇は外側から，皮膚，筋肉，粘膜よりなり，粘膜には小唾液腺の口唇腺がある．

(2) 頬

　頬は，前方は口唇，上方は頬骨弓，後方は耳介，下方は下顎下縁からなる．頬は外側

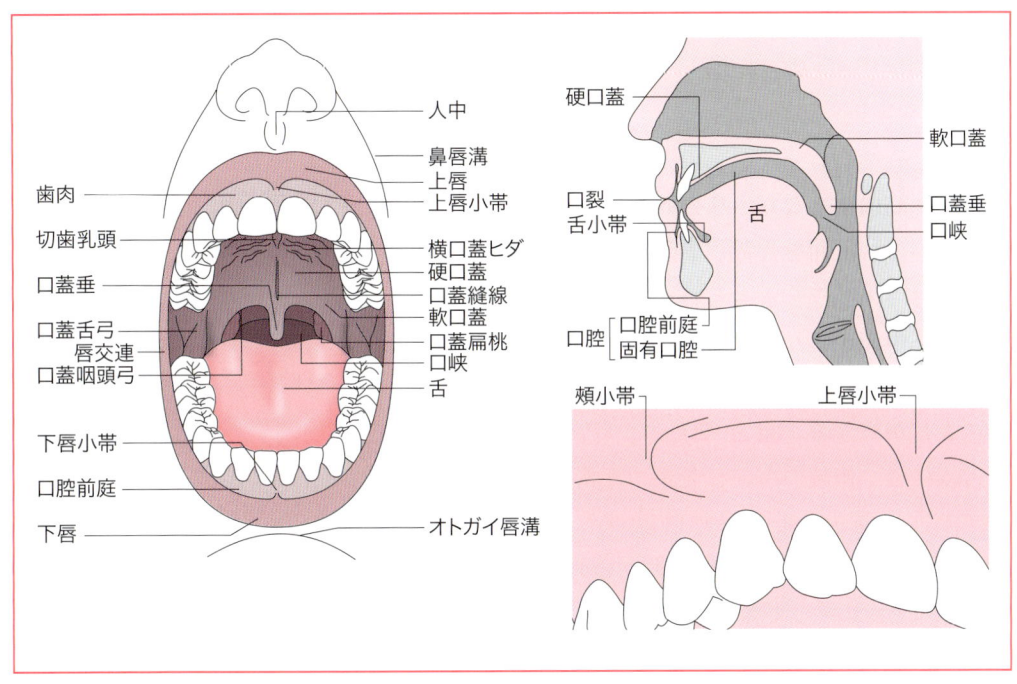

図2-1　口腔付近各部の名称．

から皮膚，筋肉，粘膜よりなり，粘膜面には上顎第二大臼歯に相当する部に耳下腺の開口部である耳下腺乳頭がある．

(3) 口　蓋

　口蓋は口腔の上方にあり，粘膜に覆われており，その内部に骨を有し，前方に位置する硬口蓋と，内部に筋肉を有して後方に位置する軟口蓋に分かれる．硬口蓋の正中には，前方に口蓋骨の切歯窩と一致する隆起である切歯乳頭と口蓋縫線とよばれる隆線および横走する横口蓋ヒダがある．軟口蓋の後方は口蓋垂となる．

(4) 口腔底

　口腔底（広義の口腔底）は，前方の舌下部（狭義の口腔底），後方の舌部からなる．舌の下面には正中に歯肉との間の粘膜のヒダ，舌小帯があり，舌と口腔底の移行部には舌小帯を挟むように，大舌下腺管，顎下腺管の開口部である舌下小丘がある．この舌下小丘付近から，後外方へは小舌下腺管の開口部である舌下ヒダがある（図2-2）．

　口腔底の粘膜下組織には舌下隙，顎下隙，

図2-2　口腔底各部の名称．

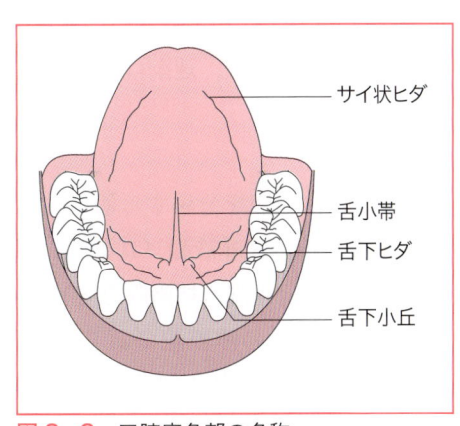

オトガイ下隙および翼突下顎隙などの間隙があり，それぞれ連絡しているため，口腔底に炎症が生じると容易に拡大する．

(5) 舌

舌は，筋肉よりなり，その周りは粘膜で覆われている．上面を舌背，下面を舌下面，側面を舌縁，先端部を舌尖という．舌背の正中には舌正中溝があり，舌は前方より 2/3 付近にある V 字型の分界溝で，舌体と舌根に分けることができる（図 2-3）．

舌体には，無数の小さな突起，舌乳頭があり，上方に向かって尖った白色の糸状乳頭，糸状乳頭の間にありやや大きめの茸状乳頭，円形で平らで分界溝に沿ってその前方に配列されている有郭乳頭，舌縁の後方に外側縁に沿っている葉状乳頭の4種に分けられる．さらに，糸状乳頭を除く舌乳頭には味覚を掌る味蕾がある．

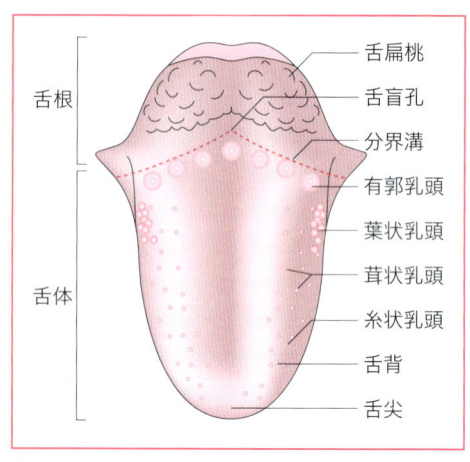

図 2-3 舌各部の名称．

舌根には，リンパ小節が集合した舌小胞である舌扁桃があり，ワルダイエルのリング（リンパ咽頭輪）を，口蓋扁桃，咽頭扁桃とともに形成している．

舌の筋は，舌の内部にあり，舌の形を変えることができる内舌筋（上縦舌筋，横舌筋，垂直舌筋）と，舌とその他の組織とつながって舌の位置を変えることができる外舌筋（オトガイ舌筋，舌骨舌筋，茎突舌筋）に分かれる．

舌を流れる動脈は外頸動脈から分枝した舌動脈で，途中多数の舌背枝を分枝しながら舌下動脈，舌深動脈となる．静脈は舌背静脈，舌下静脈が舌深静脈に集合し，舌静脈から内頸静脈へ合流する．

舌の神経は知覚，味覚，運動を支配し，知覚は前方 2/3 が三叉神経第 3 枝下顎神経の舌神経，後方 1/3 が舌咽および迷走神経，味覚は前方 2/3 は鼓索神経（顔面神経の枝），後方 1/3 は舌咽神経，運動は舌下神経により支配される．

(6) 唾液腺

唾液腺は，唾液を分泌する消化腺で，一日の分泌量は約 1.5 l である．唾液の分泌の 90％以上を担う大唾液腺（耳下腺，顎下腺，舌下腺）と，その他の小唾液腺（口唇腺，口蓋腺，頰腺，舌腺，切歯腺など）とに分かれる．

漿液性で最大の唾液腺である耳下腺は，耳介の前と下方に位置しており，長さ約 5cm の太い耳下腺管で上顎第二大臼歯に相当する位置の頰粘膜の内側の耳下腺乳頭から口腔前庭に開口している．

口腔底の内下方で，顎下三角といわれる部位に位置する顎下腺は，漿液性と一部粘液性からなる．顎下腺管は顎下腺の後方から出て，舌下の舌下小丘に開口する．

　舌下腺は粘液性で一部漿液性であり，口腔底の舌下ヒダの下方に位置し舌下ヒダと舌下小丘に開口している．したがって，舌下小丘から口腔前庭に分泌される唾液は顎下腺と舌下腺の両者から由来する（図2-4）．

2）上顎骨

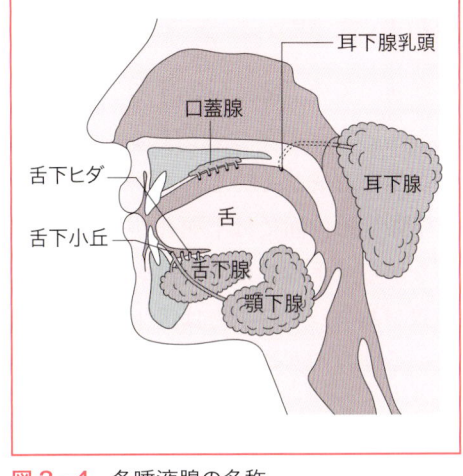

図2-4　各唾液腺の名称．

　上顎骨は頭蓋の中央部に位置し，左右一対になっており，上顎体と前頭突起，頬骨突起，歯槽突起および口蓋突起の4つの突起から構成される．上顎体には，最大の副鼻腔である上顎洞があり，上顎洞裂孔で鼻腔に開口している．上顎第一大臼歯の根尖は上顎洞下壁に近接しており，根管治療や抜歯時に上顎洞に穿孔する場合があるので，注意を要する．

　弓状の歯槽突起の下面には，歯根をいれる歯槽があり，歯と歯の間は槽間中隔で，歯根と歯根の間は根管中隔で区切られている．

　眼窩下縁のやや下方に眼窩下孔が開口し，眼窩下動静脈神経が皮下に出ている．

　上顎骨を下面から見ると，口蓋突起とその後方の口蓋骨とで硬口蓋を形成している．口蓋骨の後方は大口蓋孔，小口蓋孔があり，動静脈神経が通る．また，口蓋突起の前方正中には，切歯窩があり，動静脈神経が通る．このような顔面，頭蓋の神経の出口に麻酔をすることで，支配神経に麻酔をかけることができる（図2-5）．

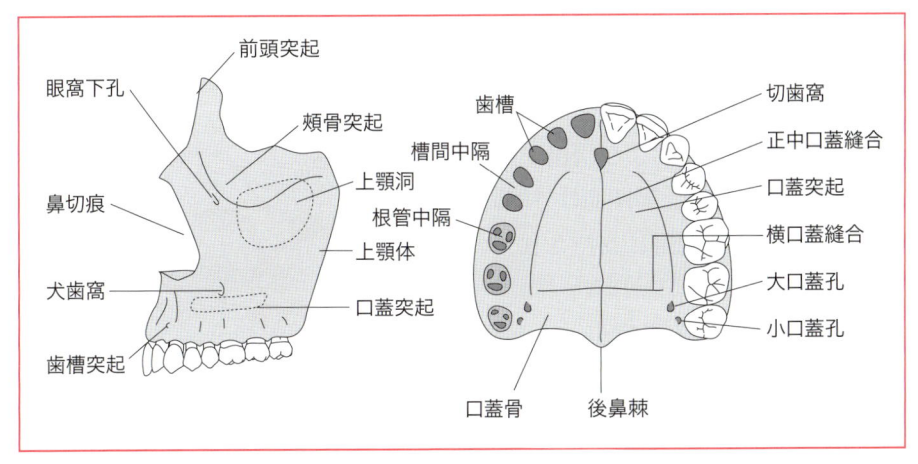

図2-5　上顎骨（側面，下面）．

3）下顎骨

　顔面頭蓋の下部に位置する下顎骨は，下顎体と下顎枝からなり，下顎枝上縁には筋突起と関節突起の2つの突起がある．関節突起の先端の下顎頭は側頭骨下顎窩にはまり，顎関節を形成している．

　下顎骨の内面には下顎孔があり，下顎管につながり，オトガイ孔から下顎体の外面につながる．下顎管は下歯槽動脈・神経が通る．また，内面には，顎舌骨筋が付く顎舌骨筋線があり，その上方は舌下腺が入る舌下腺窩，下方には顎下腺が入る顎下腺窩という浅いくぼみがある（図2-6）．

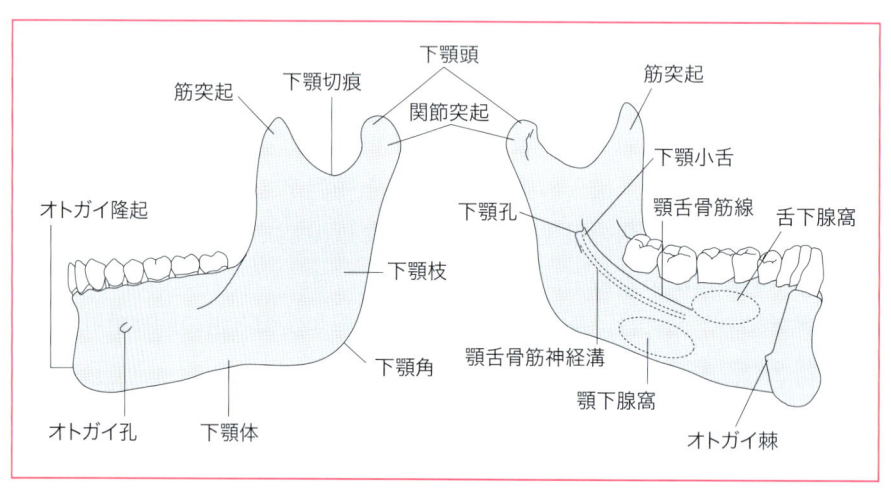

図2-6　下顎骨（外面，内面）．

4）顎関節

　顎関節を形成している関節突起の先端の下顎頭は楕円形で，側頭骨下顎窩にはまり，その間には関節円板があるため関節腔は上下に分けられる．上関節腔は滑走運動である滑走型関節の機能，下関節腔は回転運動である蝶番型関節の機能を有している．関節円板は繊維性結合組織で関節包および隣接する筋や骨に付着している．また，顎関節は外側靱帯，蝶下顎靱帯，茎突下顎靱帯に支持されている（図2-7）．

　下顎の運動は左右の顎関節が一つとなり，関係する構造物すべてが協動して機能する．下顎頭は左右の下顎頭を水平軸とした回転運動，垂直軸を中心とした回転運動，矢状方向

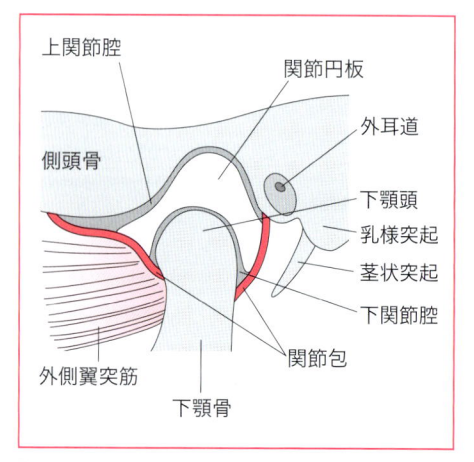

図2-7　顎関節．

の軸を中心とした回転運動，前下方への滑走運動，前内方への滑走運動，後方や外方への変位など多様な運動をすることで，下顎の複雑な機能を果たしている．顎関節は，構成する骨の成長と同時に，顎運動が歯の状態により影響を受けやすいため，一生の間の形態的変化は著しい．

5）咀嚼に関与する筋

咀嚼は，頭蓋は動かず，下顎骨の運動によって行われる．咬筋，側頭筋，内側翼突筋，外側翼突筋は，咀嚼筋とよばれ，下顎の挙上を行う．茎突舌骨筋以外の舌骨上筋群の顎二腹筋，顎舌骨筋，オトガイ舌骨筋は下顎を下方に引き，舌骨下筋群は舌骨を固定している（図 2-8）．

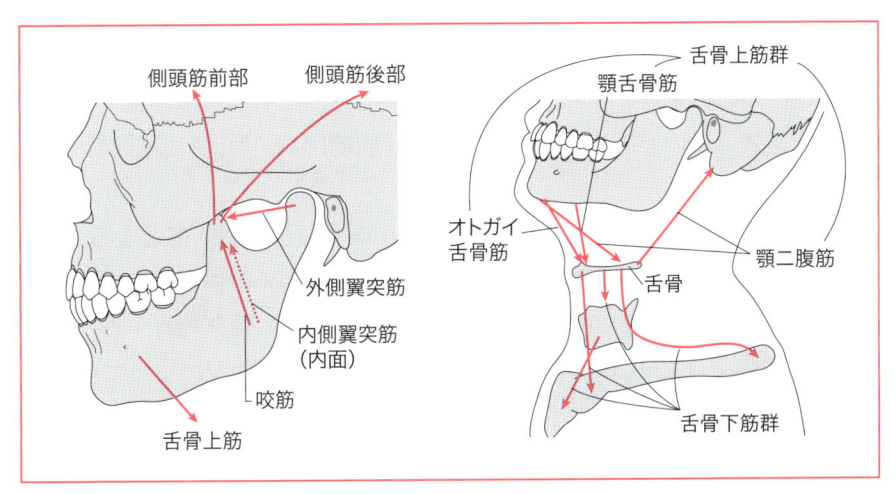

図 2-8 咀嚼に関与する筋.

2　口腔の機能

口腔の機能には①咀嚼，②消化，③発音・発声，④味覚・触覚，⑤表情（外貌），⑥嚥下，⑦吸う，⑧吹く，などがある．歯科疾患に罹患したり老化により，これらの口腔の機能が障害されると生活の質（QOL）に大きな影響を与えることが多い．

1）咀　嚼

咀嚼とは，歯や歯周組織，舌，口唇，口蓋などの口腔のあらゆる器官を使い，食物を摂取，咬断および磨砕し，唾液とよく混和し，飲み込みやすい食塊をつくり，嚥下することである．つまり，口腔内の食物を噛み切り，すりつぶし，唾液とまぜて飲み込みやすくして飲み込むことである．

(1) 咀嚼の効果

咀嚼には多くの生理的効果と精神的・心理的効果がある．これらの効果から，咀嚼は生命維持に大きく関与していることがわかる．

a．生理的な効果

①食物の消化吸収の促進，②食物の嚥下の促進，③口腔の自浄作用，④顎，顔面の正常な発育，⑤食物中の異物の認知，⑥発癌の予防，⑦肥満の予防．

b．精神的・心理的な効果

①安定感，②満足感．

(2) 咀嚼能率

食物の消化吸収の第一段階である口腔を物理的能力として評価するときは，食物を粉砕する能力，咀嚼能率（力）を用いる．咀嚼能率に影響を与えるものとして，①食品の形態，量，唾液の分泌量，②年齢，性別，顎骨の発育，咀嚼筋の力，歯や周囲組織，咬合，③歯数，歯列，歯の形態，補綴物の状態，④咀嚼回数，時間，⑤健康状態，精神状態などがある．

年齢では，成人と比較すると12歳で2/3，16歳で同じ咀嚼能率となる．性別では，男性が女性よりも咀嚼能率が高い．また，正常な健全歯列の咀嚼能率を100％としたとき，1歯失うと70％になり，7歯失うと50％になり，補綴物を装着すると1本義歯で90％，全部床義歯では25％になるが，欠損部位や補綴物の状況によって咀嚼能率は大きく異なる．

a．測定法

咀嚼は複雑な要素からなるため，咀嚼能率を的確に評価することは困難であるが，以下のような方法が用いられている．

①秤量法（ピーナッツ，生米，チューインガムを用いる），②上下歯の接触点もしくは面の数，面積，③食片の表面積の増加，④筋電図，⑤歯の欠損，⑥質問表や問診．

2) 消　化

消化とは，食物中の栄養素が吸収されやすいよう単純な形態に変化させる働きである．口腔は消化の第一段階であり，食品は主として機械的消化として咀嚼および化学的消化として唾液中の消化酵素であるアミラーゼにより作用される．唾液は消化のほかにいろいろな重要な働きをもっており，口腔の機能に役立っている．

(1) 唾液の種類

唾液腺である耳下腺，顎下腺，舌下腺から太い導管を通って分泌される唾液を大唾液といい，唾液のうちの90％以上を占める．また，口蓋腺，舌腺，口唇腺，頰腺，臼歯腺などの粘液腺などから分泌されるものを小唾液という．両者を合わせて全唾液といい，

1日1.0～1.5l分泌される．

(2) 唾液の成分

全唾液は99％が水分で0.5％が有機物および0.2％が無機物である．有機物はそのほとんどが，ムチン，アルブミン，グロブリン，種々の酵素（アミラーゼ，マルターゼ，リゾチームなど）およびアミノ酸などのタンパク質であり，その他少量の尿素，脂質，糖質などが含まれている．無機物は含有量の多い順に塩化物，K，硝酸塩，Na，ヨウ化物，重炭酸塩，硫化物，Ca，Cu，Mg，フッ化物，リン酸塩などが含まれている．

唾液の成分は，個人間はもとより個人内でも変動があり，年齢，性別，食生活，疾患によっても変化する．唾液の採取方法についても，無刺激唾液であるか，刺激唾液であるかにより，その成分が変化する．

(3) 唾液の作用

①消化作用：消化酵素による消化，唾液による食塊形成による機械的消化の補助．
②潤滑作用：咀嚼，発音などを円滑に行う．
③抗菌作用：リゾチーム，チオシアン酸塩，免疫グロブリンなどによる．
④緩衝作用：酸やアルカリが口腔内に入ったり，産生された場合に中和し，生体を防御する．
⑤歯の萌出後の成熟作用
⑥再石灰化作用
⑦発癌予防作用

3）発音・発声

発音・発声は歯，舌，口蓋，口唇などの口腔だけでなく，咽頭，喉頭を使って行われる．動かせない咽頭，喉頭，歯肉などの調音点と，動かすことのできる下唇，舌，口蓋垂，声帯などの調音体が組み合わさって構成される．

母音は，口の開き方に関連しており，子音には歯，舌，口蓋が関連する．口唇はm, p, vなど，前歯はf, dなど，舌はn, t, r, d, s, zなど，口蓋はj, x, g, kなどの発音・発声に関与する．歯の欠損や補綴状況，もしくは歯列不正があったり，歯科疾患に罹患すると発音・発声に異常が生じる場合もある．義歯の製作は，発音・発声の機能の回復も考慮され，サ行などの発音をさせることによって判定することができる．

4）味　覚

味覚を感知する味細胞が集まり味蕾という味覚器を舌に作っている．味蕾の先端にある味孔に味物質が来ると味細胞が興奮し，神経に伝えられる．味は甘味，苦味，酸味，辛味，うま味の5種類があり，5基本味という．食物の味を味わうときは，味覚以外に温度，

舌ざわりなどをも関与するため，義歯や補綴物を装着すると味が変わるといわれることがある．さらに味蕾は年齢とともに減少し，味覚能力は減退する．また喫煙も味覚に影響する．

5）表　情（外貌）

生理的作用からは表情は機能とはいえないが，精神的・心理的健康の上から表情を考慮する必要がある．外貌が患者の主訴となっていることは多く，表情は矯正歯科や前歯部の修復・補綴治療の重要性の一つでもある．

6）嚥　下

咀嚼された食物の塊は，舌などの口腔感覚で起こる嚥下運動によって嚥下される．この運動は反射運動で，これと反対のものが嘔吐である．摂食・嚥下機能は乳幼児期に発達し，老化とともに減退する．

3　歯の知識

歯は捕食器官としての消化器の入り口にあり，発音・発声に関係する器官であり，顎骨に植立した硬組織である．ヒトの歯は萌出してからその形態を変えることはなく，歯の交換がない一生歯性の歯と，歯の交換がある二生歯性の歯をもつ．また，歯は顔面の審美性にも大きく関与する．

1）歯　種

歯には最初に口腔に萌出する上下20本の乳歯と，代生歯とよばれる乳歯と交換する20歯と加生歯とよばれる乳歯の後方に萌出する12歯の大臼歯からなる永久歯がある．これらは形態と歯種によって，上下顎および左右側の区別のある名称がつけられている．

（1）乳　歯

乳歯は，生後6カ月頃から下顎の乳中切歯から生え始め，3歳くらいまでに20歯が生えそろう．その後，乳歯は6歳頃まで保持されて機能を果たし，6歳前後で下顎の乳中切歯から永久歯と順次交換し，13歳頃までにはすべての乳歯が永久歯と交換する（図2-9，10）．乳歯は，永久歯と比較すると，青白色で歯根は長く屈曲している．また，歯の大きさに対して歯髄の大きさが大きい．

（2）永久歯

永久歯は6歳頃より下顎前歯部から乳歯と交換し，第二乳臼歯の後方から大臼歯が萌出する．口腔内が乳歯と永久歯が混在している混合歯列期を経て13歳までには，す

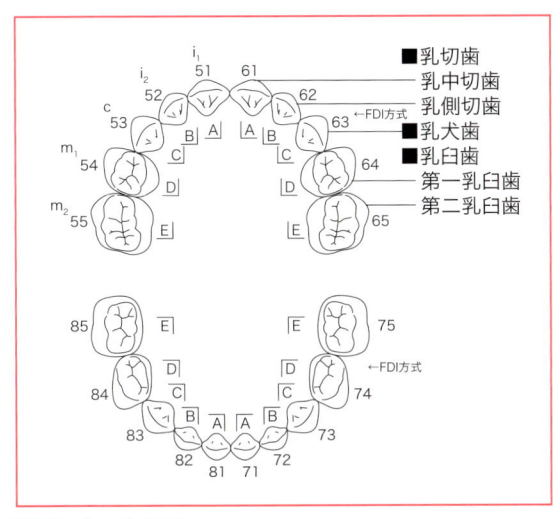

図2-9 乳歯列.

図2-10 乳歯記号.

べてが永久歯となる．その後，第二大臼歯の後方に第三大臼歯（智歯）が萌出するが，この時期は個人差が非常に大きい．また，第三大臼歯は先天的に欠如していたり，萌出するスペースがないために埋伏歯となることがある（図2-11，12）．

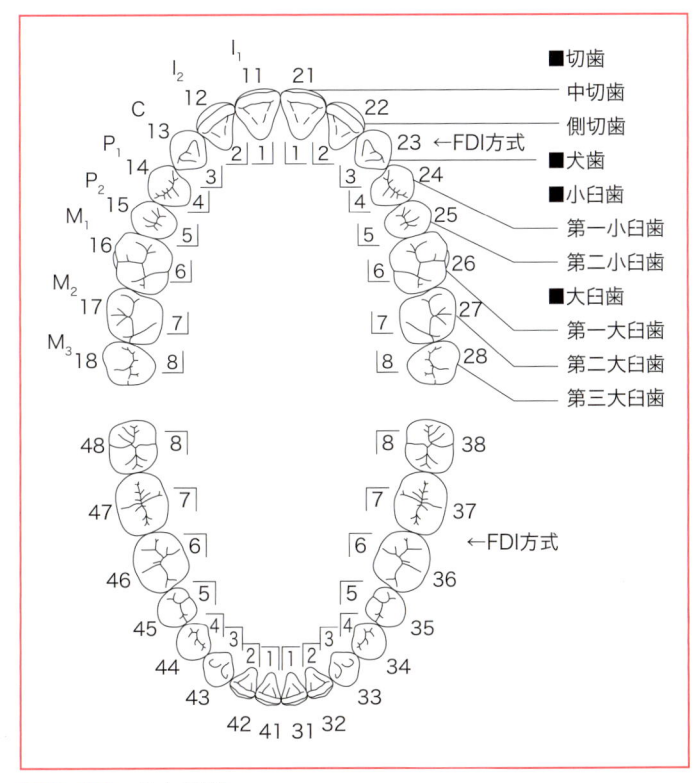

図2-11 永久歯列.

第 2 章 口腔および歯の知識

```
M3 M2 M1 P2 P1 C I2 I1 | I1 I2 C P1 P2 M1 M2 M3
M3 M2 M1 P2 P1 C I2 I1 | I1 I2 C P1 P2 M1 M2 M3

 8  7  6  5  4  3  2  1 | 1  2  3  4  5  6  7  8
 8  7  6  5  4  3  2  1 | 1  2  3  4  5  6  7  8

18 17 16 15 14 13 12 11 | 21 22 23 24 25 26 27 28
48 47 46 45 44 43 42 41 | 31 32 33 34 35 36 37 38
```

図 2-12 永久歯記号.

2) 歯の外形

歯はその組織からエナメル質, 象牙質, 歯髄, セメント質よりなり, 歯を取り囲む歯肉, 歯槽骨, 歯根膜, セメント質は歯周組織である. 歯を外面からみると, エナメル質に覆われた歯冠部と, セメント質に覆われた歯根部に分けられる.

歯冠と歯根の境界を歯頸線とよぶ. 臨床的には, 口腔内に露出している部分を臨床的歯冠とよび, 歯周組織で覆われている部分を臨床的歯根とよぶ. 臨床的歯冠は, 低年齢層では短く, 高齢者になると口腔内に歯根が露出して長くなり, 加齢とともに変化する (図 2-13).

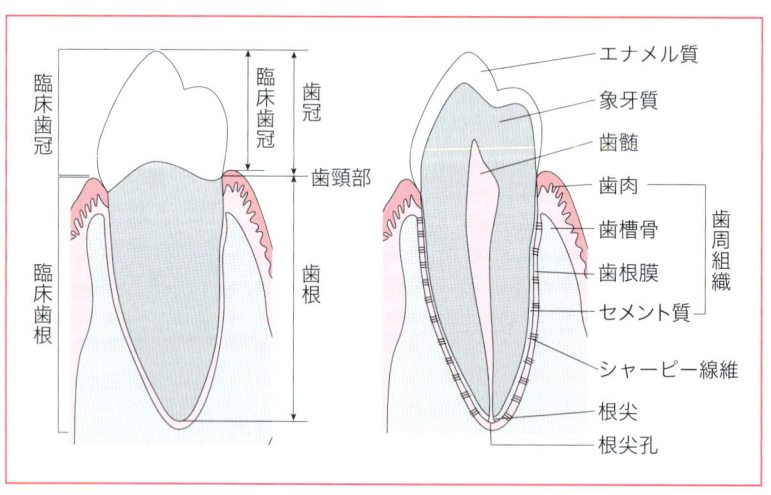

図 2-13 歯の各部の名称.

(1) 歯冠各部の名称 (方向用語)

歯冠は立体的に観察すると, 対応する歯と咬み合う面である咬合面, 口唇や頰と接触している唇側面または頰側面, 下顎で舌と接触している舌側面 (上顎の場合は, 口蓋側面ともいう), 正中に近く隣の歯と接する近心側面, 正中より遠く隣の歯と接する遠心側面の 5 つの面がある (図 2-14).

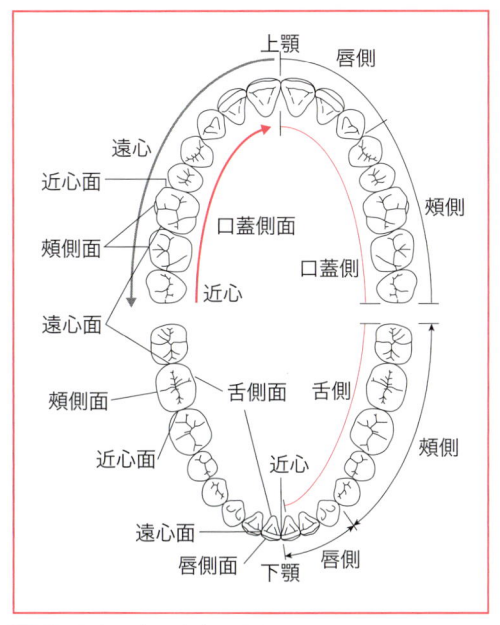

図2-14 歯の方向用語.

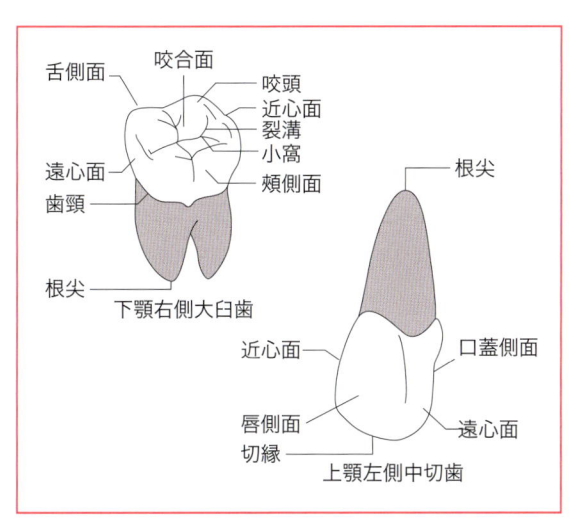

図2-15 大臼歯，切歯の歯冠の各名称．

　小臼歯，大臼歯にみられる咬合面には，裂溝という溝，小窩というくぼみ，また咬頭といわれる高まりがある．切歯と犬歯には，この咬合面がなく，それぞれその歯冠の先端を切縁および尖頭という（図2-15）．

3）歯の内部構造

　歯の内部構造は，歯冠部では外側からエナメル質，象牙質，歯髄となっている．象牙質は歯冠の大部分を占め，その成分は骨と近似している．歯根部は外側から，セメント質，象牙質，歯髄よりなる．歯髄は，神経，血管から構成され，歯髄腔を満たしている．歯

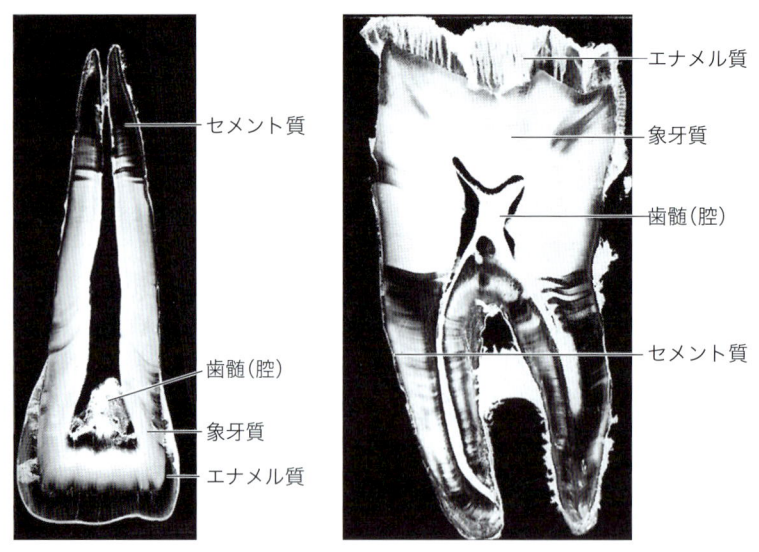

図2-16 研磨した歯の標本　左：前歯，右：臼歯．
（『看護学生のための歯科学　第2版』医歯薬出版，東京，p28より）

髄は根尖の根尖孔から，歯周組織に出て中枢の神経や動静脈とつながる（図2-16）．

4）歯の周囲の組織（歯周組織，歯周）

　歯周組織である歯肉，歯槽骨，歯根膜，セメント質は歯を顎骨内に植立させ，保持・固定している．歯根膜はシャーピー線維という多数の太いコラーゲン線維からなり，セメント質と歯槽骨とを固定している．また，歯根膜には血管と神経が分布しており，触圧覚や痛覚をもつ．歯肉は，口腔粘膜の一部で可動部分の遊離歯肉とそれ以外の付着歯肉からなる．健康な付着歯肉には，レモンの皮状のスティップリングとよばれるくぼみ

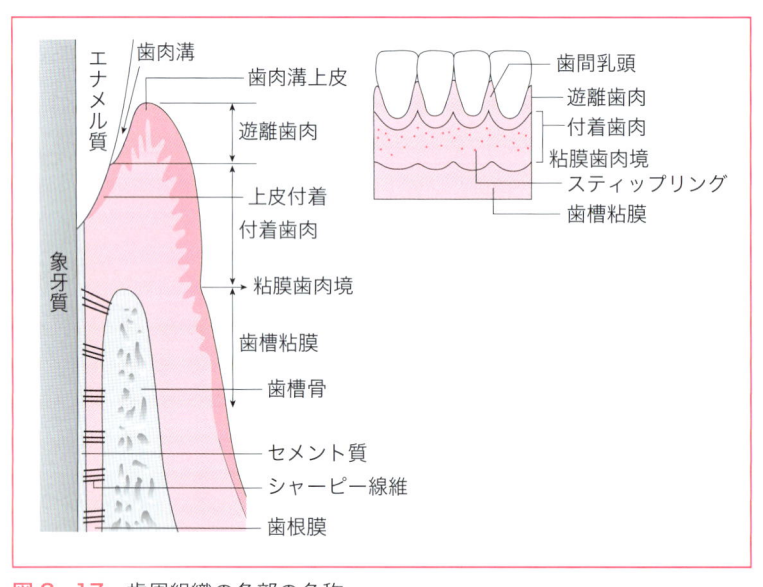

図2-17 歯周組織の各部の名称．

がみられることがある．歯肉溝上皮と歯との間隙が歯肉溝で，歯垢が停滞しやすく，病的に深くなると歯周ポケットといわれる．また，歯肉は炎症が広がりやすく，歯肉炎，歯周炎などに罹患することがある（図2-17）．

5）歯の微細構造

歯を強拡大すると，エナメル質は規則正しい太さ3～6μmの柱状の構造であることがわかる．この柱状構造をエナメル小柱といい，1個のエナメル芽細胞が1つの小柱を形成している．1つのエナメル小柱は象牙質との境から直角に歯の表面に続く．この小柱の走行が交叉し，エナメル質断面にシュレーゲル条という縞模様をつくる．また，エナメル小柱が形成された過程に形成された横紋やレッチウス条，周波条などの縞模様がみられる（図2-18）．

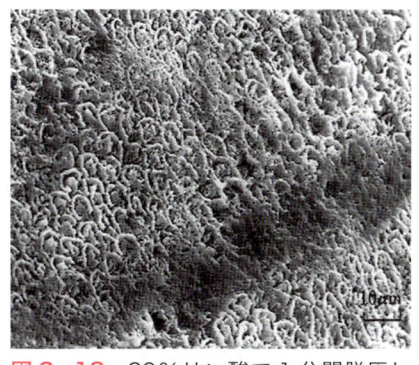

図2-18 30％リン酸で1分間脱灰したエナメル質表層．エナメル小柱が，蜂の巣状に配列していることがわかる．
（『看護学生のための歯科学 第2版』医歯薬出版，p29より）

象牙質は象牙細管という細い管とその間の象牙質基質からなる．象牙細管は，歯髄側からエナメル質に向かって走っており，その中には歯髄にその核をもち，象牙細管にトームスの突起という線維を伸ばしている象牙芽細胞がある．象牙芽細胞は知覚を伝達するため，歯を切削すると痛みを生じる．象牙質は，年齢やう蝕などの刺激により，歯髄側に新たに形成されることがあり，第二象牙質といわれる（図2-19）．

セメント質はセメント芽細胞により形成され，細胞が残っている第二セメント質（有細胞セメント質）と，細胞を含まない原生セメント質（無細胞セメント質）よりなる．

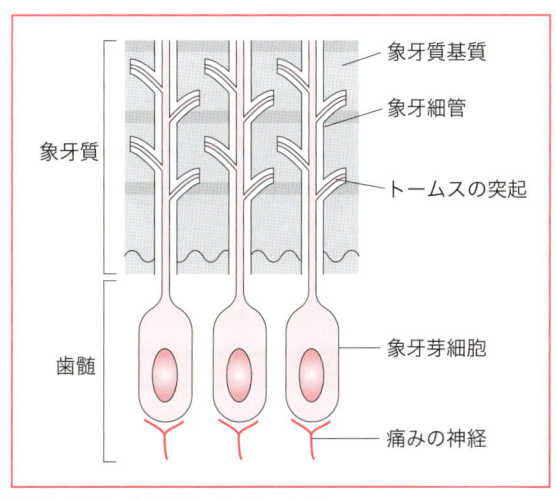

図2-19 象牙質の各部の名称．

セメント質は象牙質よりもさらに軟らかく，エナメル質側で20〜50μmと薄く，根尖側で120〜150μmと厚くなっている．

歯髄の象牙質との境界には，痛みの伝達経路である象牙芽細胞が並んでいる．この象牙芽細胞の直下に細胞成分の希薄な層を介在して歯髄細胞の緻密な層があり，神経や血管に富んでいる．

6）歯の物理的性質

歯の硬さは年齢によって異なるが，エナメル質の硬度はモース硬度で6〜7°であり，ヒトの硬組織でもっとも硬く比重は2.89〜3.00である．硬度や比重は表層が高くなっている．また，象牙質はモース硬度で5°であり，骨よりやや硬く，比重は2.05〜2.35である．セメント質はモース硬度が4〜5°で骨とほぼ同じであり，比重は2.02〜2.04である．

7）歯の化学的性質およびエナメル質表層の性質

エナメル質は約97％が無機質で，有機質は1％である．象牙質は，エナメル質と比較して，無機質が69％と少なく，有機質が20％と多い（表2-1）．有機質の大部分はコラーゲンよりなる．象牙質とセメント質の化学的組成は骨と近似している．

表2-1 歯の硬組織の化学的組成．

	無機質	有機質	水分
エナメル質	97%	1%	2%
象牙質	69%	20%	11%
セメント質	65%	23%	12%
骨	70%	22%	8%

（中垣晴男ら：臨床家のための口腔衛生学．永末書店[1]より改変）

（1）歯の無機質

エナメル質，象牙質，セメント質の無機質はリン酸カルシウムであり，一般的にヒドロキシアパタイト $Ca_{10}(PO_4)_6(OH)_2$ の結晶構造をしている．特にエナメル質はヒドロキシアパタイトを構成している主成分であるカルシウム，リンの比率が高い（表2-2）．また，これらの硬組織にはMg，CO_2 の元素や微量にF，Cl，Sr，Si，Su，Al，Na，Zn，Br，Cu，Agなどが含まれている．

表2-2 歯の硬組織の無機質の主成分．

	Ca	P	Mg	CO_2
エナメル質	36.1%	18.1%	0.4%	2.5%
象牙質	26.2%	13.0%	0.8%	3.5%
骨	25.6%	12.3%	0.3%	2.7%

（中垣晴男ら：臨床家のための口腔衛生学．永末書店[1]より改変）

エナメル質のフッ素は表層に多く，内部へいくにしたがって減少する．フッ化物塗布をすると表層部のフッ素濃度が増加する．フッ化物イオンは，脱灰を抑制し再石灰化を促進する働きがあり，う蝕抑制に役立っている．

(2) 歯の有機質

エナメル質はタンパク質0.6％，脂質0.9％を含有し，象牙質はタンパク質18.1％，脂質0.2％，ムコ多糖類0.2％を含有している．象牙質はエナメル質と比較して有機質が多く軟らかい．

(3) エナメル質表層の性質

エナメル質表層は萌出直後は石灰化が低く，外的反応性が高い未成熟な状態である．唾液などの外的刺激を受けることで，反応性が年数とともに低下していく萌出後の成熟という現象が起きる．さらに，エナメル質表層は常に酸によって脱灰し，口腔内のミネラルが再沈着する再石灰化を繰り返している（図2-20）．フッ化物はこの脱灰，再石灰化のバランスを保つ働きがあり，一度，脱灰に大きく傾いた初期う蝕病巣でも，再石灰化が起こることがある．これらのことから萌出直後ほど反応性が高いためう蝕にかかりやすく，またフッ化物を用いるとそのう蝕抑制効果が大きくなる．

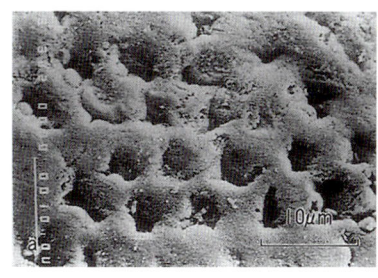

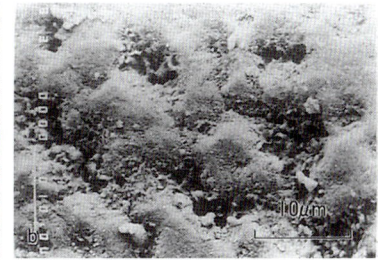

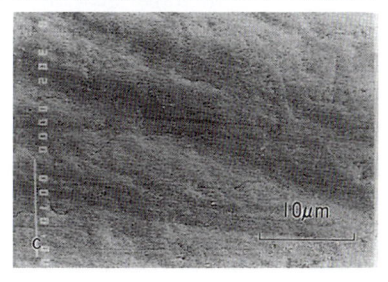

a. 萌出直後（4|，9歳9カ月，男）
b. 萌出後約1年6カ月（4|，11歳4カ月，男）
c. 萌出後約40年（4|，51歳，女）

図2-20 歯の表面の萌出後の変化（上顎第一小臼歯頬側面中央部，走査型電子顕微鏡〈SEM〉像）(中垣，1990)
　萌出直後の歯の表面は，月のクレーター状のエナメル小柱の末端が明瞭だが，萌出後の年数とともにすりへり（摩耗，Wear）によって平らになっていく．萌出後短期間で変化していく．表面がクレーター状のときは表面積が多く，外界に対し反応性が高く，う蝕になりやすくフッ化物のとりこみが多い．したがって，フッ化物を効果的に用いるには，この時期が適切である．さらにフッ化物は，この萌出後の成熟を促進する．
（『看護学生のための歯科学　第2版』p 30より）

4 歯の成長発育

1）歯の発生

　歯の発生・成長は成長期，石灰化期，萌出期の段階がある．

　成長期は胎生約6週頃に始まり，外胚葉由来の口腔上皮が中胚葉由来の間葉組織に増殖し，歯堤を形成する（開始期）．歯堤は，歯蕾という球状の結節になり，成長するにつれて帽子のような釣鐘状の形態になる．これをエナメル器という（増殖期）．エナメル器によって囲まれた部位を歯乳頭という．エナメル器と歯乳頭は歯嚢（歯小嚢）という結合組織に包まれており，これは後にセメント質や歯槽骨をつくり，歯根膜となる．このエナメル器，歯乳頭および歯嚢は歯胚とよばれる．歯乳頭では象牙芽細胞がつくられ，エナメル器ではエナメル芽細胞がつくられるようになる（組織分化期）．この象牙芽細胞，エナメル芽細胞は歯の外形を形成する（形態分化期）．この頃になると歯乳頭は象牙質と歯髄に分化し，成熟したエナメル質，象牙質もつくられる（添加期）．

　石灰化期は，形成された歯のそれぞれの組織に石灰塩が沈着して硬組織となる期間である．歯が石灰化すると，根尖が未完成のまま歯が口腔内に萌出する（萌出期）（図2-21）．

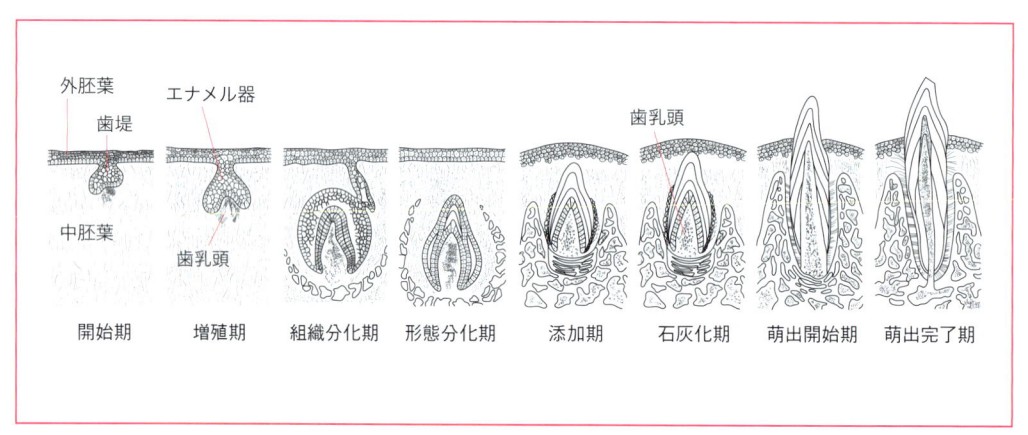

図2-21　歯の発生段階．

2）歯胚の発生時期と石灰化開始期

　乳歯の歯胚形成は，胎生7週から始まり，石灰化は胎生4カ月で開始する．すべての乳歯は出生前に石灰化を開始している．永久歯の歯胚形成は，もっとも早い第一大臼歯のもので胎生4カ月から，石灰化は出生時から始まる．

3）歯の発生時期の栄養および異常

　歯の発生時期における栄養条件は歯に影響を及ぼす．特に，ビタミンA,C,Dは歯の

石灰化に深く関与している（表2-3）．

　歯の異常は発生段階のステージ別に分類することができる．発生段階が初期であるほど，歯数や構造異常など対象となる歯にとって決定的なダメージが大きい．したがって，発現した異常により原因の発生した時期を推定することができる．歯数の異常には，歯数が過剰になる過剰歯，反対に減少する先天欠如，形態異常には2歯が癒合している癒合歯，異常に大きい巨大歯，反対に異常に小さい矮小歯や歯根の形態異常，歯の形成不全としてエナメル質が不完全なエナメル質形成不全などがある（表2-4，図2-22）．

　また，薬剤による着色として歯の形成期にテトラサイクリン系抗生物質を服用すると，

表2-3　栄養条件が歯に及ぼす影響．

栄養素	歯の形成に関与する作用	特徴
ビタミンA	エナメル質形成に影響	外胚葉組織の機能保全に関与
ビタミンC	コラーゲン合成に関与し，象牙質形成に影響	中胚葉組織の機能保全に関与
ビタミンD	カルシウム，リンの吸収・代謝に影響	不足により腸からカルシウムの吸収阻害が起こる
炭水化物	エナメル質の形成に影響	歯の基質形成に関与
タンパク質	エナメル質の形成に影響	コラーゲンの形成に関与

表2-4　発育段階別にみた歯の発育異常．

発育段階		異常の種類	発育不全	発育過剰
成長期	増殖期	歯数の異常	無歯症，先欠歯	過剰歯
	組織分化期	構造の異常	エナメル質形成不全 象牙質形成不全	歯内歯 巨大歯
	形態分化期	形態の異常	栓状歯，矮小歯	歯系腫瘍
	添加期	量の異常	エナメル質減形成 象牙質減形成	
石灰化期		硬さの異常	石灰化不全（斑状歯など）象牙質の軟化 球間象牙質	象牙質の硬化

（『看護学生のための歯科学　第2版』p 35 より）

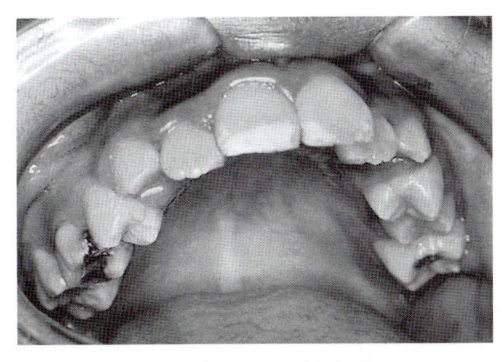

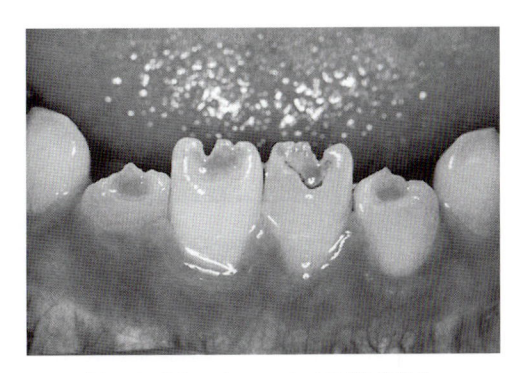

図2-22　石灰化時における発育異常．左：石灰化不全（歯の切縁），右：エナメル質減形成．
（『看護学生のための歯科学　第2版』p 35 より）

第 2 章　口腔および歯の知識

黄褐色から褐色に着色した歯が発生する．歯のフッ素症（斑状歯）は歯の石灰化時に飲料水中に過剰なフッ化物が含まれているとエナメル質に白斑，白濁が生じる異常である．

4）歯の萌出

（1）萌出時期

萌出時期は個体差が大きいが，乳歯は下顎の中切歯から萌出が始まる．乳歯の場合，歯列の順序でなく第一乳臼歯が乳犬歯より先に萌出する（図 2-23）．第一大臼歯は 6 歳臼歯ともいわれ，6 歳頃第二乳臼歯の後方に萌出するため，保護者が気づかないこともある（図 2-24）．また，歯が口腔内に萌出した程度から発育段階を決定することがある．

（2）萌出順序

萌出順序も個体差が大きいが，一般的な順序を図 2-25, 26 に示す．萌出順序はその後の歯列に影響を与えるため，萌出順序が大きく乱れる場合は，歯列不正となることがある．

（3）萌出期の異常

歯の萌出期の異常は，体質，発育状態，人種，気候，全身状態などの影響を受ける．萌出が平均より著しく早い早期萌出，萌出が著しく遅い萌出遅延，歯が咬合線まで達しない低位歯，萌出しない埋伏歯などがあり，歯列不正の原因となることがある．

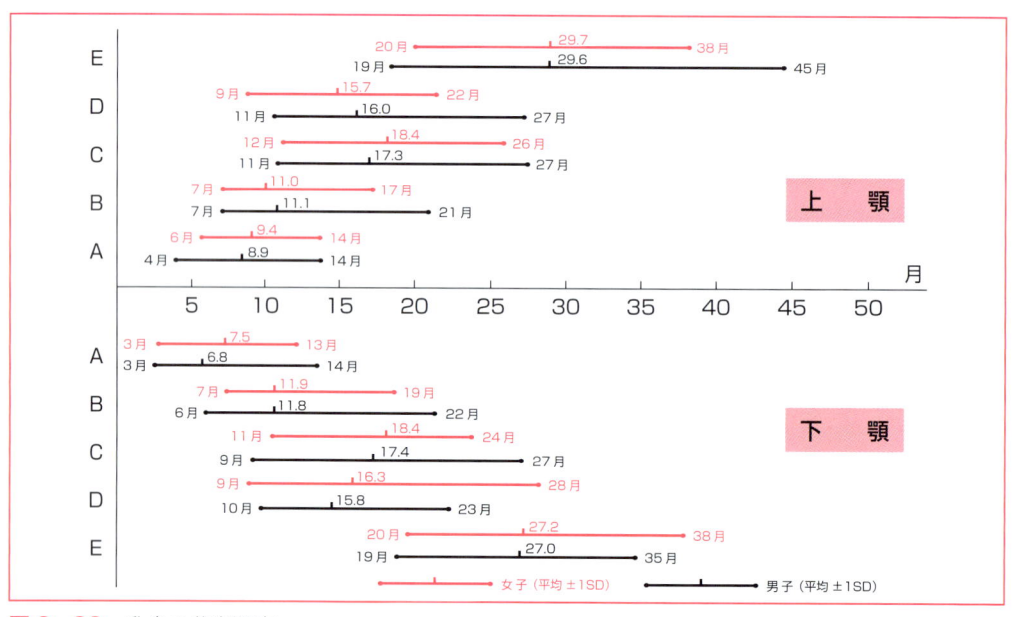

図 2-23　乳歯の萌出順序

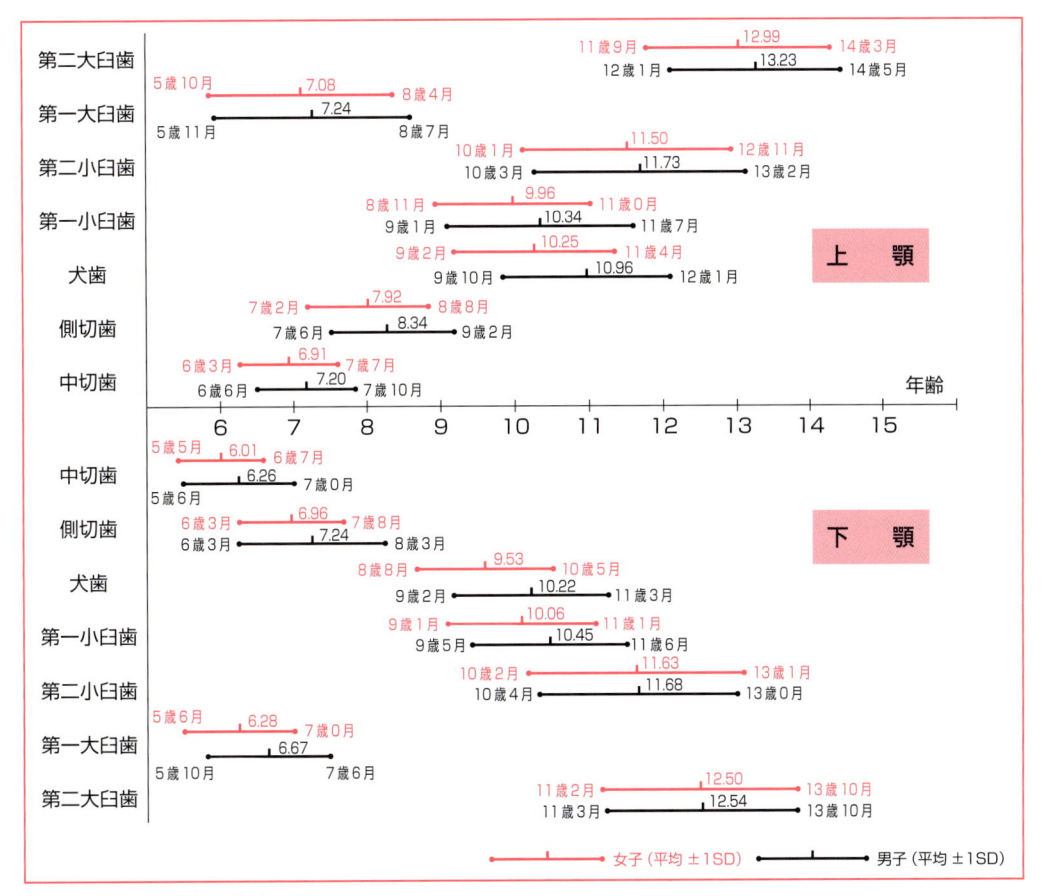

図2-24 永久歯の萌出順序

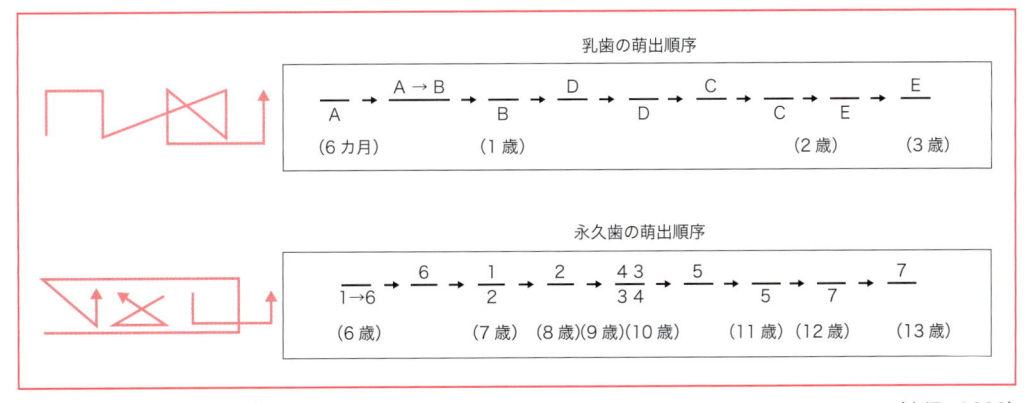

図2-25 歯の萌出順序 （中垣, 1996）

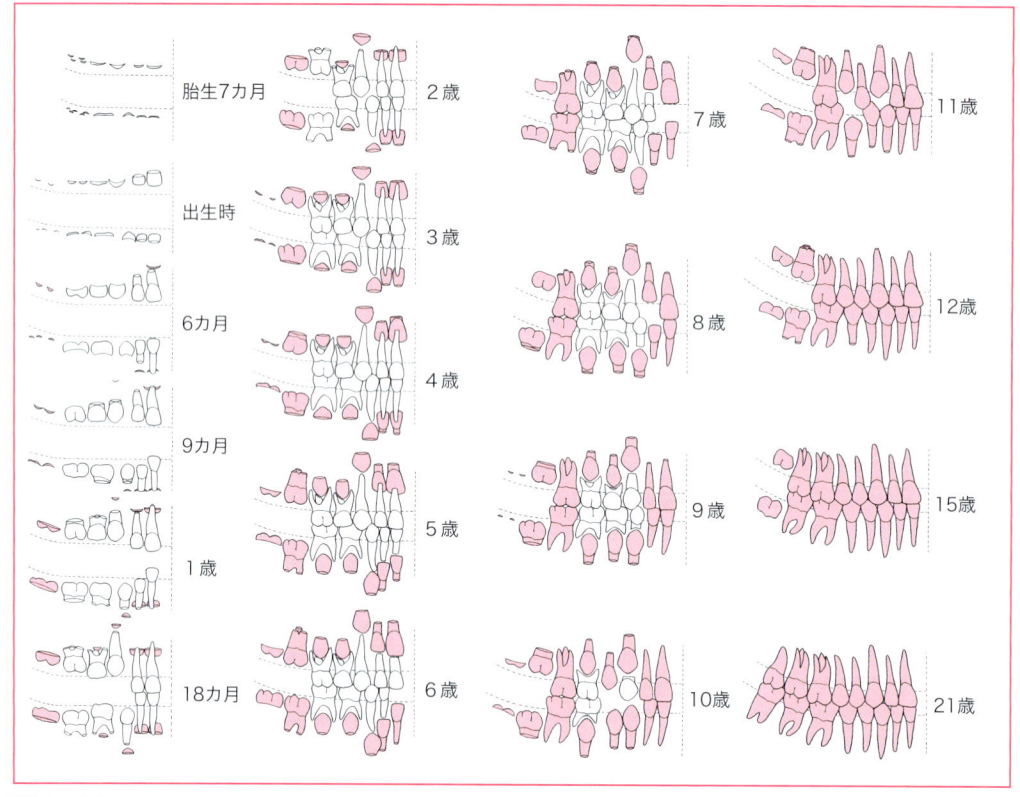

図2-26 萌出図表（Schour, Massler 原図改変）．

（日本小児歯科学会：小児歯科学雑誌，26（1）1〜18，1988より）

5 歯科保健の水準

1）う蝕有病（経験）

　厚生労働省の歯科疾患実態調査（2016）では，う蝕有病者は図2-27のようになっている．乳歯列では2歳7.4％，3歳28.6％，4歳36.0％，5歳39.0％，また，永久歯列では12歳10.3％のう蝕有病者率となっている．この有病者率は未処置歯，う蝕により喪失した歯および処置された歯をもつ者（う蝕経験者）の割合を示している．過去の調査と比べると，小児のう蝕が減少傾向にある．また，処置別にみると，乳歯では未処置歯をもつ者の減少が著明である．

　図2-28は永久歯の現在歯の内訳を示し，成人では年齢とともに健全歯数が減少し，処置完了歯数が増加している．

　表2-5は3歳児歯科健康診査結果を示し，2017年現在のう蝕有病者率の全国平均は14.43％，1人平均う蝕経験歯数0.49歯となっている．地域差が著しいのが特徴である．また，12歳児の永久歯1人あたり平均う歯（う蝕経験歯）数は，平成29年度学校保健統計調査では0.82歯（男：0.7歯，女：0.89歯），2018年の歯科疾患実態調

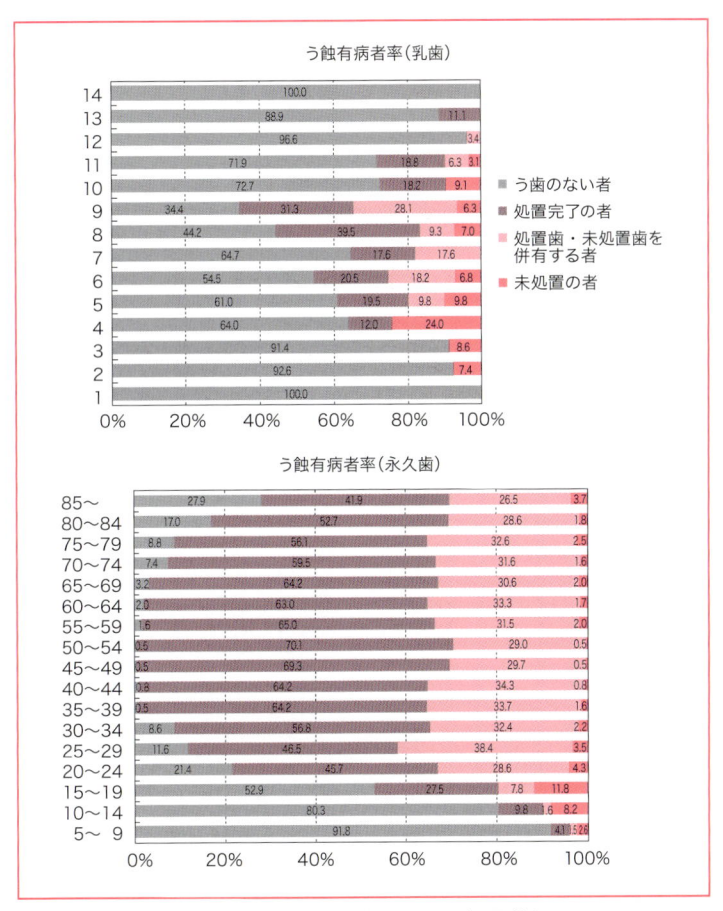

図 2-27 乳歯・永久歯のう蝕有病者とその処置状況.
（平成 28 年歯科疾患実態調査）

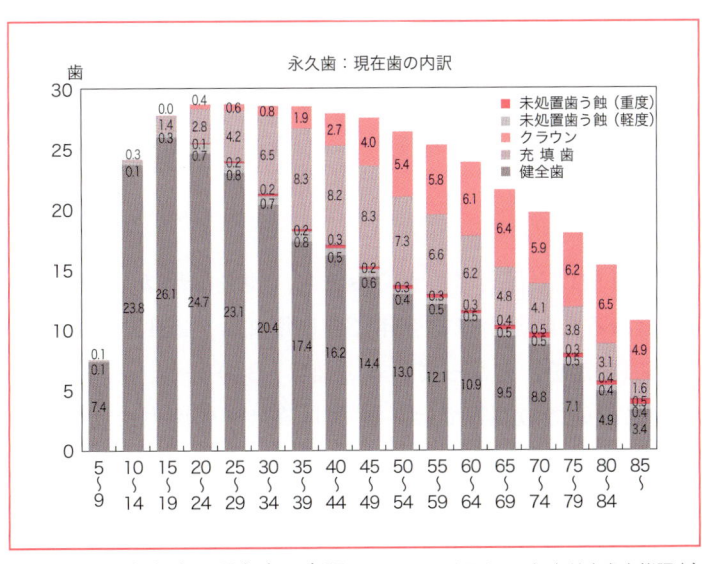

図 2-28 永久歯の現在歯の内訳.
（平成 28 年歯科疾患実態調査）

表2-5 3歳児う蝕経験．（都道府県，政令指定都市，中核市，保健所を設置する市，特別区を含む）

	1人平均齲歯数(本)	齲蝕有病者率(%)		1人平均齲歯数(本)	齲蝕有病者率(%)
全国	0.49	14.43	三重県	0.54	15.68
北海道	0.62	15.97	滋賀県	0.46	14.19
青森県	0.90	24.58	京都府	0.45	14.46
岩手県	0.66	18.20	大阪府	0.54	16.13
宮城県	0.67	18.35	兵庫県	0.42	12.75
秋田県	0.68	18.67	奈良県	0.58	17.25
山形県	0.66	17.88	和歌山県	0.72	19.34
福島県	0.80	20.88	鳥取県	0.34	12.05
茨城県	0.61	16.74	島根県	0.50	15.97
栃木県	0.50	14.68	岡山県	0.54	15.95
群馬県	0.48	13.67	広島県	0.42	13.08
埼玉県	0.44	13.54	山口県	0.64	18.35
千葉県	0.49	14.52	徳島県	0.61	17.15
東京都	0.28	9.38	香川県	0.61	19.53
神奈川県	0.38	11.96	愛媛県	0.62	17.72
新潟県	0.34	10.66	高知県	0.47	14.00
富山県	0.45	14.32	福岡県	0.53	15.78
石川県	0.47	15.10	佐賀県	0.78	21.80
福井県	0.55	17.15	長崎県	0.74	21.82
山梨県	0.62	17.94	熊本県	0.77	21.04
長野県	0.40	12.33	大分県	0.72	21.11
岐阜県	0.34	10.91	宮崎県	0.77	19.94
静岡県	0.32	9.77	鹿児島県	0.64	19.56
愛知県	0.32	9.53	沖縄県	0.87	24.81

資料：厚生労働省：平成29年度地域保健・健康増進事業報告（2017年）

査では0.24歯である．なお，健康日本21(第二次)では12歳児の1人平均う歯数(DMF歯数)が1.0歯未満である都道府県を28に増加させる目標を掲げている．

2) 歯肉の炎症および歯石沈着

歯肉に炎症所見がある者は，65～69歳が60.5%でもっとも高く，ついで60～64歳で57.9%，75～79歳で55.3%となっており，年齢が高くなるにつれて歯周ポケットを有する割合は高くなる（図2-29）．

3) 保有歯数

歯の保有状況を20歯以上保有者率からみると，喪失歯数は年々減少していることがわかる．20歯以上ある人の割合は調査年ごとに増加し，2018年では80歳で20歯以上ある者は51.2%（推定値）となっている（図2-30）．

また，抜歯理由についての調査では，45歳以降は歯周疾患によるものが急激に多くなるが，約30%はう蝕による（図2-31）．

4) 補綴の状況

15歳以上の喪失歯所有者についての補綴状況は，2018年の調査では総数で補綴完

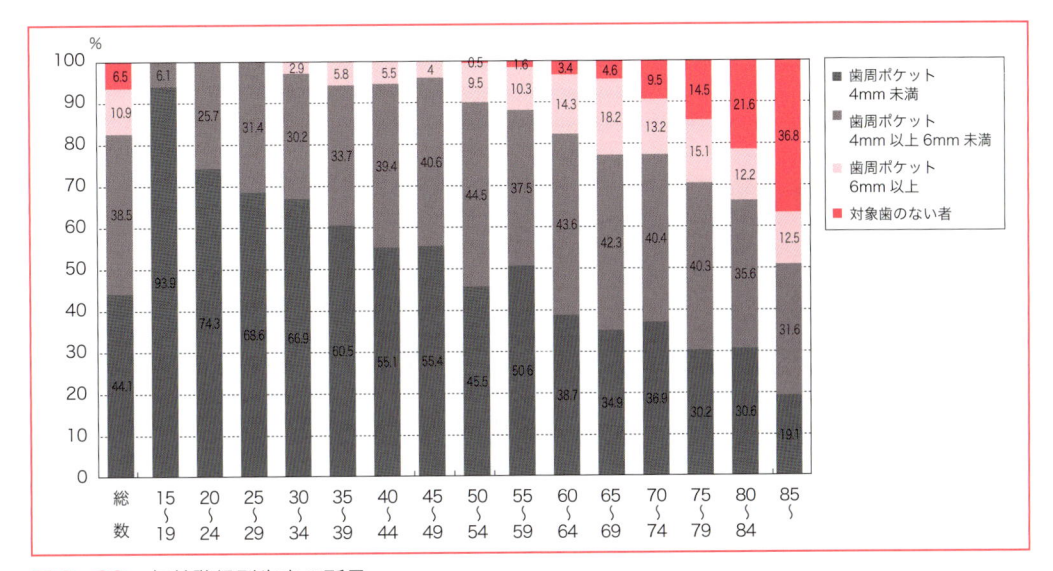

図 2-29 年齢階級別歯肉の所見.
(平成 28 年歯科疾患実態調査)

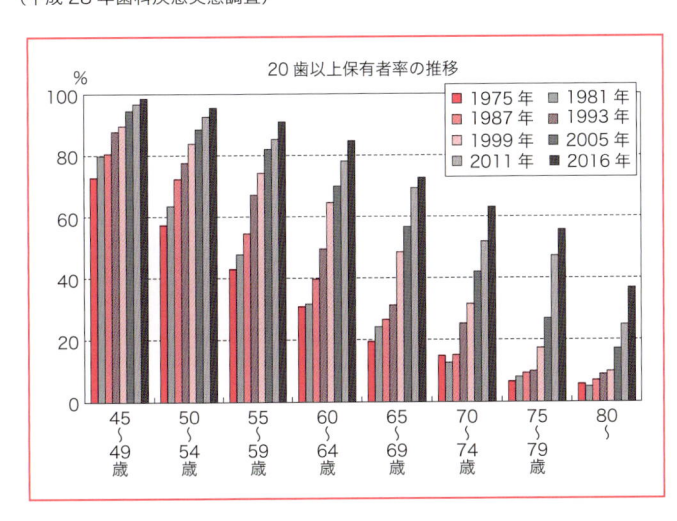

図 2-30 20 歯以上保有者率の推移. (平成 28 年歯科疾患実態調査)

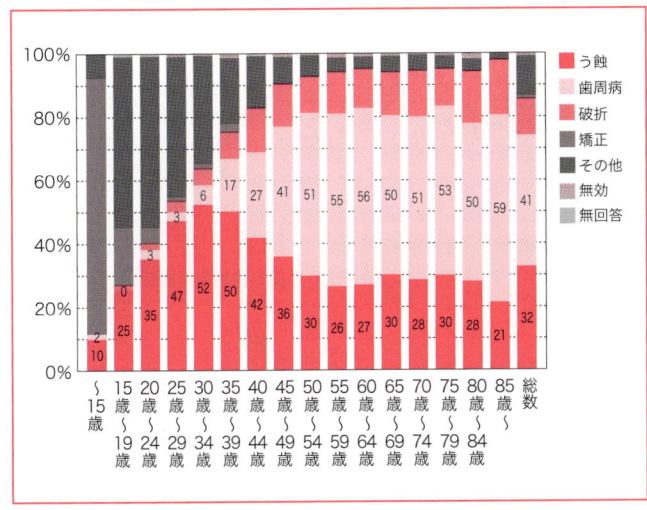

図 2-31 永久歯抜歯の理由.
(財団法人 2020 推進財団:永久歯の抜歯原因調査報告書. 2005 より引用・作成)

了者が28.3％，一部完了者が24.3％，全くしていないものが13.4％となっている（図2-33）.

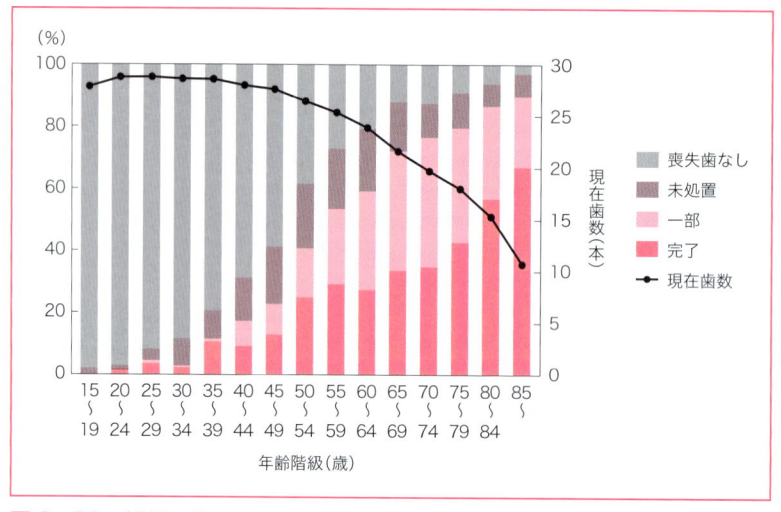

図2-32 補綴の状況.
（平成28年歯科疾患実態調査）

5）歯磨きの状況

歯科疾患実態調査（2018）では，毎日磨く者95.4％，ときどき磨く者1.5％，磨かない者0.4％となっている．年推移でみると，図2-33のように1日1回磨く者が減少して，毎日2回，もしくは3回以上磨く者が増加傾向にあり，約80％になっている．

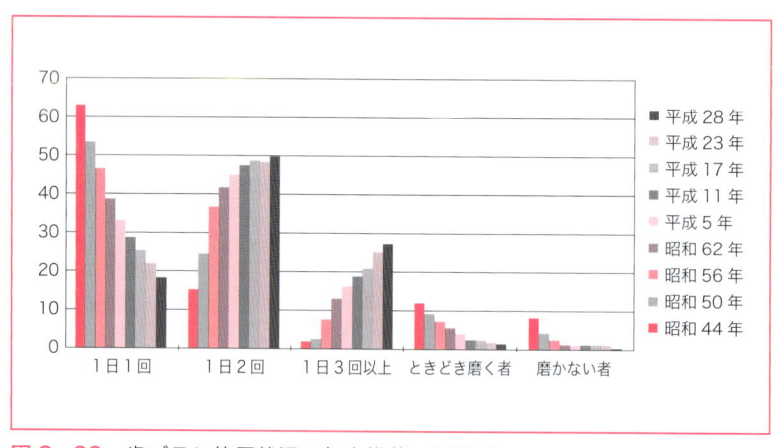

図2-33 歯ブラシ使用状況の年次推移，回数別．
（平成28年歯科疾患実態調査）

6）フッ化物応用

フッ化物応用として，フッ化物塗布，フッ化物配合歯磨剤の使用，フッ化物洗口などがある．現在，小児期ではフッ化物塗布とフッ化物配合歯磨剤の応用率が高く，ほぼ40～90％程度の者がフッ化物によるう蝕予防を行っている（図2-34）．またフッ化

物配合歯磨剤の市場占有率は 2016 年で 91％となっており，さらに 2017 年より日本の歯磨剤のフッ化物濃度の上限値が 1,000 ppm から 1,500 ppm に引き上げられている．

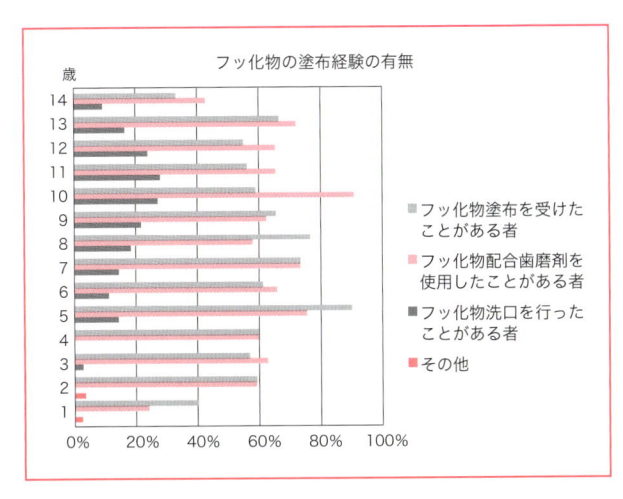

図 2-34 フッ化物の塗布経験の有無．
（平成 28 年歯科疾患実態調査）

6 口腔の衛生

1）乳歯萌出期の口腔衛生

　乳歯萌出期は，6 カ月頃から乳歯が生えそろう 2 歳 4 カ月頃までである．この時期は離乳に続く幼児の食習慣が形成され始める時期である．また，成長発達が著しく，心身ともに形成されていく時期である．乳幼児の口腔内も乳歯の萌出や顎骨の成長とともに，離乳からの食習慣の急激な変化により大きく変化していく．

　この時期は，う蝕は少ないが軟らかい食品を摂取することが多く，口腔内は不潔になりやすい．また，積極的に治療をすることは困難であるため，間食や幼児の嗜好について特に注意が必要である．間食は定期的に与え，砂糖を多く含む食品は避け，洗口や保護者による清掃を習慣づける必要がある．う蝕の好発部位は上顎前歯部である．

2）乳歯列期の口腔衛生

　乳歯列期は乳歯の萌出が完了した 2 歳 4 カ月から，第一大臼歯の萌出する 6 歳までである．成長はゆるやかになり，食べ物の好みも明確になってくる．偏食や食習慣により，う蝕の発生が増加する時期であり，身体の清掃の一環としての歯口清掃を定着させる時期である．

　離乳の時期を超えて砂糖を含む飲料の哺乳ビンの使用や母乳は，多数歯にわたる上顎前歯部のう蝕である“哺乳ビンう蝕”の原因となる．乳歯列期になると，う蝕の好発部位は臼歯部に移行し，特に 3 歳〜5 歳にう蝕の増加が著しい．乳歯は幼児の咀嚼器官だけでなく，永久歯を誘導する働きをもつため，重篤なう蝕を放置すると疼痛などの自

覚症状のほかに，後継永久歯の形態異常（ターナーの歯）や，乳歯の早期脱落に伴う永久歯の早期萌出や不正咬合をもたらすことがある．

3）混合歯列期の口腔衛生

　混合歯列期は第一大臼歯の萌出から第二大臼歯の萌出完了までの6歳から12歳頃までをいう．混合歯列期の口腔内は乳歯と永久歯が混在し，顎骨も成長するため常に変化している．乳歯は後継永久歯に影響を与え，萌出直後の永久歯は反応性に富み，う蝕に罹患しやすいため，歯の健康の保持とバランスのとれた栄養はきわめて重要である．

　第一大臼歯は，永久歯でもっとも咀嚼力が強く，永久歯への交換がこの第一大臼歯をガイドとして行われるため永久歯の歯列の基礎となる重要な歯である．下顎の第一大臼歯は萌出後もっとも早くう蝕になりやすく，もっともう蝕罹患率が高いので混合歯列期の初期（6～7歳）は特に注意を要する．

　混合歯列期の中期（8～10歳）になると，う蝕の好発部位は犬歯と小臼歯の側方歯群に代わるため，側方歯群の交換時には特に注意する．

　さらに，混合歯列期の後期（10～12歳）になると，第一大臼歯よりさらに後方に第二大臼歯が萌出し，う蝕の好発部位も第二大臼歯となる．

　学校保健の現場では，治療の必要なう蝕だけでなく，CO（う蝕要観察歯）を追跡していくことが1995年に決められた．COは口腔の環境によって改善してくることがあり，1年で約1/4が健全歯になることが報告されている．また，歯周疾患は小学生の頃から始まり，年齢とともに増加していくため，学校保健ではGO（歯周疾患要観察者）を検出し，指導にあたっている．

4）永久歯列期の口腔衛生

　永久歯列期はすべての歯が永久歯からなる12歳以降である．この時期は，成人に移行する感受性が強い時期で，情緒不安定になりやすく，う蝕と歯周疾患の罹患率が高くなる．

　第二大臼歯のう蝕は，13～15歳（中学生）で急激に増加し，15～19歳でう蝕有病者率が約20％を超えている．また，歯肉炎や歯周疾患が増加し，10～14歳で歯肉になんらかの所見をもつ者が20％を上回り，20歳以降では，歯周炎の割合が多くなる．

　したがって，13～20歳頃では第二大臼歯のう蝕予防と歯肉炎の管理が重要で，成人では歯石除去などを中心とした歯科医院での定期チェックを受け，歯周炎の管理をすることが必要である．セルフケアとしては，丁寧なブラッシングと歯間部に有効なデンタルフロスや歯間ブラシを併用するとよい．また，同年齢では，女子のほうが男子よりもう蝕の罹患率が高く，性別にも配慮は必要である．

5）成人・高齢者の口腔衛生

　従来実施されていた，老人保健事業の廃止に伴い，メタボリックシンドローム（内臓肥満型症候群）の予防のため，2008（平成20）年からは，特定健康診査，特定保健指導が開始されることになった．また，75歳以上を対象にした後期高齢者対策が実施されることになった．

　また，介護保険法により，歯科医師・歯科衛生士による居宅介護者に対する口腔の療養上の管理，および指導や口腔機能向上サービス，口腔衛生管理が行われている．高齢者に多い誤嚥性肺炎などの感染症と口腔の細菌との関係が指摘され，とりわけ介護を必要としている高齢者に対する口腔のケアが重要である．

　1990年に成人歯科保健対策検討会中間報告では80歳で20歯以上もつ目標などを含め，成人歯科保健対策の重要性が述べられ，厚生省（現厚生労働省）も1992年より8020（ハチマルニイマル）運動推進事業を開始した．

　さらに，歯の喪失が少なく，よく噛める者は生活の質（QOL）や日常生活活動能力が高く，運動や視聴覚機能も優れていることが明らかになり，健康日本21から歯の健康が目標の1つとして取り上げられた．健康日本21（第二次）では80歳における20歯以上の自分の歯を有する者の割合を50％以上，60歳における24歯以上の自分の歯を有する者の割合を70％以上にする目標値が掲げられた．また，定期的に歯石除去や歯面清掃を受けている者の割合を65％以上，40，60歳代における進行した歯周炎を有する者の割合をそれぞれ25％，45％以下，10歳の未処置歯を有する者を10％以下，60歳代における咀嚼良好者を80％以上にする目標値が定められている．なお，愛知県の80歳で20歯以上もっている人の調査結果を下に示す．

【愛知県の80歳で20歯以上もっている人の特徴】
1. 白菜の漬物，あられ，赤飯，かまぼこがよくかめる
2. 間食しなく，たばこはすわない
3. 40，60歳代で歯ぐきの腫れ，歯の抜け経験せず
4. 20歳代で早目に歯科にかかる．かかりつけの歯科医があった
5. 子供のとき両親のしつけがきびしかった．甘い物はあまり好きなほうではなかった
6. カロリーが少なめの食品を摂取している
7. 魚，野菜の摂取が多い
8. 長寿である（男）

　事業所では，労働安全衛生法により「健康の保持増進のための措置」（トータルヘルスプロモーション）（THP）として，産業医による健康測定の結果により，運動指導，保健指導，メンタルヘルスケアおよび栄養指導をしている．このうち保健指導は，産業

保健指導者（保健師・看護師で講習を受けた者）により，口腔保健の指導も行われている．

6）間食食品とう蝕

う蝕と食習慣の関連は深く，食品を摂取すると，う蝕原性細菌は砂糖などの糖の代謝を行い，乳酸などの酸を菌体外に排泄する．また，う蝕原性細菌は水溶性，非水溶性の菌体外多糖類を合成し，細菌を歯面に付着させ歯垢を形成する．

したがって，食習慣，特に間食のとり方は酸の産生に大きく関与し，歯科的健康と深い関係がある．食品に含有される糖の種類や量，食品が口腔に停滞する時間，食品を摂取する回数も関係する．酸の産生と食品の口腔内に停留する時間の両者の因子を加味した潜在脱灰能が考え出されている（図2-35）．

う蝕原性細菌による酸の産生により，平常時は約6.8の中性に近い歯垢中のpHが急速に低下するが，唾液の作用で時間（分）とともにpHは回復する．このpHの変動を示す曲線はステファンカーブとよばれ，食品によってカーブが異なる．pH5.4は理論的にエナメル質が溶解するpHといわれ，臨界脱灰pHという．臨界脱灰pHより大きく低下するものや，低い状態が長く続くものはエナメル質が脱灰するおそれがあるため，間食として適切ではない（図2-36）．また，1日における間食回数が増すとう蝕有病者率が増えることも知られている（図2-37）．

7）歯口清掃

（1）口腔の不潔

口腔の不潔とは，歯・口腔に疾患や機能の障害を生じているか，その可能性がある状態をいう．口腔内は，常に呼吸，会話，食事などで口腔外と交通し，う蝕や歯周疾患な

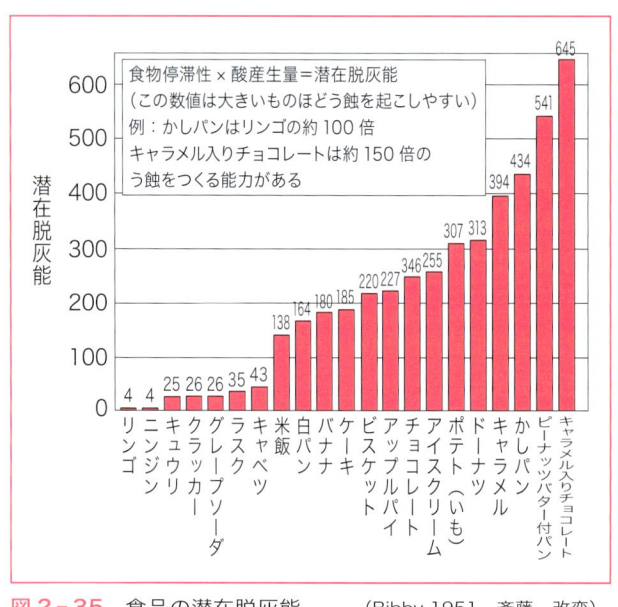

図2-35 食品の潜在脱灰能　　（Bibby 1951，斉藤　改変）．

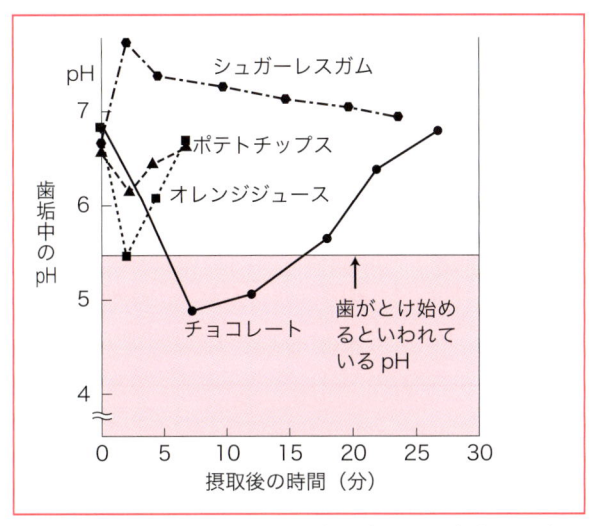

図2-36 間食食品摂取後の歯垢中のpH変化の4タイプ（ステファンカーブ）（篠宮）．
（篠宮真琴：食品の歯垢pHにおよぼす影響とその個体差に関する研究，第3編　個体の型別分類．口腔衛生会誌, 32：340～351, 1982 より）

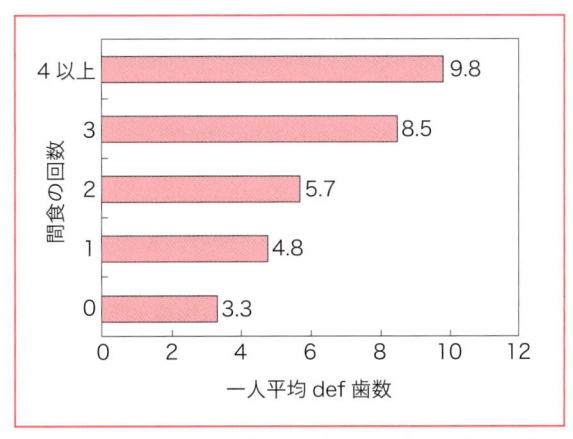

図2-37 小学校入学前の子どもの間食とう蝕の関係．
（Weiss RL, Trithart AH: Between meal eating habits and dental caries experience in preschool children, Am. J. Pub. Hlth., 50：1097～1104, 1960 より改変）

どの口腔疾患の原因となる微生物が口腔内に常在しているため，さまざまな不潔物が存在する．一般的に口腔内では唾液の作用や宿主の抵抗性・免疫力などにより細菌叢の生態系のバランスが保たれているが，加齢や全身疾患，生活習慣の変化などでそのバランスがくずれると，口腔は不潔に傾く．

口腔の不潔の原因となる歯の沈着物には軟らかいものと硬いものがある．軟らかいものはバイオフィルム，ペリクル，食物残渣などがあり，硬いものには歯石や茶やタバコによる着色物などがある．バイオフィルムは細菌とその産生物菌体外多糖類の集合体で，歯垢もその一つである．ペリクルは唾液中の糖タンパクからなるエナメル質に直接付着する有機性皮膜である．歯石は歯垢に唾液中のカルシウムやリンなどが沈着して石灰化

第2章 口腔および歯の知識

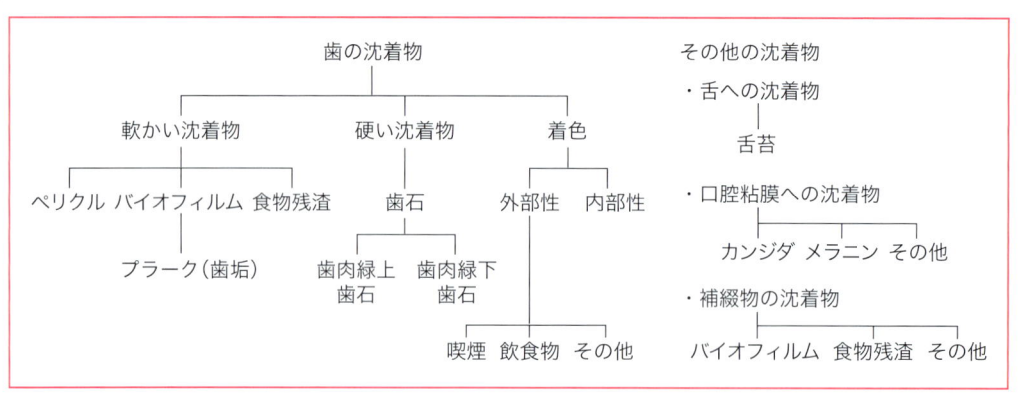

```
歯の沈着物                           その他の沈着物
  ├─軟かい沈着物                      ・舌への沈着物
  │  ├─ペリクル                         └─舌苔
  │  ├─バイオフィルム
  │  │   └─プラーク（歯垢）         ・口腔粘膜への沈着物
  │  └─食物残渣                         ├─カンジダ
  ├─硬い沈着物                          ├─メラニン
  │  └─歯石                              └─その他
  │     ├─歯肉縁上歯石
  │     └─歯肉縁下歯石              ・補綴物の沈着物
  └─着色                                 ├─バイオフィルム
     ├─外部性                            ├─食物残渣
     │  ├─喫煙                           └─その他
     │  ├─飲食物
     │  └─その他
     └─内部性
```

図2-38 口腔の不潔物.

したもので，歯ブラシにより除去することはできない．

その他の部の沈着物として，歯肉にはメラニン，舌には舌苔，補綴物には食物残渣や歯垢がある（図2-38）．

（2）口 臭

口臭とは，生体活動に関連して産生された気体のうち，生理的，病的なものを問わず口腔を通って排泄される社会的容認限度を超えた不快なにおいのことである．口腔の不潔と関連が深く，口臭の80％以上が口腔の不潔に関係する．

A）口臭の臨床的分類

口臭症を臨床的にみると，①真性口臭症（生理的口臭，病的口臭〈口腔由来・全身由来〉），②仮性口臭症，③口臭恐怖症，に分類される．また口臭は本人のみ感じる自臭症と，本人以外が感じる他臭症とに分類することができる．

B）口臭の原因

生理的口臭は器質的変化，原因疾患がないものであり，起床時や月経時などで感じられるものが含まれる．病的口臭の90％は口腔に関係する口腔由来であるといわれており，歯周疾患，う蝕，舌苔，不良処置物，口内炎，悪性腫瘍（癌），粘膜疾患，唾液腺機能低下による自浄作用低下などに起因する．

全身由来の病的口臭は，耳鼻咽喉部や肺，消化管上部に発生する疾患，すなわち鼻炎，咽頭癌，副鼻腔炎，胃潰瘍，胃癌，食道癌，食道狭窄，憩室，肺膿瘍，肺壊疽などや，糖尿病，尿毒症，肝硬変，肝癌，肝性昏睡，白血病など血液を介して揮発性の代謝産物を産生する疾患が原因となる．仮性口臭症や口臭恐怖症による口臭は心身症，神経症，精神病の身体症状として現れたり，訴えたりすることがある．

C）口臭の本体

揮発性硫化物（メチルメルカプタン，硫化水素，ジメチルサルファイドなど）が主体で，タンパク性基質（唾液，組織，食物残渣など），アミン，アセトン，アセトアルデヒド，アルコール，アンモニア，フェノール，インドール，スカトールなどが補助的に作用する．

D）口臭の治療・予防

口臭の治療・予防には，①機械的清掃（口腔清掃，舌清掃），②化学的清掃（洗口剤，歯磨剤，スプレーなど），③精神安定をはかる，ことなどが行われる．

(3) 歯口清掃法の種類

歯口清掃には，唾液などによって自然に物理的，機械的に清掃される口腔の自浄作用と，人為的にプラークの形成や付着の抑制や除去をする方法（プラーク・コントロール）がある．自浄作用は，唾液の性質や量，飲食物の摂取，粘膜の新陳代謝などによって変化する．人為的に清掃する方法はセルフケアとプロフェッショナルケアの２つに分類される．

①セルフケア は 個人が家庭で行う方法である．洗口，ブラッシング（刷掃法），フロッシング（線掃法），歯間清掃・刺激法などがある．

②プロフェッショナルケアは専門家による方法で，スケーリング（歯石除去）や機械的歯面清掃（PMTC）などがある．

(4) ブラッシング（刷掃）法

ブラッシング法には次のようなものがある（図2-39）．

A）歯ブラシの毛先を使うもの

①フォーンズ（描円）法：上下の歯を噛み合わせ，大きく円を描くように刷掃する．簡単で効果が高く，小児や身体障害者に適応されるが，歯間部や歯頸部は清掃効果が低い．

②スクラビング法：歯ブラシの毛先を小さく振動させるようにして，ごしごしとこすって刷掃する．操作が簡単で清掃効果が高い．歯頸部を傷つけることがあるので加圧に注意を要する．

③バス法：軟らかい刷毛の歯ブラシで歯肉溝へななめに毛先を入れ，圧を加えて刷掃する．歯周疾患の患者に適するが操作はむずかしい．

④水平法（横みがき）：歯ブラシの毛先を面に直角にあて，近遠心的に刷掃する．加圧が強すぎると歯頸部を傷つけやすい．歯間部の清掃効果は低い．

⑤垂直法（たてみがき）：歯ブラシの毛先を歯面に直角にあて，上下に刷掃する．歯面や歯間部の清掃効果が高い．歯列不正がある場合にも適応となる．

B）歯ブラシの脇腹を使うもの

①ローリング（回転）法：刷毛の腹を歯根部から歯冠部へ回転させる．歯面清掃と歯肉のマッサージ効果があるが，歯頸部と歯冠中央部は清掃効果が低い．

②スティルマン改良法：ローリング法の途中で歯肉に振動を与える．歯周疾患の予防やメインテナンスに適応されるが，難易度が高い．

③フィジオロジック法：ローリング法と反対に歯冠部より歯根部へ回転させる．歯肉

第 2 章　口腔および歯の知識

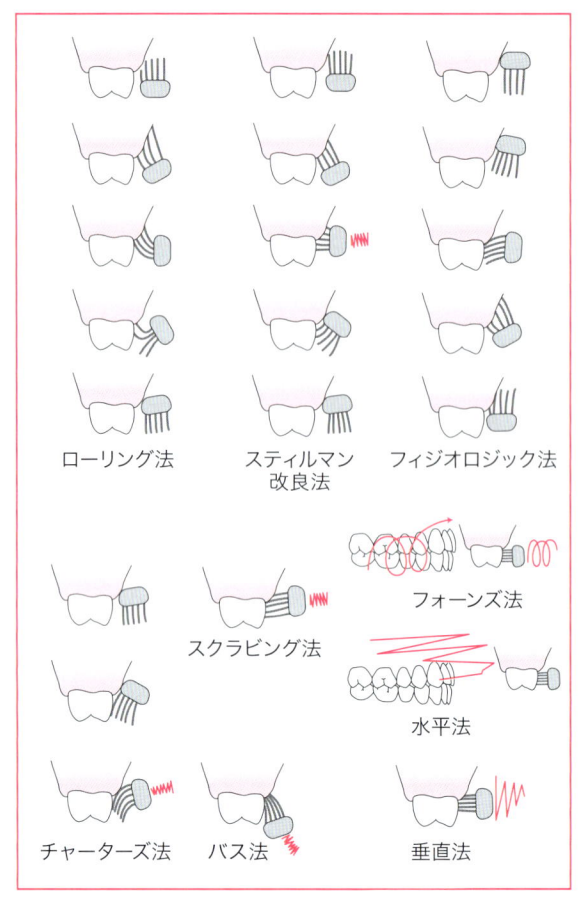

図 2-39　各種ブラッシング法．

マッサージ効果が期待できるが，難易度は高く，軟らかい毛を用いないと歯肉を傷つける．

④チャーターズ法：方向はフィジオロジック法と同じで，歯肉部でマッサージする．歯間部と歯肉乳頭部の清掃効果が期待できるため，歯周疾患患者に適するが，操作方法が困難である．

その他のブラッシングの補助的清掃法として，歯ブラシが届かない歯間部を糸で清掃するフロッシング（線挿法）や，歯間ブラシを用いる方法，断続的な水圧で清掃する方法などがある．また，手用歯ブラシにかわり，電動歯ブラシ，音波歯ブラシ，超音波歯ブラシを用いる方法がある．これらは，機械的にブラシ部が動作し，清掃効果も高いが，それぞれの使用方法を適切に守らなければならない．

8) 歯垢（プラーク）の染め出し

歯垢の付着を容易に確認したり，ブラッシングの良否を確認して歯口清掃の動機づけや評価をするために，歯垢の染め出しを行う．歯垢の染め出し液は溶液，錠剤，ジェル，

歯垢染色剤入り歯磨剤などがある．溶液タイプは綿棒や綿球で塗布する方法，口腔内に滴下する方法，液でうがいをさせる方法がある．錠剤は噛みくだき，口腔内で溶解させ，全歯面に行きわたらせて染め出す．

染め出し液の種類は色素（エリスロシン，中性紅，フロキシン）を主成分とするものや，ヨード（スキンナー液，ヨード染め出し液，希ヨードチンキなど）などがある．歯垢の染め出しを行う際は，患者に使用目的を説明し了解を得ることや，顔や衣服を汚さないようにすることが大切である．

9）歯ブラシ

歯ブラシは頭部と頸部，把柄部よりなる．頭部の刷毛部を側面からみると，直線型，凹彎型，凸彎型の型に分けられ，直線型が一般的である（図2-40）．植毛は5，6束が2，3列のもの（疎毛束）と約10〜12束が3，4列に並んでいるもの（多毛束）がある．前者は清掃，乾燥しやすいので清潔度は高い．

毛先の形は，その断面が平坦なもの，とがったもの，球形になったものなどがある．平坦なものが一般的であるが，歯周疾患患者はとがったものが適応となる（図2-41）．

刷毛は人工毛（ナイロン）と自然毛（天然毛）とがある．把柄部の種類は頭部と把柄部が一直線のものや彎曲しているものなどがある．

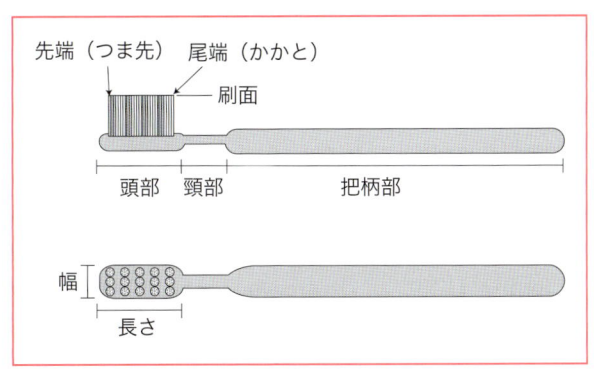

図2-40　歯ブラシの各部の名称．

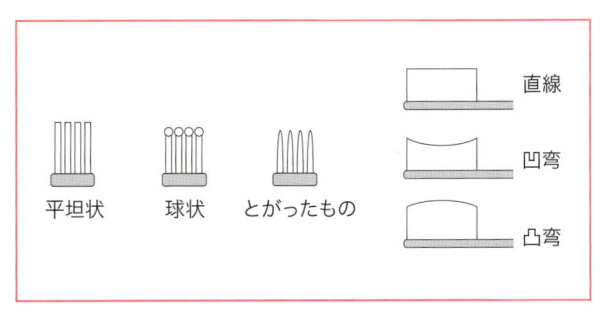

図2-41　歯ブラシの毛先・頭部の形態．

歯ブラシの選択は，使用者の口腔内に状況によって異なるが，一般的に刷毛部は直線，疎毛束，人工毛であり，把柄部が握りやすく単純な型で，頭部の大きさは臼歯の1歯半から2歯程度の小ぶりのものがよい．また，歯ブラシの握り方は，ペングリップ（ペンをもつように把持）とパームグリップ（5本の手指と手掌部で把持）がある．

10) 歯磨剤

歯磨剤は歯ブラシと併用して，日常の歯口清掃効果を高めるための製剤である．歯科疾患の予防や抑制のために薬効成分を含ませ，う蝕予防，口臭除去，歯周疾患予防，知覚過敏予防を期待する製品もある．歯磨剤はこうした薬効成分を含まない化粧品としての歯磨剤と，薬効成分を含有する医薬部外品としての歯磨剤に分類される．また歯磨剤は練歯磨，粉歯磨，潤性歯磨，液状歯磨に分けられる．現在は練歯磨が市場の83％を占める．歯磨剤は次の組成，成分よりなる．

A) 主要成分

①研磨（基礎）剤：歯垢，沈着物を除去し，歯面を滑沢にする．歯磨剤の主成分でリン酸カルシウムや炭酸カルシウムなどからなる．

②保湿（湿潤）剤：しめり気を与え，クリーム状にする．グリセリンやソルビトールなどからなる．

③粘結（結合）剤：研磨剤と液体成分の分離を防ぐ．カルボキシメチルセルロースナトリウム，アルギン酸ナトリウムなどからなる．

④発泡剤（界面活性剤）：口腔内に歯磨剤を行きわたらせ，付着物を遊離させる．ラウリル硫酸ナトリウム，ラウロイルサルコシンナトリウムなどからなる．

B) 補助成分

甘味剤，香味剤，着色剤，防腐剤などで腐敗を防ぎ，使用時の快適さや爽快感を与える．

C) 特殊有効成分

フッ化物・デキストラナーゼ（う蝕予防），クロロフィル（口臭除去），ヒノキチオール・グリチルリチン・塩化ナトリウム（歯周疾患の予防・治療），乳酸アルミニウム（知覚過敏改善）などが配合されるものがある（表2-6）．日本におけるフッ化物入り歯磨剤の割合は，現在約91％である．

表2-6 歯磨剤の薬効成分と効能．

作用	薬物
う蝕予防	フッ化物（フッ化ナトリウム，モノフルオロリン酸ナトリウム），デキストラナーゼ，クロルヘキシジン，トリクロサン　など
歯周疾患予防	グリチルリチン，クロルヘキシジン，トラネキサム酸，塩化ナトリウム，ビタミンC，リゾチーム，ヒノキチオール　など
歯石沈着予防	ポリリン酸塩，ピロリン酸，クエン酸亜鉛　など
知覚過敏改善	乳酸アルミニウム，硝酸カリウム　など
口臭予防	クロロフィル誘導体　など

11）デンタルフロス

　ブラッシングで清掃できない隣接面には，デンタルフロスで清掃するフロッシングが効果がある．デンタルフロスは，一般に細い糸を縒り集めたものでワックスが塗ってあるものがよく用いられるが，ワックスが塗っていないものもある．また，幅広のテープ状のものや吸水すると膨張するもの，ブリッジの歯根のない部分やインプラントの周囲の清掃に適したデンタルフロスの一部が太くなったものや誘導針（スレッダー）が付いたものなどがある．使用方法を誤ると歯肉を傷つけることがあるので注意を要する．

（1）デンタルフロスの使用法

　デンタルフロスは手の甲に1回半巻きつけて切り取り，輪にする方法と，手の甲に2回半巻きつけて切り取り，指に巻きつける方法とがある（図2-42）．どちらも左右の示指間は1～1.5cmくらいにし，ピンと張り詰めて使用する（図2-43，44）．デンタルフロスをはじめて使用する人や手指が不自由な人はフロスホルダーがついたものを用いるとよい．

　歯間に挿入する際は，歯肉を傷つけないよう唇・頰側から舌・口蓋側に倒しながら，のこぎりを使用するように動かす．清掃は唇頰側と舌・口蓋側方向に動かす．上下的には歯頸部より歯冠側へと動かす．デンタルフロスが挿入しづらい緊密な隣接面には無理

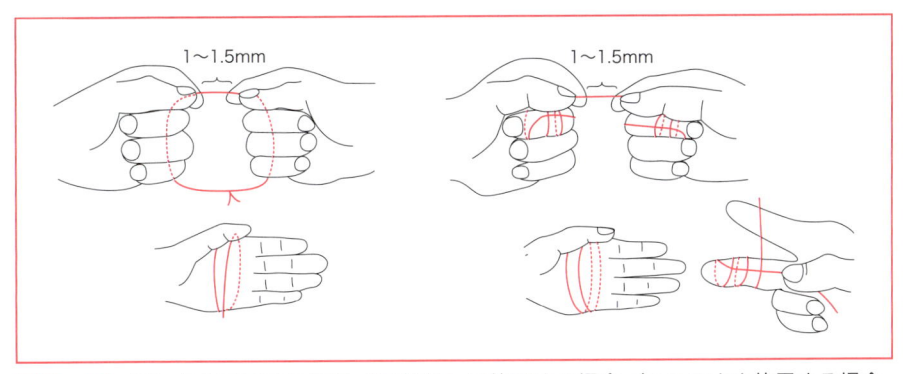

図2-42　デンタルフロスの準備．左：輪にして使用する場合，右：そのまま使用する場合．

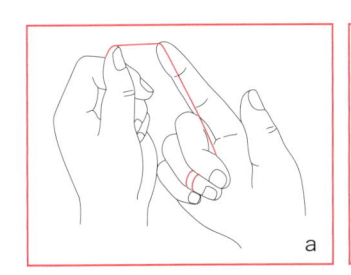

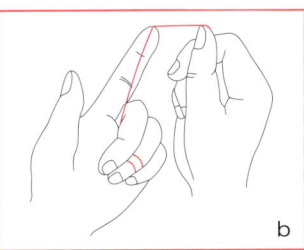

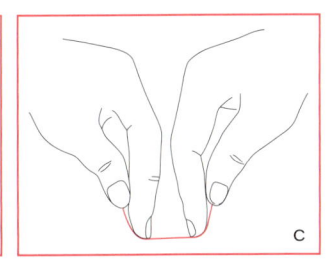

図2-43　自分からみたデンタルフロスの部位別保持法．a．上顎左側部　b．上顎右側部　c．下顎左右側

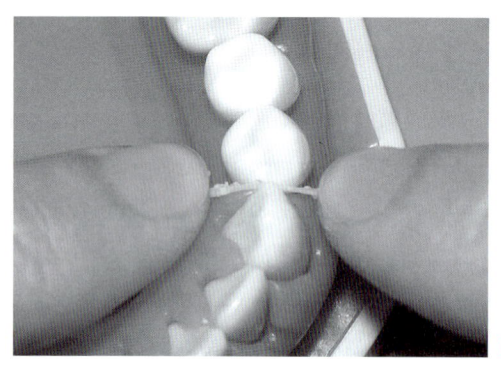

図2-44 デンタルフロスの保持および操作.

に使用しない．

12) 歯間ブラシ

歯ブラシが通りにくく，隣接面の凹部や歯肉退縮などで歯間が広がっている場合などフロッシングで十分清掃できない場合は，歯間ブラシを用いる．歯間ブラシは歯ブラシと同様植毛部があり，清掃と歯肉マッサージの効果が期待できる（図2-45, 46）．

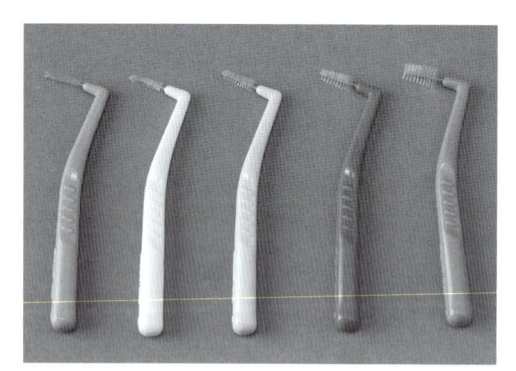

図2-45 歯間ブラシ．

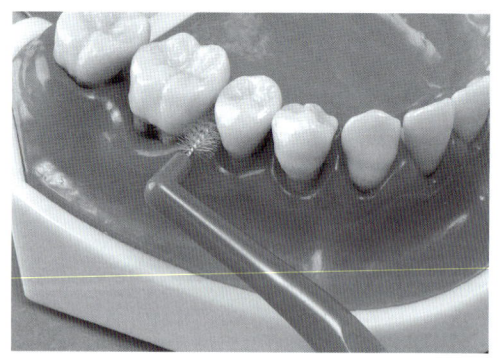

図2-46 歯間ブラシの使用法．

13) 義歯の清掃

高齢者になると義歯の装着率が高くなり，有病者は高齢になると増加するため，看護の現場では義歯を装着している患者が多い．義歯は，その原材料が合成樹脂であったり，複雑な構造であるため不潔になりやすい．義歯の清掃は，口腔軟組織への刺激物除去，口臭防止，義歯の維持，誤嚥性肺炎やインフルエンザなど感染症の防止，部分床義歯の場合は，これらに加え残存歯のう蝕予防が目的となる．

セルフケアとしての清掃方法は，①流水下で洗う，②歯ブラシ（義歯用歯ブラシ）でブラッシングする，③専用の義歯洗浄剤中へ浸漬する，などがある．義歯の歯ブラシによる清掃は毎食後行い，洗浄剤は，1～2週間に1回程度使用する．就寝中など義歯を使用しないときは水につけておく．

14）セルフケア用としてのフッ化物洗口液（剤）

　2018年9月18日から，家庭で使用するセルフケア用としてのフッ化物洗口液(剤)(エフコート®，クリニカ フッ素メディカルコート®）が，歯科医師の処方せんを必要としない「一般用医薬品（第一類医薬品）」として承認され，薬剤師のいる薬局・ドラッグストアはもちろん，インターネットでも購入できることになった．さらに，2019年9月18日より一般用医薬品（第三類医薬品）に移行された（詳細はp.127参照）．

【学習課題】
1. 口腔の機能はなにか．
2. 咀嚼をするときどんな筋が働くか．
3. 唾液の作用はなにか．
4. 咀嚼能率とはなにか．
5. 歯の萌出後の成熟作用とはなにか．
6. 乳歯と永久歯の違いはなにか．
7. 歯の再石灰化とはなにか．
8. フッ化物がう蝕を予防する理由を述べよ．
9. 歯の石灰化に異常があると，どのような結果が生じる可能性があるか．
10. 抜歯の主たる原因はなにか．
11. 8020の達成者の特徴はなにか．
12. う蝕になりやすい食品とはなにか．
13. 口腔に沈着する不潔物はなにか．
14. 隣接面を清掃するために適した清掃方法はなにか．
15. 歯磨剤に含まれる薬効成分の特徴を述べよ．

【参考文献】
1) 中垣晴男，神原正樹，磯崎篤則：臨床家のための口腔衛生学．永末書店，京都，2004．
2) 高橋和人，野坂洋一郎編：口腔の解剖．南山堂，東京，1993．
3) 渕端孟，祖父江鎮雄，谷明，西村康監修：イラストでわかる歯科医学の基礎．永末書店，京都，2007．
4) 全国歯科衛生士教育協議会編：新歯科衛生士教本　口腔衛生学・歯科衛生統計．医歯薬出版，東京，2011．
5) 石川達也，高江州義矩監訳：唾液の科学．一世出版，東京，1999．
6) 米満正美，小林清吾，宮崎秀夫，川口陽子編：新予防歯科学（上）第3版．医歯薬出版，東京，2003．
7) 予防歯科臨床教育協議会編：予防歯科実践ハンドブック．医歯薬出版，東京，2004．

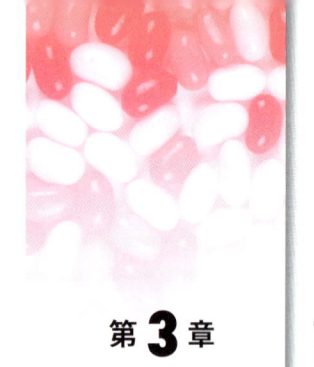

第3章 歯および口腔の疾患

要　点

* 歯，口腔の疾患には，歯の疾患，歯周疾患，口腔軟組織の疾患，顎骨の疾患，顎関節の疾患，口腔・顔面の奇形，不正咬合などがある．
* 歯の疾患は，う蝕，歯髄疾患，根尖性歯周炎などがある．
* う蝕と歯周疾患は有病率が高く，歯科の二大疾患といわれる．
* う蝕の特異性として，多因子性疾患で，自然治癒が乏しい，萌出直後に罹患しやすい，個体差がある，死に至ることは少ない，有病率が高い，ことなどがあげられる．
* 歯周炎は歯肉の炎症，ポケット形成，排膿，歯の動揺，口臭などの症状を特徴とし，全身状態と関連する．

歯および口腔に現れる疾患は，歯の疾患，歯周疾患，口腔軟組織の疾患，顎関節の疾患，顔面や顎の奇形，不正咬合，その他，に分けることができる．

1 歯の疾患

歯の疾患には，う蝕（むし歯）とう蝕が歯髄にまで波及すると起こる歯髄疾患，歯髄疾患に継発する根尖性歯周疾患，無歯症，過剰歯，形成不全など歯の発生・発育段階に応じた異常を生じる歯の奇形，そのほかに衝突，打撲などによる歯の破折や脱臼，あるいは誤ったブラッシングや口腔習癖による摩耗・咬耗，酸類を常時作用させる環境や拒食症による連続した嘔吐により生じる酸蝕症などがある．

1）う　蝕

（1）う蝕の臨床所見

日本ではう蝕は若年層で減少傾向にあるが，成人の90％以上にう蝕経験がある．

う蝕は，口腔内微生物の酸の産生により，歯質が脱灰を起こす歯の疾患である．まずエナメル質表面が侵されるが，発生の初期は再石灰化により自然修復されることもある．しかし，その時期を越えて進行すると象牙質へ達する．象牙質に達すると冷熱などに反応し，痛みを感じるようになる．さらに，う蝕が歯髄まで進行すると，歯髄はう蝕病巣の細菌に感染して炎症を起こし，それは根尖から歯周組織，さらには全身へと波及していく．

う蝕は臨床上の進行状態によって，図3-1に記すCe，C1，C2，C3，C4に分類される．

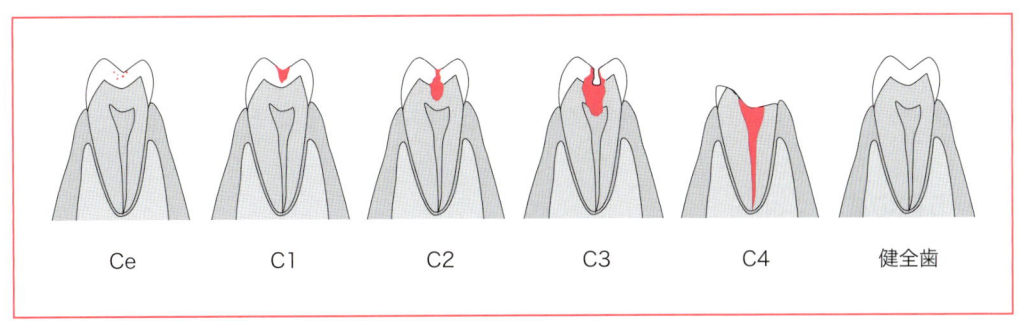

図3-1 う蝕の進行状態．　**Ce**：エナメル質に限局した表面が，粗造な白濁等の脱灰病変を有するもの．　**C1**：う蝕がエナメル質のみに存在するもの．自覚症状はない．　**C2**：う蝕が象牙質まで達しているが，歯髄に病変が及んでいないもの．一過性に冷温刺激を感じる．　**C3**：う蝕が象牙質まで達していて，歯髄に病変を生じているもの．温刺激に著明に反応し，夜間痛や自発持続痛を生じる．　**C4**：歯冠の大部分が崩壊して残根状態となっているもの．

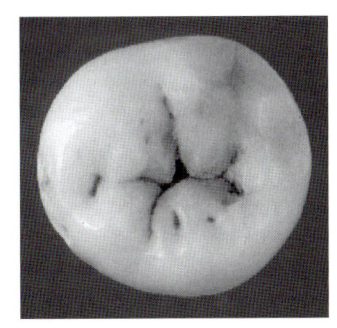

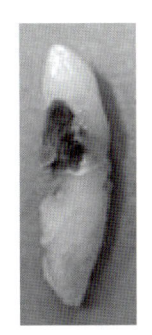

図3-2 裂溝う蝕．　　図3-3 平滑面う蝕．

初期う蝕はCO（要観察歯）として継続的な観察を行うことがある．また，う蝕の進行度に応じて急速に進行する急性う蝕と，進行が緩慢な慢性う蝕とがある．歯の組織上の侵蝕から分類すると，エナメル質う蝕，象牙質う蝕およびセメント質う蝕に分けられる．また，部位別に分類すると，裂溝う蝕，平滑面う蝕に分けられる（図3-2, 3）．

（2）う蝕における痛み

う蝕の進行に伴って生じる"歯の痛み"は，臨床的にはう蝕が象牙質に達すると生じる．象牙質に痛みの感覚を伝える神経はないが，歯髄側にある象牙芽細胞の突起（トームスの突起）が象牙質の象牙細管を通じて象牙質内へ入っている．象牙芽細胞の周りに痛みの神経が分布しており，象牙質に病変が達するとトームスの突起を通じて象牙芽細胞が刺激され，その周りにある神経が興奮して中枢へ連絡し，痛みを感じるとされている．また，歯髄へ病変が進行して感じる"歯の痛み"が特に激しい拍動性の痛みを感じるのは，歯髄が硬組織であるエナメル質や象牙質に取り囲まれているため，滲出液がたまるとその逃げ道がなく，内圧が高まるからである．

歯の痛みは一般的に冷刺激反応，温刺激反応，就寝時に自発痛が生じる夜間痛，持続痛という順に生じる．う蝕の初期や充塡物の辺縁に生じたう蝕（二次う蝕）の際などは

甘味刺激に反応する場合もある．痛みのある場所は，痛覚以外に触，圧，温度などの感覚と重なって認知されるため，歯の痛みの原因歯を特定できないことがある．また，関連痛といって，痛みの原因から離れた歯や場所で痛みを感じることもある．

(3) う蝕の成因

う蝕は多因子性疾患であるが，その因子は微生物，食事（口腔内環境），宿主（歯質）の三因子に整理することができ，これらの因子が重なると発生するとされている．

口腔内に常在する微生物は，口腔内に砂糖が取り込まれると，それを栄養源として増殖し，菌体外多糖類（不溶性グルカン）を形成し，歯表面に固く付着する．さらに，微生物は酸を産生して歯質を脱灰し，破壊していく．このとき，微生物には，脱灰能力の高いもの，低いものがあり，また菌体外多糖類の産生が多いもの，少ないものがあるなど，う蝕誘発能力に違いがある．レンサ球菌の一種ストレプトコッカス・ミュータンスやストレプトコッカス・ソブリヌスなどはう蝕発生の高い歯垢から多く検出される．

また，歯そのものがもつ侵襲に対する化学的抵抗性や感受性，成熟度あるいは歯種，歯列や歯の形態により，う蝕の発生に影響している．さらに，摂取する糖類の種類，量や回数，砂糖含有食品の形態や粘着性，嚥下するまでの口腔内の停留時間などがう蝕誘発能に関連する．

以上のような3つの因子を3つの輪に表し，重なりあった部分においてう蝕が発生するというKeyesの有名な図を示す（図3-4）．

(4) う蝕の疾患としての特異性

う蝕は，一般の疾病とは異なる特異的な性質をもっている．
①う蝕は他の多くの疾病でみられるような自然治癒がほとんどない．
②健全な者が少なく，有病者が多い．

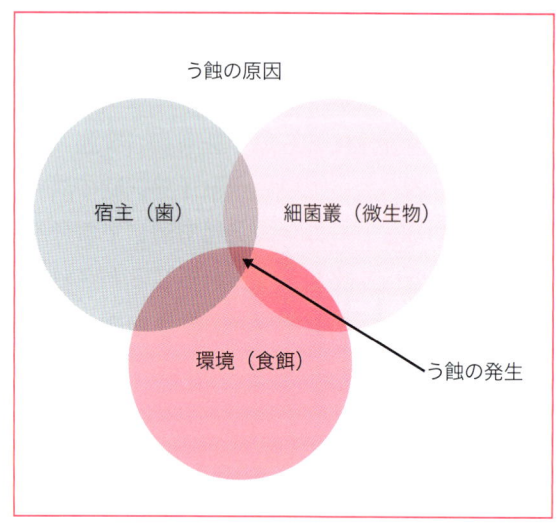

図3-4 う蝕の発生に関するKeyesのモデル．

③う蝕の感受性は，歯の萌出後の経過とともに減少していく．したがって，若年者のほうが罹患しやすい．
④う蝕が原因となり死亡に至ることはまれである．
⑤若年者のほうが罹患しやすい．
⑥ミネラルの交換など，無機化学的な反応を示す．
⑦生活習慣との関連が深い．

(5) う蝕の処置

　Ceと分類されたう蝕は，う窩は認められないが脱灰等の初期のう蝕の症状を有するものであり，再石灰化促進と脱灰抑制を期待してフッ化物応用や保健指導を行う．

　C1と分類されたう蝕は，エナメル質のみに限局したう蝕であり，自覚症状は認められず，う窩（う蝕によって歯が侵蝕された部分）の病的歯質を除去した後，レジン，金属，セメント，陶材などの材料の特性およびう蝕の部位を考慮して修復（充塡）する．う蝕の進行が緩慢な場合は，適切な口腔衛生指導の後，経過観察することもある．近年では，歯質の除去に，レーザーや薬剤を用いることもある．

　C2と分類されたう蝕は，病変が象牙質まで達し，一過性に冷温刺激に反応するう蝕で，う窩の病的歯質の除去，形成後，修復（充塡）を行うが，う窩が深く歯髄に近接している場合は，外来刺激を遮断（裏装）し，歯髄を保護（覆髄）した後，修復（充塡）する．また非常に進行した場合，そのまま処置することで歯髄除去を免れえないときは，可及的に病的歯質を除去後，適切な薬剤を塗布し，数カ月経過観察を行い，その後，再度病的歯質を除去し，修復（充塡）する方法がとられることもある．

　C3は，歯髄まで病変が達したもので，冷温刺激に著明に反応したり，就寝時に痛む夜間痛や咬合痛が生じ，それらが持続するう蝕である．このような場合，歯髄腔内へ穴をあけて歯髄を除去し，根管治療および根管充塡を行った後，修復（充塡）する．なお，永久歯の場合で年齢を考慮し，一部の歯髄のみを除去する方法がとられることもある．

　C4は，歯冠がほとんど崩壊し，歯根のみが残っている状態であり，根管治療および根管充塡を行った後，修復または補綴処置を行う．しかし，経過の思わしくない場合は抜歯することもある．

(6) う蝕の継発症

　う蝕が歯髄にまで波及し，歯髄炎，根尖性歯周炎に至るとその後，冷水痛だけでなく温熱痛を感じるようになり，歯周組織のみならず全身にまで疾患が及ぶことがある．

　顎骨炎が重篤になると死に至る場合もある．

(7) う蝕の予防

　①殺菌剤（クロルヘキシジンなど）・溶解酵素，抗生物質などの薬剤の応用（微生物因子）

②シュガーコントロール，食習慣の改善（食事因子）
③フッ化物塗布，フッ化物洗口，フッ化物配合歯磨剤の使用など（歯質因子）
④ブラッシング，洗口（微生物・食事因子）
⑤水道水のフッ化物添加など（歯質因子）

う蝕は，歯の萌出直後から5年程度は歯質が未成熟であるためもっとも罹患しやすい．したがってう蝕予防は，この時期を特に注意する必要がある．しかし，歯は歯種によりそれぞれ萌出時期が異なるため，一般的に乳歯は5歳，永久歯は15歳頃までう蝕予防対策をとるとよい．また，高齢になり唾液の分泌が低下したり，全身疾患の有病者になるとう蝕が発生しやすくなるため，この時期もう蝕予防に努める必要がある．

(8) う蝕の診断

う蝕の診断は一般的に問診，視診，エックス線写真により行われるが，電気的抵抗値や透過光，近年ではレーザーや蛍光を用い定量化することで診断することもある．

(9) 学校歯科保健におけるう蝕の取扱い

1995年より，学校における健康診断にCO（要観察歯）が取り入れられた．COとは，主として視診でう窩は認められないが，う蝕の初期症状を疑わしめる所見を有するものをいう．これを要観察歯（questionable caries under observation）とし，略記号のCO（シーオー）で表し，経過観察を要するとしている．具体的には次のものが該当する．

①小窩裂溝において，エナメル質の実質欠損は認められないが，褐色，黒色などの着色や白濁が認められるもの．
②平滑面において，脱灰を疑わしめる白濁や褐色斑等が認められるが，エナメル質の実質欠損（う窩）の確認が明らかでないもの
③精密検査を要するう蝕様病変のあるもの（特に隣接面）

2) 歯髄炎

歯髄炎とは細菌的，化学的，物理的もしくは神経的要因で生じる歯髄の炎症をいう．そのほとんどがう蝕などが歯髄に達して起こる細菌感染によるものである．また，反対に歯周組織が由来となり，根尖から感染することがある．自発痛をもつ急性歯髄炎と自発痛がほとんどない慢性歯髄炎とに大別される．

(1) 歯髄炎の分類

A) 急性歯髄炎

自発痛をもつ．
①単純性歯髄炎：歯髄は閉鎖された状態で，冷・温水に一時的に激しい痛みとして反応する（図3-5）．

②**化膿性歯髄炎**：歯髄は閉鎖された状態で，単純性歯髄炎に細菌感染を伴う．歯髄組織の感染により歯髄膿瘍が形成される．温熱に著明に反応したり，痛みが激しく持続する自発痛がある（図3-6）．

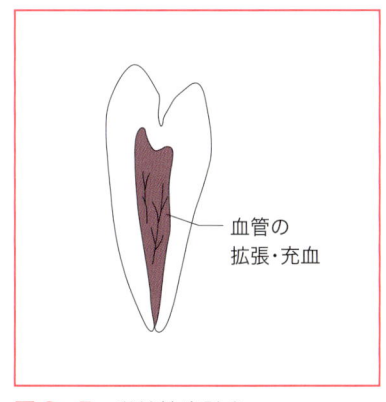

図3-5 単純性歯髄炎．

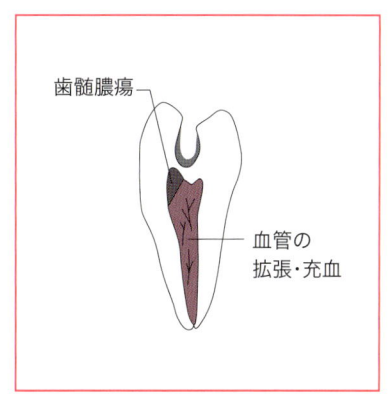

図3-6 化膿性歯髄炎．

B）慢性歯髄炎
自発痛はほとんどない．
①**潰瘍性歯髄炎**：結合組織である歯髄が露出し潰瘍がある状態となる．自発痛は軽い（図3-7）．
②**閉鎖性歯髄炎**：歯髄が露出しておらず，慢性炎症が長期間存在している状態．
③**増殖性歯髄炎（歯髄ポリープ）**：露出した歯髄が増殖し，ポリープ（息肉）を形成している．歯髄の生活力の高い若年者や乳歯にみられる．一般に自発痛はないが，咀嚼時に損傷を受け，出血することがある（図3-8）．

C）歯髄壊死
歯髄炎を放置しておいた場合など，歯髄が全部死滅し，歯髄の本来の構造を失ったもの．痛みはないが，歯が変色することがある．

D）歯髄壊疽
歯髄壊死に腐敗菌が感染し，悪臭を出す壊疽が伴うもので，特有の臭いをもつ．

（2）歯髄炎の治療
これらの歯髄炎を放置すると根尖性歯周炎へ移行する．歯髄炎の治療方法には次のようなものがある．

A）歯髄鎮静
歯髄炎が比較的軽い場合に鎮静剤を用いて，消炎，鎮静をする．近年ではレーザーを用いることもある．

B）歯髄切断
歯髄の一部に炎症が限局している場合に，罹患歯髄部のみを切断除去する．

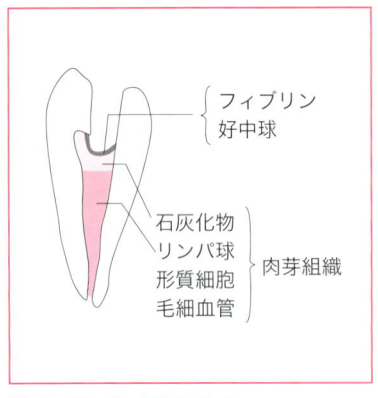

図3-7 潰瘍性歯髄炎．

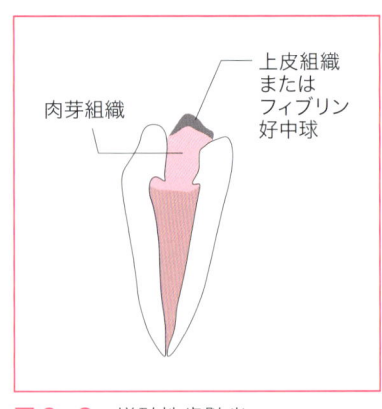

図3-8 増殖性歯髄炎．

C）抜髄
歯髄の全部を除去する．

3）根尖性歯周炎

歯髄疾患が進行すると炎症は根尖孔を通じて根尖部の歯周組織（歯根膜）まで達する．この病変を根尖性歯周炎といい，病変の進行が急速な急性根尖性歯周炎と，ゆっくり進行する慢性根尖性歯周炎とに分けられる．歯髄炎と異なり歯髄組織は破壊されているため，冷温刺激には反応せず咬合時や垂直性の打診時に痛みを感じる．

(1) 急性根尖性歯周炎

A）単純性根尖性歯周炎
歯が打撲などの機械的刺激を受けた場合や，根管治療の薬剤が根尖部の歯根膜を化学的・物理的に刺激した場合に生じる．咀嚼時に違和感や痛みを生じたり，歯の挺出感がある．処置としては根管治療を行う．

B）急性化膿性根尖性歯周炎
根尖孔を通じて根尖付近に細菌の感染を受けた場合に生じる．激しい自発痛や咀嚼時に痛みがある．放置すると歯肉や骨膜下に膿瘍をつくり，歯肉膿瘍や骨膜下膿瘍となる．処置としては膿瘍の切開排膿，消炎療法を行い，根管治療を行う（図3-9）．

(2) 慢性根尖性歯周炎

A）慢性化膿性根尖性歯周炎
急性化膿性根尖性歯周炎がさらに進行し，根尖部に慢性炎症，慢性根尖歯周膿瘍がみられる状態である．咀嚼時に鈍痛があるほかは特に症状がない．口

図3-9 急性化膿性根尖性歯周炎．

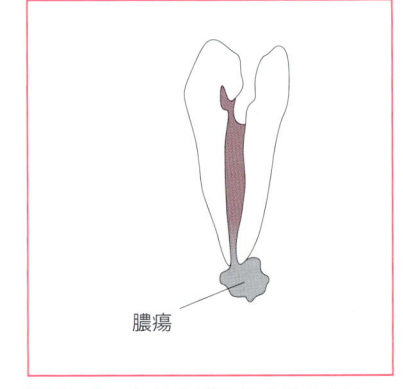

腔内にろう孔が形成されることがある．処置としては，根管治療を行う（図3-10）．

B）歯根肉芽腫および歯根嚢胞

根尖孔を通じ慢性的に刺激が存在した場合に，根尖部を中心に形成された充実性の肉芽の腫瘤をいう．また根尖を中心として嚢胞を形成したものを歯根嚢胞という．処置としては，根管治療を行うが，予後が悪い場合は根尖切除あるいは抜歯する．

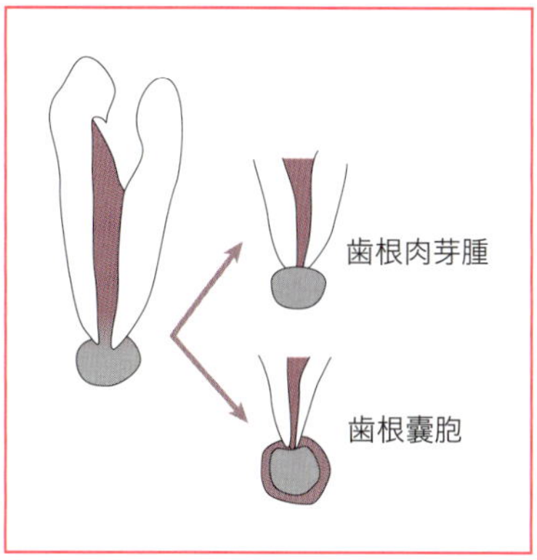

図3-10 慢性化膿性根尖性歯周炎.

4）歯の奇形

無歯症，過剰歯，形成不全など歯の発生・発育段階に応じた異常を生じることがある．

5）その他

衝突，打撲などによる歯の破折や脱臼，あるいは誤ったブラッシングや口腔習癖による摩耗・咬耗，酸類を常時作用させる労働環境や生活習慣あるいは拒食症による連続した嘔吐により生じる酸蝕症，歯の石灰化の時期にフッ化物を飲料水として過剰に摂取して生じる歯のフッ素症などがある．

2 歯周疾患

歯周組織に生じ歯周組織を破壊する炎症性病変を歯周疾患とよぶ．歯周疾患は歯垢（プラーク）を主因とする炎症性の疾患と非プラーク性のものがあり，その発症や進行は，局所的な要因ばかりでなく，宿主である生体の防御機構や全身状態と深く関係していると考えられている．歯周疾患には歯肉炎と歯周炎がある．

1）歯肉炎

歯肉炎は，炎症が歯肉組織のみに限局しているものをいう．
①単純性歯肉炎
②複雑性歯肉炎（全身性，薬物性，ウイルス性，真菌性，遺伝性を含む）
③外傷性歯肉炎
などがある．

学校保健ではGO（歯周疾患要観察者）という分類を用いている．これは，学校において指導により歯肉炎が消失する可能性のあるものをいう．

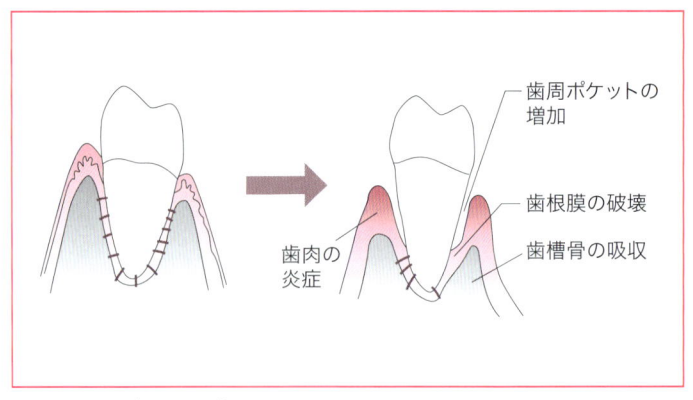

図3-11 歯周炎の特徴.

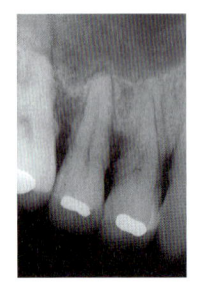

図3-12 歯周炎のエックス線写真.

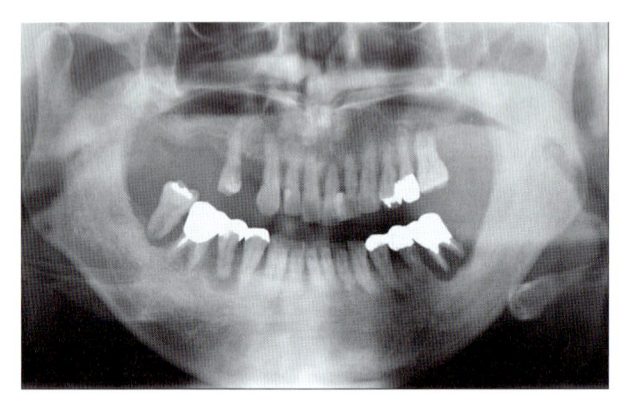

図3-13 歯周疾患患者のパノラマエックス線写真.

2) 歯 周 炎

　歯肉の炎症，ポケット形成，排膿，歯の動揺，口臭などの症状を呈する．歯周炎は，歯と付着している歯肉の上皮（接合上皮）が破壊され，歯周まで及んだ状態をいう（図3-11～13）．歯周炎は①慢性歯周炎，②侵襲性歯周炎，③歯内病変関連歯周炎，などに分類されている．これは1999年にInternational Workshop for a Classification of periodontal Diseases and Conditions でまとめられた世界レベルの分類である（表3-1）．その他，2006年に日本歯周病学会がまとめた歯周病分類システムがある[1]．

(1) 慢性歯周炎

　プラークによる歯周組織の反応が全身性因子によって特に修飾されていない歯周炎で，活動期と静止期とを繰り返しながら慢性に進行する．しかし，咬合性外傷や全身性疾患などの修飾因子が加わると，急速に進行する可能性がある．また環境因子としての喫煙やストレスなどの生活習慣も関与する．慢性歯周炎はさらに①軽度歯周炎，②中等度歯周炎，③重度歯周炎，に分類される．

(2) 侵襲性歯周炎

急速な歯槽骨の吸収による歯周組織の破壊が認められ，重度な歯周炎となる．*Actinobacillus actinomycetemcomitans*（A.a.）と *Prophyromonas gingivalis*（P.g.）の存在比率が高い．免疫機能に機能低下が認められ，遺伝的要因が大きい．

表 3-1　歯周疾患と歯周組織異常の分類（1999 年　International Workshop）

```
I. 歯肉疾患
   A. プラーク起因性歯肉疾患＊
      1. プラーク単因性歯肉炎
         a. 他の局所関連因子なし
         b. 局所関連因子あり（Ⅷ参照）
      2. 全身性因子関連性歯肉疾患
         a. 内分泌系と関連したもの
            1）思春期関連性歯肉炎
            2）月経周期関連性歯肉炎
            3）妊娠期関連性
               a）歯肉炎
               b）化膿性肉芽腫
            4）真性糖尿病関連性歯肉炎
         b. 血液障害を伴う
            1）白血病関連性歯肉炎
            2）その他
      3. 薬物関連性歯肉疾患
         a. 薬物の影響による歯肉疾患
            1）薬物の影響による歯肉増殖
            2）薬物の影響による歯肉炎
               a）経口避妊薬関連性歯肉炎
               b）その他
      4. 栄養失調関連性歯肉疾患
         a. アスコルビン酸欠乏性歯肉炎
         b. その他
   B. 非プラーク起因性歯肉疾患
      1. 特異的細菌に起因する歯肉疾患
         a. Neisseria gonorrhoeae-関連病変
         b. Treponema pallidum-関連病変
         c. Streptococca species-関連病変
         d. その他
      2. ウイルス性歯肉疾患
         a. ヘルペスウイルス感染
            1）原発性ヘルペス性歯肉口内炎
            2）再発性口腔ヘルペス
            3）水痘-帯状疱疹ウイルス感染
         b. その他
      3. 真菌に起因する歯肉疾患
         a. カンジダ種感染
            1）広汎性歯肉カンジダ症
         b. 線状歯肉紅斑
         c. ヒストプラズマ症
         d. その他
      4. 遺伝性歯肉異常
         a. 遺伝性歯肉線維腫症
         b. その他
      5. 全身状態の歯肉症状の徴候
         a. 粘膜皮膚疾患
            1）扁平苔癬
            2）類天疱瘡
            3）尋常性天疱瘡
            4）多形滲出性紅斑
            5）円盤状紅斑性狼瘡
            6）薬物関連
            7）その他
         b. アレルギー反応
            1）歯科用修復材料
               a）水銀
               b）ニッケル
               c）アクリル樹脂
               d）その他
            2）他の口腔関連アレルギー因子
               a）歯磨剤
               b）含嗽剤／洗口剤
               c）チューインガム添加物
               d）食物とその添加物
            3）その他
      6. 外傷性病変（人為的, 医原性, 偶発性）
         a. 化学的傷害
         b. 物理的傷害
         c. 熱傷害
      7. 異物反応
      8. その他
Ⅱ. 慢性歯周炎＊
   A. 限局型
   B. 広汎型
Ⅲ. 侵襲性歯周炎＊
   A. 限局型
   B. 広汎型
```

＊アタッチメントロスを伴わない, あるいは進行性でないアタッチメントロスを伴う歯周組織に起こりうるもの

表3-1（つづき）

Ⅳ．全身疾患の一症状としての歯周炎
　A．血液疾患関連
　　1．後天性好中球減少症
　　2．白血症
　　3．その他
　B．遺伝性疾患関連
　　1．家族および周期性好中球減少症
　　2．Down症候群
　　3．白血球粘着不全症候群
　　4．Papillon-Lefévre症候群
　　5．Chédiak-Higashi症候群
　　6．組織球増殖症候群
　　7．グリコーゲン貯蔵病
　　8．小児遺伝性無顆粒球症
　　9．Cohen症候群
　　10．Ehlers-Danlos症候群（タイプⅣおよびⅧ）
　　11．低ホスファターゼ症
　　12．その他
　C．その他
Ⅴ．壊死性歯周疾患
　A．壊死性潰瘍性歯肉炎（NUG）
　B．壊死性潰瘍性歯周炎（NUP）
Ⅵ．歯周組織膿瘍
　A．歯肉膿瘍
　B．歯周膿瘍
　C．歯冠周囲膿瘍
Ⅶ．歯内病変関連歯周炎
　A．歯内-歯周複合病変

Ⅷ．先天性および後天性の形態異常
　A．プラーク起因性歯肉炎/歯周炎を修飾あるいは易罹患性にする歯の局所関連因子
　　1．歯の解剖学的因子
　　2．歯科修復物，装置
　　3．歯根破折
　　4．歯根頸部の吸収とセメント質剥離
　B．歯の周囲における歯肉歯槽粘膜の異常と形態
　　1．歯肉/軟組織の退縮
　　　a．唇舌側面
　　　b．隣接面（乳頭部）
　　2．角化歯肉の不足
　　3．口腔前庭の深さの減少
　　4．小帯（付着）異常/筋の位置
　　5．過剰歯肉
　　　a．仮性ポケット
　　　b．不調和な歯肉辺縁
　　　c．過剰な歯肉露出
　　　d．歯肉肥大（Ⅰ.A.3とⅠ.B.4参照）
　　6．色の異常
　C．歯の欠損顎堤における歯肉歯槽粘膜異常と形態
　　1．垂直性，水平性または混合性の欠損
　　2．歯肉/角化組織の不足
　　3．歯肉/軟組織の肥大
　　4．小帯（付着）異常/筋の位置
　　5．口腔前庭の深さの減少
　　6．色の異常
　D．咬合性外傷
　　1．一次性咬合性外傷
　　2．二次性咬合性外傷

#範囲と重症度に基づいてさらに分類されうる．一般的は指標としては下記のように特徴づけられる．範囲：限局型；病変部位が30%以下，広汎型；病変部位が30%より大きい．重症度：臨床的アタッチメントロス（CAL）の量に基づいて特徴づけることができる．軽度；1〜2mmのCAL，中等度；3〜4mmのCAL，重度；5mm以上のCAL
（鴨井久一ほか：Preventive Periodontorogy．医歯薬出版，東京，2007，p213〜214より）

A）限局型侵襲性歯周炎

　思春期頃に発症し，*A.a.*の関与が高い．感染因子に対する血清抗体が認められる．第一大臼歯および前歯部に著しい垂直的な骨吸収がみられる．早期発見，早期治療することにより，治癒が可能である．

B）広汎型侵襲性歯周炎

　30歳以下にみられる歯周炎で，歯槽骨の吸収・破壊が部位特異的に活動期と静止期を繰り返しながら進行する．第一大臼歯および前歯部以外にも，広汎な骨吸収が認められる．

C）歯内病変関連歯周炎（歯内—歯周病変）

　歯髄組織と歯周組織とに併発する根分岐部病変が認められる．

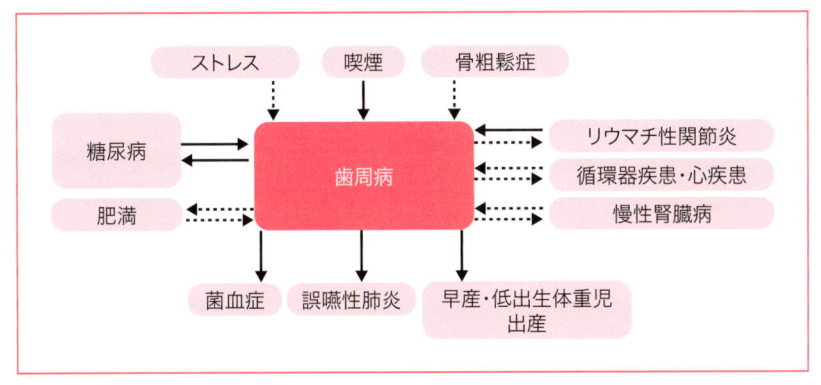

図3-14 歯周病と生活習慣，全身疾患との相互関係（実線は関連が強く，点線は関連があるとされるもの）．

3）歯周疾患の原因

歯周炎は歯周病原細菌，炎症性サイトカイン，炎症性メディエーター，組織破壊酵素などにより，結合組織を破壊し，骨吸収にまで及ぶ疾患であり，その局所的な原因は感染症としての歯周病原細菌の代謝物質である．それに対し，生体の組織抵抗性が保たれているとすると，そのバランスをくずす因子として，歯石，不良修復物，食片圧入，口呼吸などがある．また，全身的な原因としてホルモンや栄養，全身疾患がある．

また，歯周疾患は，糖尿病，心血管系疾患，呼吸器疾患，骨粗鬆症，早産・低出生体重児出産などと関連する可能性があることが示され，歯周疾患の予防や治療の必要性が重要視されている（図3-14）．

4）歯周疾患の治療

歯周疾患の治療には次のようなものがある．

（1）病原因子の排除
　A）炎症に対する処置

プラークコントロール，プラークリテンションファクターの改善

　B）力の因子に対する処置

咬合調整，暫間固定，暫間補綴処置，ブラキシズムの改善，その他

（2）スケーリング，ルートプレーニング（歯根面滑沢化），歯周ポケット掻爬

〔p.99 7．1）歯石除去，p102 3）歯周ポケット掻爬 参照〕

（3）歯周外科的治療
　①新付着手術（ENAP）：メスを用いて行う歯肉縁下の掻爬．
　②歯肉切除術〔p.102 4）歯肉切除 参照〕

③フラップ手術（歯肉剥離掻爬術）〔p.103 5）フラップ手術 参照〕

（4）歯周形成手術（歯肉歯槽粘膜形成術）

歯肉の病変が歯肉歯槽粘膜境にまで及んだ場合に，歯周組織の健康を回復させて，口腔内の環境をプラークコントロールしやすいように整える処置．歯肉弁移動手術や遊離歯肉移植手術などがある．

（5）再生療法，先進医療

①歯槽骨手術
②骨移植術
③組織再生誘導（GTR）法〔p.104 6）組織再生誘導療法 参照〕
④エナメルマトリックス・タンパク質を応用した方法〔p.104 7）歯周組織再生療法 参照〕
⑤レーザー
⑥インプラント

（6）全身療法〔p.105 10）全身療法 参照〕

5）歯周疾患の予防

歯周疾患の予防は，セルフケアとして，ブラッシングや洗口，薬効作用を期待する歯磨剤の使用や洗口剤の使用，抗菌剤の服用がある．

プロフェッショナルケアとして，定期的な専門家による歯口清掃などがある．

【参考文献】
1）鴨井久一，花田信弘，佐藤勉，野村義明：Preventive Periodontorogy．医歯薬出版，東京，2007．
2）中垣晴男，神原正樹，磯崎厚篤則：臨床家のための口腔衛生学．永末書店，京都，2004．
3）渕端孟，祖父江鎮雄，谷明，西村康監修：イラストでわかる歯科医学の基礎．永末書店，京都，2007．
4）米満正美，小林清吾，宮崎秀夫，川口陽子編：新予防歯科学（上）第3版．医歯薬出版，東京，2003．
5）予防歯科臨床教育協議会編，予防歯科実践ハンドブック．医歯薬出版，東京，2004．
6）浜田茂幸，大嶋隆編：新・う蝕の科学．医歯薬出版，東京，2006．

3 口腔軟組織の疾患

口腔軟組織の疾患には，炎症，囊胞，外傷，腫瘍などがある．

1）炎　　症

(1) 口腔粘膜の炎症

　口腔粘膜はウイルス，細菌，真菌など口腔常在菌以外の微生物の侵襲にさらされ，種々の炎症をきたす．非感染性の炎症性疾患には角化性病変，アレルギー，自己免疫疾患などがある（図3-15）．

A）ウイルス性口内炎

　単純ヘルペスウイルス（HSV），帯状疱疹ウイルス（VZV）（図3-16），EBウイルス（EBV）によるヘルペス性口内炎がある．初期に水疱を形成し，その後糜爛，潰瘍，痂皮を形成する．

B）口腔カンジダ症

　真菌感染による口腔カンジダ症は，高齢，唾液分泌低下，免疫機能低下，義歯装着者の口腔清掃不良，HIV感染などにより発症する（図3-17）．

C）角化性病変

　粘膜上皮が角質化すると白色を呈する．原因は慢性的擦過，喫煙，アレルギーなどがあげられるが，原因不明な場合も多い．口腔白板症は**前癌病変**の一つで，舌，口腔底，歯肉，頬粘膜が好発部位である（図3-18）．口腔扁平苔癬は，口腔粘膜に現れる炎症

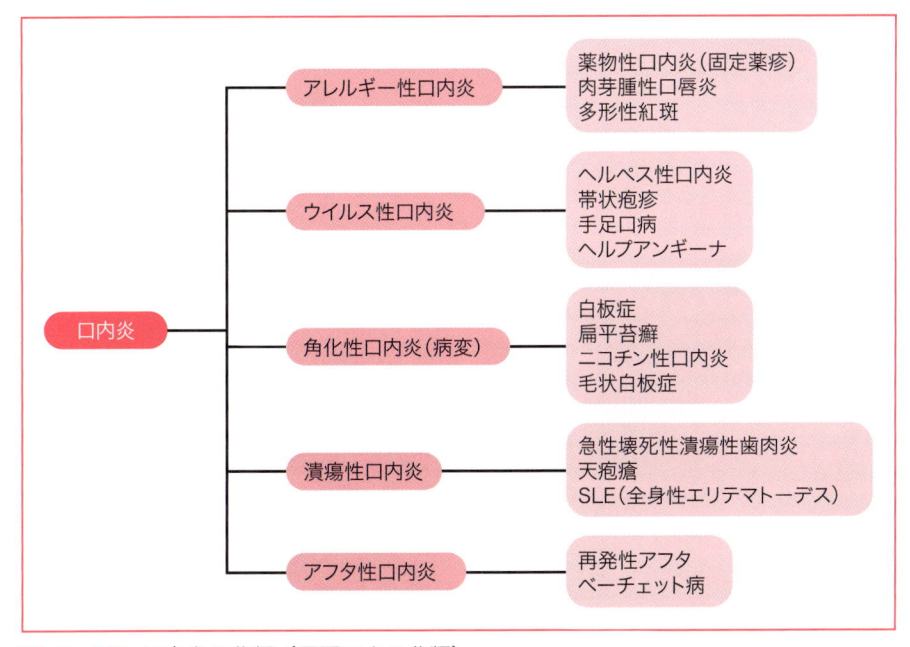

図 3-15　口内炎の分類（原因による分類）

口内炎
- アレルギー性口内炎
  - 薬物性口内炎（固定薬疹）
  - 肉芽腫性口唇炎
  - 多形性紅斑
- ウイルス性口内炎
  - ヘルペス性口内炎
  - 帯状疱疹
  - 手足口病
  - ヘルプアンギーナ
- 角化性口内炎（病変）
  - 白板症
  - 扁平苔癬
  - ニコチン性口内炎
  - 毛状白板症
- 潰瘍性口内炎
  - 急性壊死性潰瘍性歯肉炎
  - 天疱瘡
  - SLE（全身性エリテマトーデス）
- アフタ性口内炎
  - 再発性アフタ
  - ベーチェット病

性角化病変で，中年以降の女性に多い（図 3-19）．

D）アレルギー性疾患

口腔内に発症するアレルギー性口内炎には遅延型が多く，原因を同定できない場合が多い．薬物性の固定薬疹，肉芽腫性口唇炎（図 3-20）がある．

E）その他の粘膜疾患

赤平舌を呈する悪性貧血によるハンター舌炎や，地図状舌，溝状舌（図 3-21）な

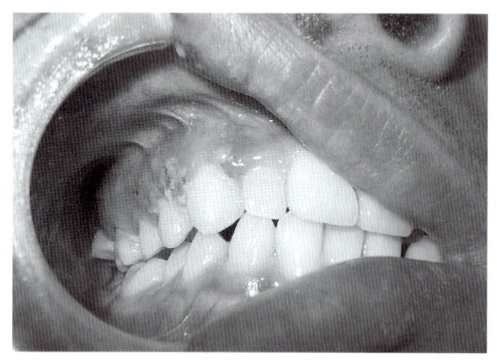

図 3-16 帯状疱疹ウイルス感染症．三叉神経第Ⅱ枝（上顎神経）の口腔粘膜，皮膚に糜爛を認める．

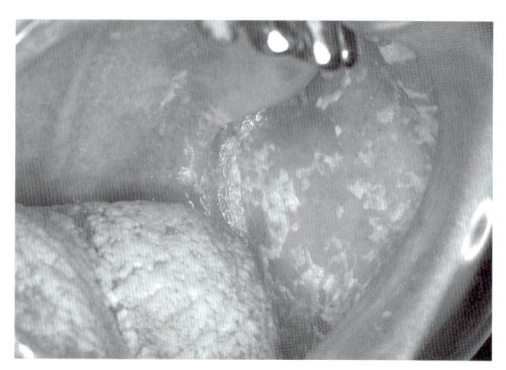

図 3-17 口腔カンジダ症．拭うと白斑は除去できる．

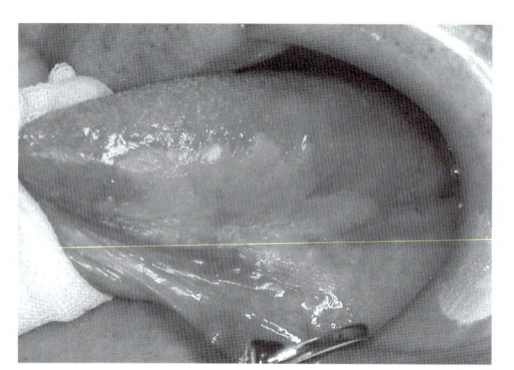

図 3-18 口腔白板症．舌口腔底の白板症は癌化しやすいといわれている．

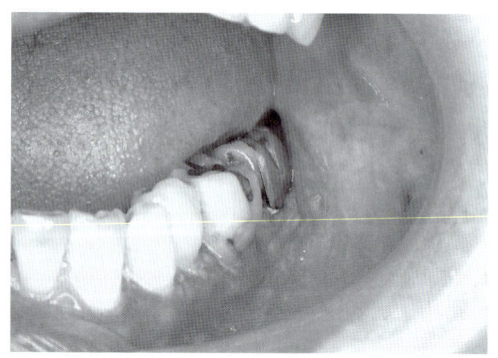

図 3-19 口腔扁平苔癬．複数の部位あるいは頰粘膜に左右対称性に現れる特徴がある．

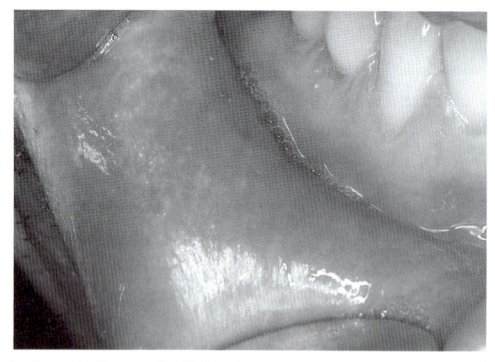

図 3-20 肉芽腫性口唇炎．口唇が浮腫性に腫脹する．

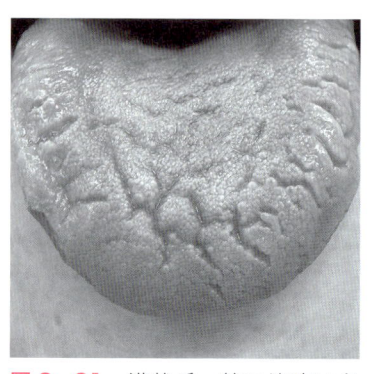

図 3-21 溝状舌．特に治療は必要としない．

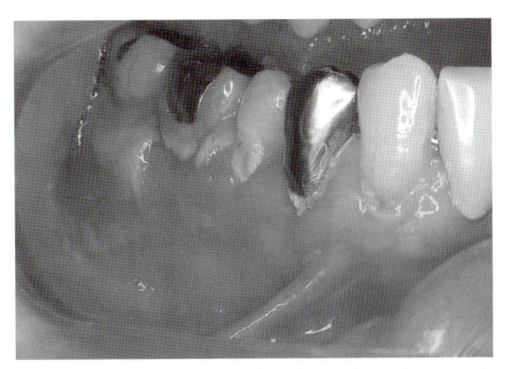

図3-22 粘膜型天疱瘡．水疱がつぶれて潰瘍を呈する．

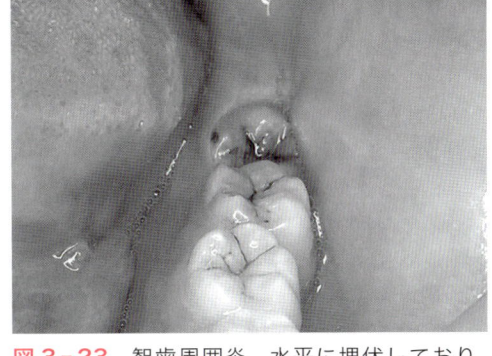

図3-23 智歯周囲炎．水平に埋伏しており，歯冠周囲歯肉の炎症と歯冠部カリエスを認める．

ど口腔内では舌に種々な病変を認める．また，潰瘍を主徴とするものに潰瘍性口内炎，ベーチェット病，水疱を形成するものには天疱瘡（粘膜型）（図3-22）があげられる．

(2) 歯性感染症

口腔軟組織の細菌感染はそのほとんどが歯性感染である．

図3-24 智歯周囲炎から波及した口腔底蜂窩織炎．顎下隙の切開により排膿を認める．

A) 智歯周囲炎

半埋伏の智歯に形成されたポケットの口腔内細菌感染である．自覚症状としては，同部の歯肉の腫脹，疼痛，開口障害，嚥下痛が特徴的で，埋伏歯の位置異常が認められる（図3-23）．治療は炎症を繰り返すようであれば原因歯の抜歯が必要である．

B) 口腔底炎（蜂窩織炎）

下顎臼歯部の歯性感染から発症することが多い．口腔の咀嚼筋群の間には隙が形成され，炎症はその隙を通じて容易に他部位に波及して蜂窩織炎に移行する（図3-24）．適切に治療されないと，頸部から縦隔洞に波及して重篤な帰転をたどることがある．

2) 囊　　胞（図3-25）

口腔粘膜の囊胞性疾患は，小唾液腺の粘液貯留による粘液囊胞（図3-26），舌下腺，顎下腺の閉塞によるガマ腫（図3-27），胎生期の上皮迷入による類皮（類表皮）囊胞などがあげられる．

3) 外　　傷

口腔軟組織のなかで口唇，舌，頰粘膜は外傷を受けやすい部位で，特に咬創によるものが多い．小児では口にくわえた玩具，家庭用品などによる口腔内損傷が特徴的である

第3章 歯および口腔の疾患

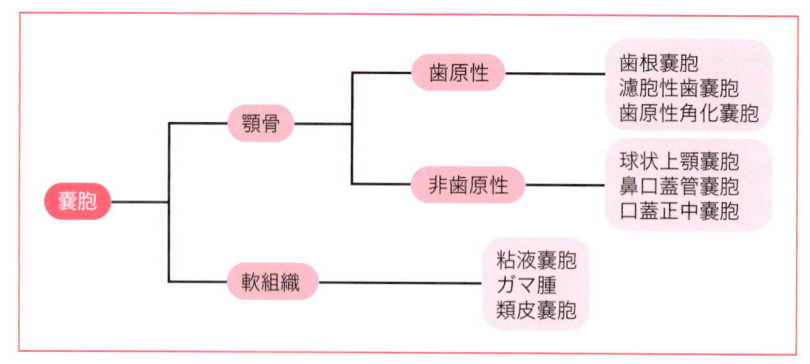

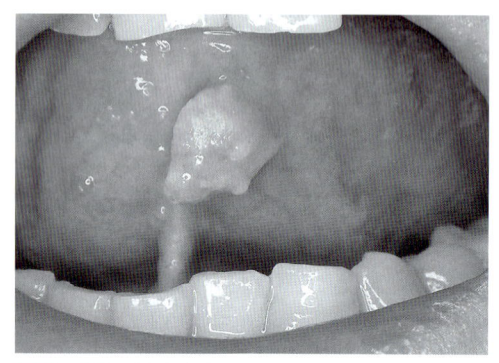

図 3-25 囊胞．

図 3-26 粘液囊胞．舌尖部下面の粘液囊胞はブランディンヌーン囊胞とよぶ．

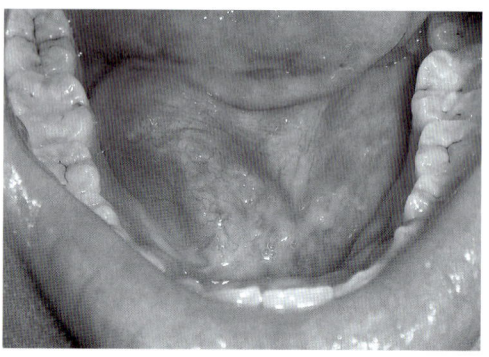

図 3-27 ガマ腫．右側口腔底に類球形の腫瘤を認め，波動を触知する．

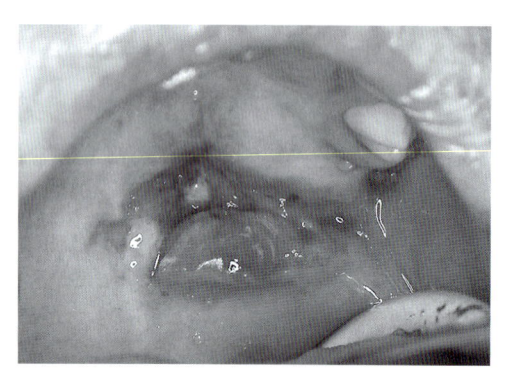

図 3-28 異物による軟口蓋裂創．

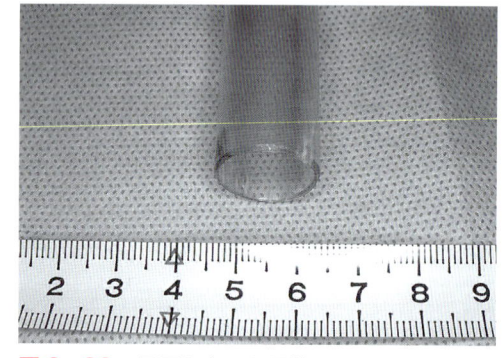

図 3-29 原因となった異物．

（図 3-28, 29）．口腔内の損傷は，一見創部は小さく見えるが深部損傷をきたしている場合が多いため，注意が必要である．また，小児の場合は受傷原因として虐待に注意する必要がある．

4）腫　瘍

　口腔粘膜に発生する腫瘍は上皮性，非上皮性，あるいは良性，悪性に分類される（図 3-30）．上皮性腫瘍では，乳頭腫が良性腫瘍の代表的なもので，悪性腫瘍では扁平上皮癌が口腔悪性腫瘍の 90％以上を占めている（図 3-31）．発症因子は口腔前癌病変

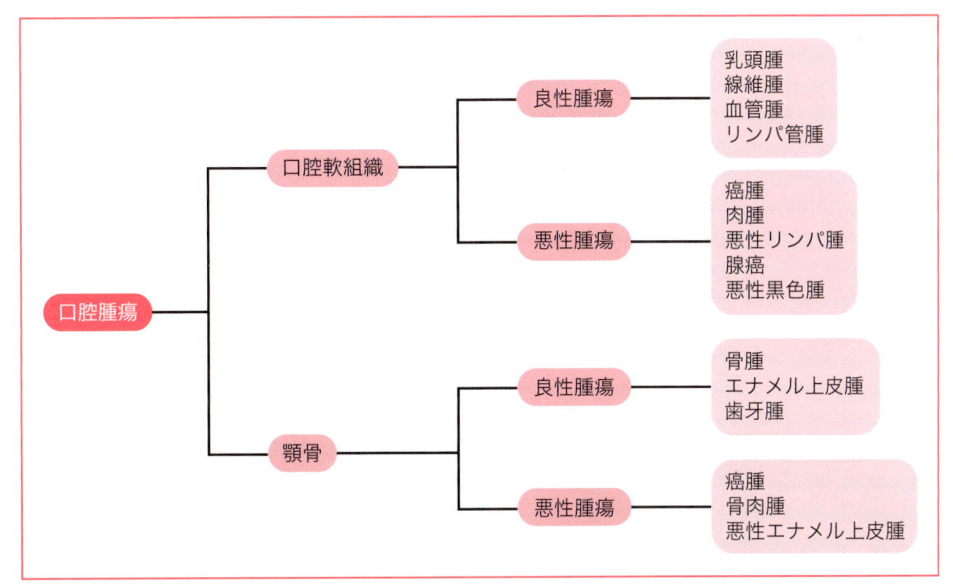

図 3-30 口腔に発生する腫瘍.

と同様に喫煙，過度の飲酒のほかウイルス感染であり，東南アジアではビーテル噛み（P.68 ラウンジ参照）が関与している．

　非上皮性腫瘍では，線維腫，血管腫（図3-32），リンパ管腫があり，悪性腫瘍では肉腫，腺癌（図3-33），悪性リンパ腫などがある．治療は血液疾患以外の固形腫瘍では，手術による切除が第一選択となる．腫瘍の大きさにより病期に応じて放射線，化学療法が単独で，あるいは併用療法として動注化学療法が行われる．5年生存率は50％前後で，いまだに進行癌が多い．

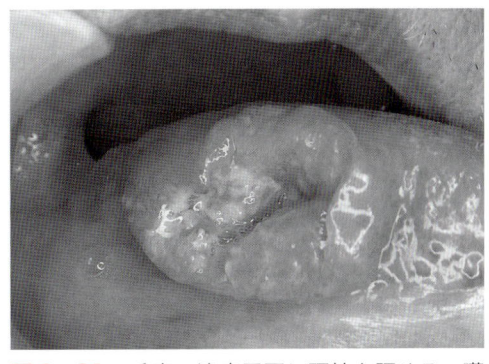

図 3-31 舌癌．潰瘍周囲に硬結を認める．嚥下や会話に障害をきたしている．

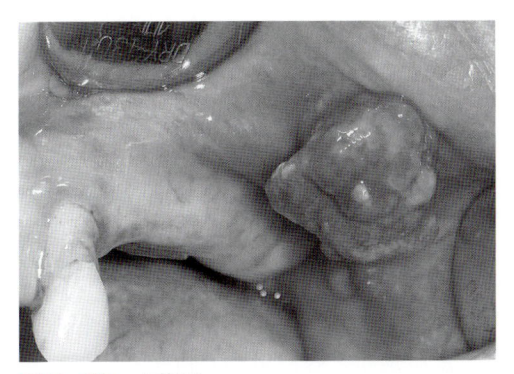

図 3-32 血管腫．

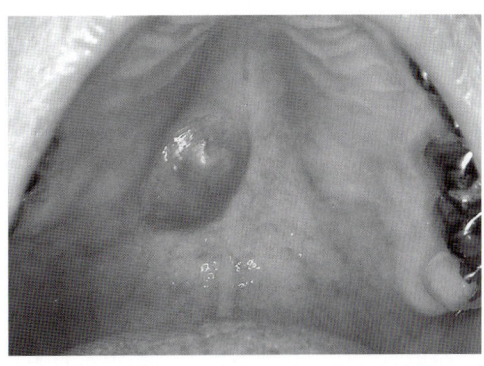

図 3-33 腺癌．口蓋腺由来の非上皮性悪性腫瘍．

ラウンジ Lounge

ビーテル噛み (Betel nut chewing)

　世界人口の10～20％にビーテル噛み習慣がある．アルカロイドの一種であるAreca nutにより覚醒作用，疲労回復，多幸感が得られるため，貧困層で広く行われている．Areca nutは同時に強い発癌性物質を含み，長期嗜好で口腔粘膜が硬化して咀嚼・嚥下に障害をきたす粘膜下線維症の発症から口腔癌へと移行する．

　ビーテル噛みが生活習慣として定着している南アジア，環太平洋諸国での口腔癌の罹患率は全癌のトップに位置している．幸い日本ではビーテル噛み習慣がなく，粘膜下線維症発症の報告もない．

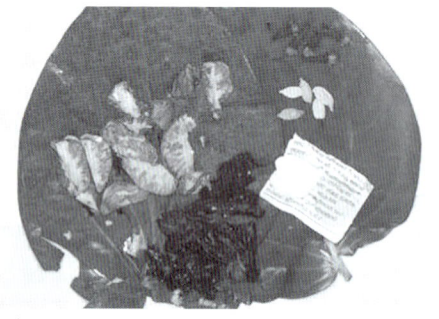

ビーテルの葉にAreca nut，消石灰，たばこの葉，その他クローブ，カルダモンなどのスパイスを包んで頬粘膜と歯肉との間に入れておく．長期習慣で入れておいた部位に一致して口腔癌を発症する．

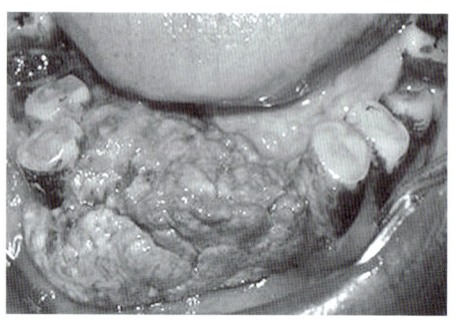

ビーテル噛みにより発症した歯肉癌．

4　顎骨の疾患

　顎骨の疾患には骨折，炎症，嚢胞，腫瘍などがあげられる．

1）顎骨骨折

　顎骨骨折は下顎では歯槽部，骨体部，隅角部，顎関節突起頸部に多く，上顎では歯槽部や，上顎骨体の水平骨折として認められ，しばしば頭部外傷を伴う．原因は交通事故，スポーツなどがあげられるが，高齢者では転倒など不慮の事故のほか病的骨折がある．症状は咬合不全（図3-34），開口障害，咀嚼障害で，多発外傷の場合はショックなど重篤な症状を呈する．診断には単純エックス線写真に加え，ＣＴなどの画像診断が必須である（図3-35）．

　治療は重症例では救命処置が優先し，全身状態が落ち着いてから整復固定術が行われる．観血的整復固定術では組織親和性のあるチタニウムプレート・ネジや組織吸収性材料が用いられ，強固な骨接合が得られた場合は，術直後から経口摂取が可能となる．非観血的整復固定術では線副子や歯科矯正用ブラケットによる顎内固定，顎間固定で咬合

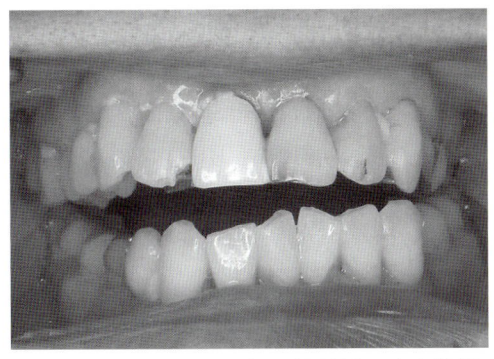

図3-34 左顎関節突起頸部骨折の咬合状態．下顎の正中が患側の左側に変位して口を閉じても上下の歯列に空隙がある．

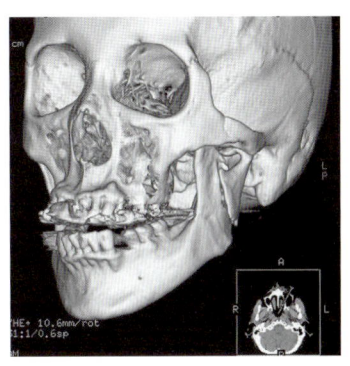

図3-35 3D CT所見．

改善をはかる．固定期間は4〜6週間を要し，その間口腔内に創があれば経鼻栄養を行う．

2）顎骨の炎症

顎骨の炎症のほとんどは歯性感染症で，病期により急性と慢性がある．

（1）顎骨骨膜炎

顎骨骨膜炎は歯周組織炎が骨膜に波及して生じる．症状としては初期には原因歯の咬合痛，歯の動揺を認め，その後，骨膜下に膿瘍を形成する．全身症状としては発熱，倦怠感を伴う．原因歯の治療と抗菌剤投与，膿瘍切開により症状は軽快するが，炎症が拡大すると蜂窩織炎に移行する．

（2）顎骨骨髄炎

顎骨骨髄炎は歯周組織炎が骨髄内に波及して生じるもので，下顎に多く発症する．急性顎骨骨髄炎は初期に強い全身症状を伴い，臨床検査所見では白血球数，CRP（C反応性タンパク）の高度上昇，核の左方移動を認める．局所所見では，下顎では患歯より近心の歯に打診痛を認め，しばしば下歯槽神経に炎症が波及し，下口唇の知覚麻痺を認め

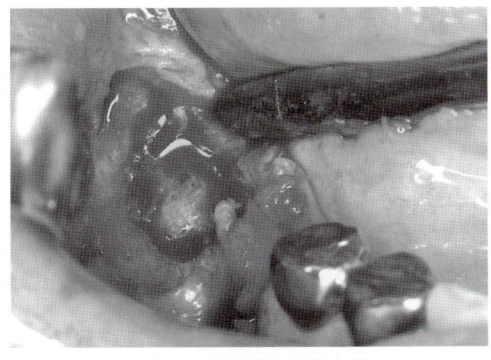

図3-36 慢性下顎骨髄炎．腐骨を形成している．

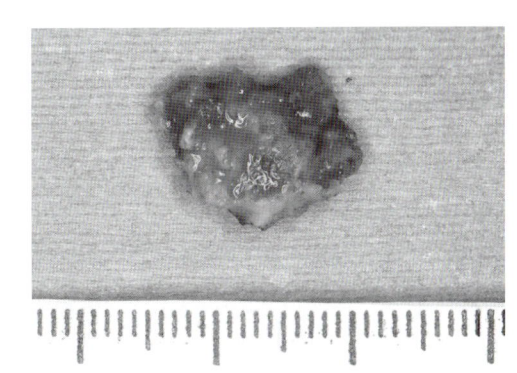

図3-37 摘出された腐骨．

る．慢性化すると排膿，腐骨形成をきたす（図3-36, 37）．治療は強力な抗菌剤投与，安静，栄養補給などを行う．放射線性顎骨骨髄炎は，頭頸部癌の放射線治療後に照射部位に一致して起こり，症状は慢性顎骨骨髄炎に類似し，病悩期間は長期にわたることが多い．

骨吸収抑制薬関連顎骨壊死は，ビスフォスフォネート製剤（BP製剤：骨吸収抑制薬）や抗RANKL抗体製剤の副作用として生じる上下顎骨の壊死である．①BPまたは抗RANKL抗体製剤による治療歴があり，②顎骨への放射線照射歴がなく，③8週間以上持続して瘻孔から触知できる骨を認めることが他の骨髄炎と区別する診断基準になる．治療は顎骨骨髄炎に準じる．

(3) 歯性上顎洞炎

上顎歯牙の歯周組織炎が上顎洞に波及して生ずる．また，上顎臼歯の抜歯で上顎洞との交通が生じても起こる．治療は炎症の消炎療法に準じ，原因歯の抜歯が必要となることが多い．消炎後，口腔—上顎洞瘻孔が残遺した場合は閉鎖術を行う．

(4) 顎部放線菌症

放線菌によりおもに下顎智歯の歯周ポケットから感染し，下顎角部に好発する．咬筋の板状硬結と強度の開口障害，瀰漫性の膿瘍形成が臨床的特徴である．抗菌剤に難治性で，治療は長期にわたることが多い．

3）囊　　胞（図3-25）

顎骨内囊胞は，発生原因から歯原性と非歯原性に分けられ，歯原性では歯根囊胞，濾胞性歯囊胞，歯原性角化囊胞などの頻度が高く，非歯原性では，顔裂性囊胞として胎生期の上皮迷入による球状上顎囊胞，鼻口蓋管囊胞（図3-38），口蓋正中囊胞などがある．また，上顎では上顎洞根治術にしばしば発症する術後性上顎囊胞がある．いずれも無症状なことが多く，骨の膨隆やエックス線写真で指摘されることがある．

治療は歯根囊胞の場合は，原因歯の根尖性歯周組織炎に対する根管治療で治癒する場合もあるが，奏功しない場合は囊胞摘出術を行う．ほかの囊胞も基本的には摘出術を行うが，囊胞が大きい場合は開窓術を行うこともある．

4）腫　　瘍

顎骨腫瘍には良性ではエナメル上皮腫，歯牙腫などの歯原性腫瘍と，非歯原性では骨腫などがある（図3-30）．悪性では歯肉癌，顎骨中心性癌があり，エックス線所見では骨浸潤により吸収性の骨破壊像を認める（図3-39）．

悪性腫瘍の治療は健康組織を含めた顎切除を必要とする．腫瘍の浸潤範囲により下顎では，部分切除，区域切除，半側切除が行われ，血管柄付き遊離骨移植による再建術が行われる（図3-40）．また，上顎では骨欠損に対して顎補綴が行われる（図3-41～43）．

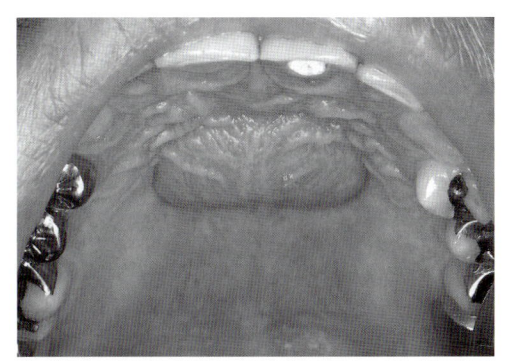

図3-38 鼻口蓋管囊胞.

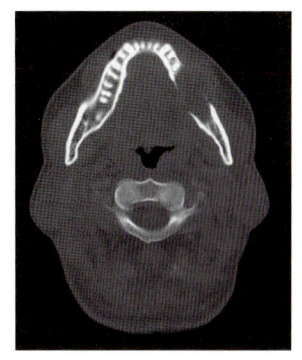

図3-39 下顎歯肉癌のCT所見. 骨破壊像を認める.

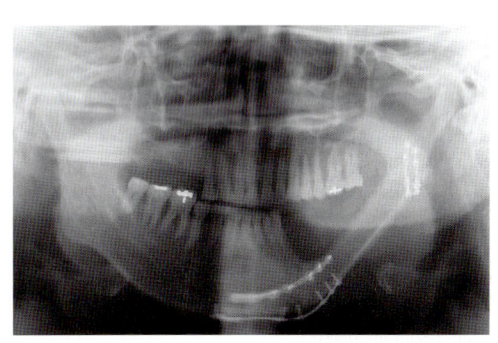

図3-40 血管柄付き遊離腓骨移植再建術後のパノラマエックス線所見. 左側下顎骨は腓骨で再建されている.

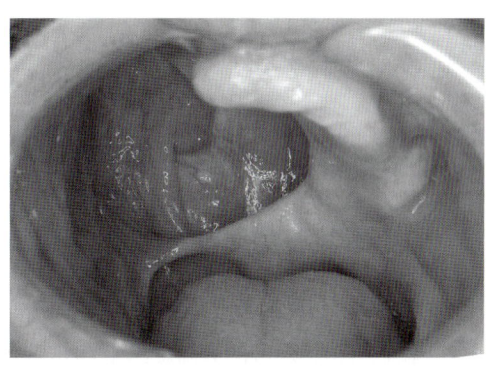

図3-41 上顎腫瘍術後口腔内所見. 口腔から鼻腔にかけて大きな欠損を認める.

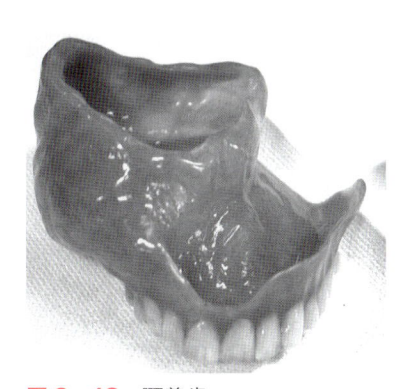

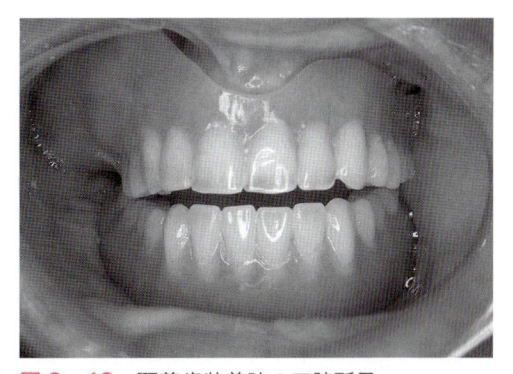

図3-42 顎義歯.

図3-43 顎義歯装着時の口腔所見.

5 顎関節の疾患

1) 顎関節炎

顎関節の炎症により開口障害と開口時痛をきたす. 原因の除去と消炎療法を行う.

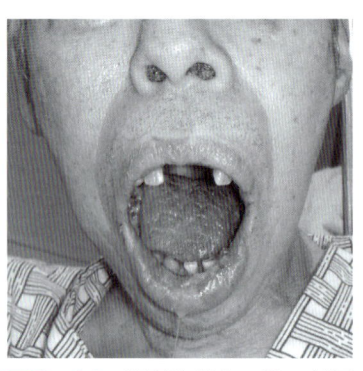

図 3-44 顎関節脱臼．閉口が困難で流唾を認める．

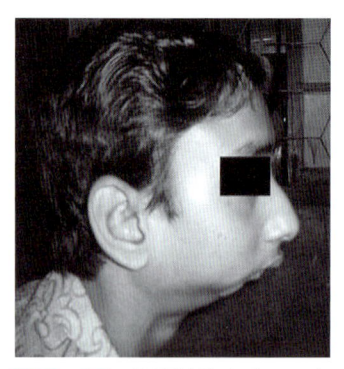

図 3-45 顎関節強直症．いわゆる鳥貌を呈している．

2）顎関節脱臼

顎関節の脱臼は過度の開口により起こり，繰り返すと習慣性になることが多い（図3-44）．治療は徒手整復で，再発を繰り返す場合は手術を行う．

3）顎関節強直症

顎関節炎や顎関節突起骨折の治癒不全から顎関節の骨癒合きたし，その結果，高度な開口障害を生じる．若年者では下顎の低成長による鳥貌を呈する（図3-45）．治療は顎関節授動術と開口訓練を行う．

4）顎関節症

顎関節症は，咀嚼筋の障害や顎関節円板の位置異常によって起こり，20～30歳代に多い．症状は関節雑音，開口障害，機能時痛で，関節雑音のみであれば特に治療を必要としない．開口障害を伴う場合は開口訓練を行い，機能時痛に対してはマウスピースを用いる．疼痛が強い場合は非ステロイド性消炎鎮痛剤投与や，顎関節腔内洗浄を行う．

6　顔面や顎の先天異常

顔面や顎に発生する先天異常には，口唇裂，口蓋裂，斜顔裂，横顔裂，第一・第二鰓弓症候群などがある．

1）口唇裂

披裂の状態により，不完全・完全口唇裂，片側・両側口唇裂に分類され，しばしば顎裂を伴う．本邦における口唇・口蓋裂の発生頻度は出生500～600人に一人といわれ，単独あるいは両者が合併して発生する．一般に生後3～4カ月で口唇形成術を行う（図3-46～48）．

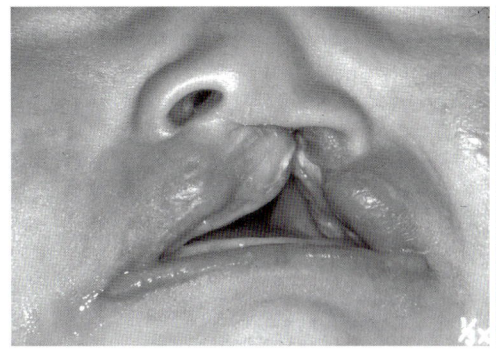

図3-46　完全口唇裂（術前）.　　　　　　　　　　口蓋裂（術前）.

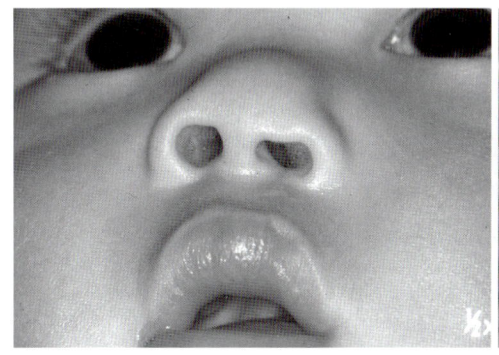

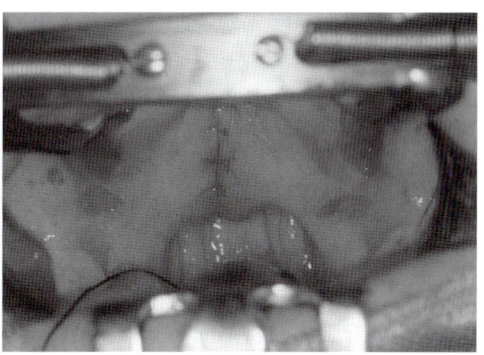

図3-47　完全口唇裂（術後）.　　　　　　　　　　口蓋裂（術後）.
（元岡崎市民病院　山田祐敬先生のご好意による．）

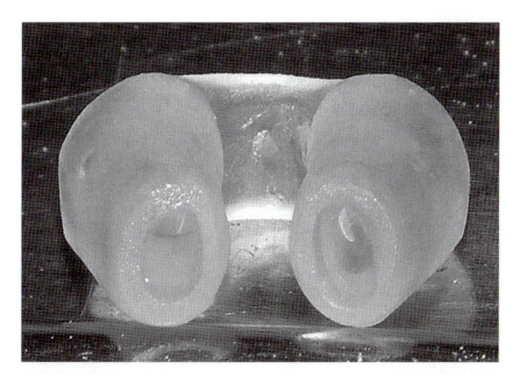

図3-48　レティナ．シリコン製で鼻孔の形態を矯正する．

2）口蓋裂

　披裂が硬口蓋前方に達する完全口蓋裂では片側と両側があり，不完全口蓋裂では軟口蓋のみの軟口蓋裂，筋の結合不全の粘膜下口蓋裂がある．治療は出生直後から口蓋床（レジン床）を用いて，哺乳・嚥下障害の改善と披裂の狭小化，顎誘導をはかり，一般に生後1歳6カ月頃に口蓋形成術を行う（図3-46，47）．術後は構音障害に対して言語訓練，また，術後の上顎劣成長による不正咬合に対しては，歯科・外科的矯正治療を行う．

7 不正咬合

不正咬合の種類および原因は多種多様である（図3-49）．これには次のようなものがある．

①下顎前突：反対咬合ともいい，下顎前歯が上顎前歯に対し前に出ている．
②上顎前突：上顎前歯が下顎前歯に対し過度に突出している．
③過蓋咬合：前歯の垂直的被蓋が過度に深い．
④開咬：上下前歯が咬み合わない状態．
⑤交叉咬合：上下の歯列が左右に交叉している．
⑥正中離開：上顎中切歯間に空隙がある．
⑦叢生：歯が重なって生えている．

また，個々の歯の位置の異常には，転位，捻転，傾斜，高位，低位などの状態がある．

不正咬合の障害は，咬合異常による咀嚼や発音障害に加え，自浄作用やブラッシングが行われにくいため不潔になりやすく，う蝕や歯周疾患を生じやすいことである．発育期の不正咬合の放置が顔面骨の発育バランスの乱れを引き起こし，顎変形症の原因となることもある．また，審美的問題から心理的な面への障害を招くこともある．

処置として矯正歯科治療をする．通常の矯正歯科的処置で不可能な骨格性の下顎前突

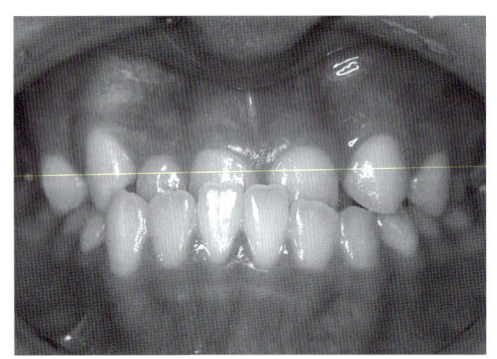

下顎前突． 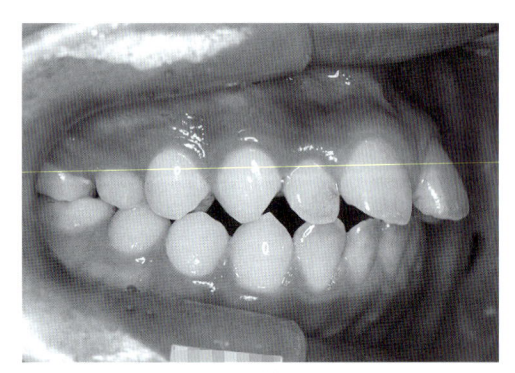　　　上顎前突．

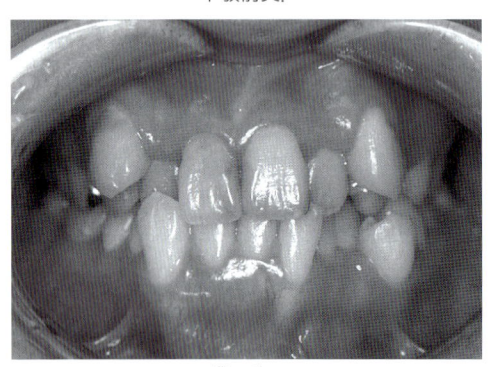

叢　生． 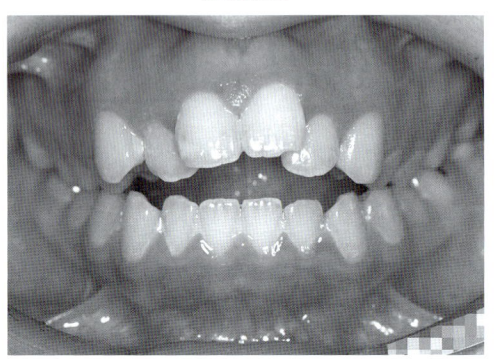　　　開　咬．

図3-49　不正咬合（写真：愛知学院大学歯学部矯正歯科）．

に代表される顎変形症は，外科的に下顎骨骨切術など形成外科手術を併用した外科的矯正歯科治療も行われる．

　矯正歯科の患者は，顎の発育の旺盛な 12 歳以降からその成長が落ち着く 16 〜 17 歳が多い．また，患者の男女比率は 2：3 で女性のほうが多い．なお，最近では思春期以降の成人の患者も増えつつある．

【文献】
1) 全国歯科衛生士教育協議会編：新歯科衛生士教本　歯科矯正学．医歯薬出版，東京，2002．

8　AIDS と歯科

1) AIDS 患者の口腔・顔面・頸部症状

　HIV 陽性で AIDS を発症している患者の口腔内症状としては，口腔カンジダ症，ウイルス性口内炎（図 3-50），毛状白板症（図 3-51），カポジ肉腫（p.76 ラウンジ参照）があり，いずれも日和見感染で病期の指標となる[2]．顔面・頸部症状としては，帯状疱疹，頸部リンパ節腫脹を認める．

2) 歯科診療における AIDS 予防対策

　医療現場における HIV 感染のほとんどは針刺し事故である．感染を予防する方法は，肝炎ウイルス感染防止対策の実行が基本である．

(1) 手洗いの励行
　流水下で消毒剤を用いて手を洗い，ペーパータオル，エアータオルで乾燥し，必要に応じ速乾性擦式消毒を行う．

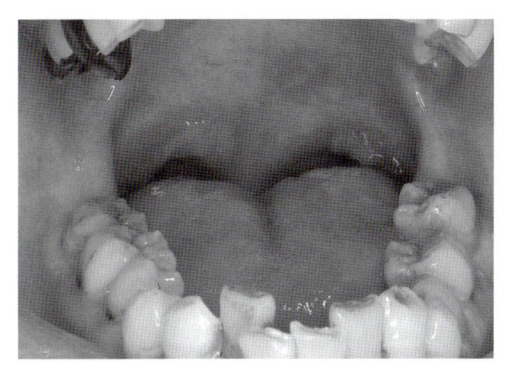

図 3-50　サイトメガロウイルス（CMV）感染による口腔咽頭炎．

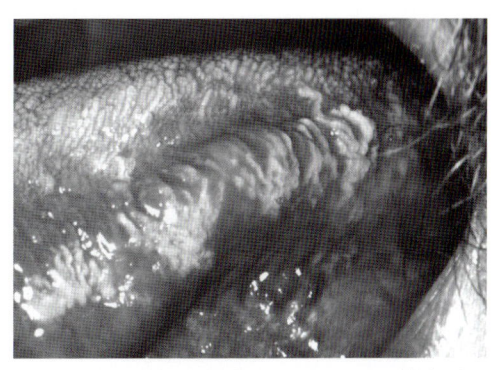

図 3-51　毛状白板症．EB ウイルス感染が原因で，舌側縁に白色の縦じわを認める．

第3章 歯および口腔の疾患

ラウンジ Lounge

カポジ肉腫

口腔のカポジ肉腫はAIDSの初発症状として重要である．カポジ肉腫は1872年にハンガリーの皮膚科医Moritz Kaposiにより最初に報告された悪性新生物で，その後1981年に初めてHIV疾患が確認されて有名になった．

ヒトヘルペスウイルス8型（HHV-8）が病原体で，他のウイルス感染と同様に日和見感染により発症するが，抗レトロウイルス療法（HAART）の導入により発症リスクは減少した．しかし，先進国で唯一HIV感染者が増加している日本では，他の日和見感染と同様に今後遭遇する機会が増えるかもしれない．

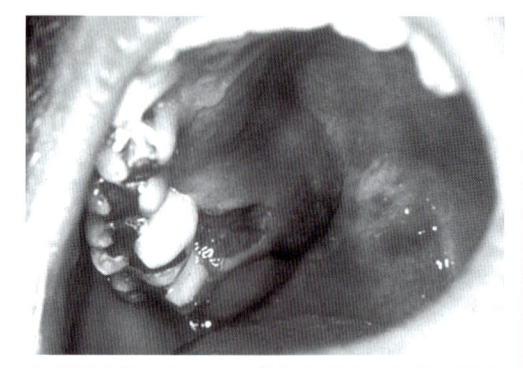

カポジ肉腫．赤色，青紫色を呈する斑状，結節状の病変で口蓋，歯肉，顔面にみられ，潰瘍を形成する．
＊ロンドン大学キングスカレッジ歯学部 Warnakulasuriya教授より

（2）診療時の防護

ディスポーザブルの手袋を着用し，防護用メガネ，フェイスガードを使用する．

（3）診療介助時

麻酔針などのリキャップは行わないか，適切な器具を用いて行う．

3）AIDSウイルスの消毒法

AIDSウイルスに有効な殺菌消毒薬はグルタラール，フタラール，エタノール，次亜塩素酸ナトリウム，ポピドンヨード，塩化ベンザルコニウムエタノールである．

【引用文献】
1）愛知学院大学歯学部付属病院：院内感染予防対策マニュアル．2004．
2）HIV患者の歯科治療．厚生労働省エイズ対策研究事業．2002．

【参考文献】
1）長尾　徹：感染防止の方法．歯科衛生士のための有病者患者歯科医療，歯科衛生士別冊．クインテッセンス，東京，1995，118〜119．
2）長尾　徹：口腔粘膜病変と口腔がんの鑑別診断．口腔外科 YEAR BOOK ――一般臨床家，口腔外科医のための口腔外科ハンドマニュアル '05．クインテッセンス，東京，2005，148〜152．

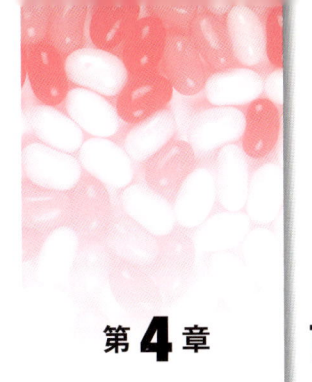

第4章　歯科的処置および診療の補助

要　点

* 歯科的処置には，歯科保存的，歯科補綴的，口腔外科的，矯正歯科的，小児歯科的および歯科予防的処置がある．
* 歯科保存的処置には，エナメル質や象牙質にできたう蝕を除去し，充填する歯冠修復（保存修復）療法と，歯髄や根管の処置をする歯内療法，および歯周組織の処置をする歯周療法がある．
* 歯科補綴的処置には，歯冠の全体を修復する冠（クラウン），歯根部を利用して歯冠を修復する継続歯，歯の欠損部を隣接歯の冠や継続歯と結びつけて修復する橋義歯（ブリッジ），および欠損部に装着される床義歯とがある．
* 床義歯には，部分的に歯が欠損した場合に行われる部分床義歯と，全歯が欠損した場合に行われる全部床義歯（総義歯）とがある．
* 口腔外科的処置には，抜歯，歯槽骨整形，顎骨骨折，口唇・口蓋裂などの処置がある．
* 歯科的処置には，診療室以外に，患者に接しないで補綴装置や矯正装置などを製作する歯科技工という過程がある．
* 矯正歯科的処置は，口腔における形態・機能両面における異常を予防・矯正するために，歯・歯周組織・顎骨などの不調和や顎骨・歯列異常の改善を行う．
* 小児歯科的処置には，保隙など，歯や顎の正常発育を期待する咬合誘導という処置がある．
* 障害者歯科的処置は，障害者（児）に対する歯科的処置で，歯科診療内容は一般と変わらない．
* 歯科予防的処置には，口腔の健康維持・増進のために行う処置で，フッ化物やフッ化ジアンミン銀塗布など，う蝕に対するものと，歯石除去など歯周疾患に対するものがある．

1　歯科診療の流れ

　歯科診療は，受付から始まり，診査（検査），診断・診療計画，治療，歯科保健指導，定期診査受診指導（リコール）の順に行われる．

　まず受付で姓名，性別，生年月日，住所（電話番号），職業などのほかに主訴，既往歴，現病歴，など必要事項を問診票に記載させる．その後，歯科医師により予備診査が行われ，その患者の状況に合った診査（検査）が選択・実施され，患者の状況（現症）を把握する．診査（検査）結果に基づいて，患者に対する診断および診療計画が立てられる．治療すなわち各処置は診療計画に従って行われる．

　治療が終了したら，処置された状態の維持・管理と，再発予防などのために歯科医師

または歯科衛生士より歯科保健指導が行われる．さらに，3カ月もしくは6カ月後に定期診査受診の指示を与えて終了する．この際，リコールカードによりリコールする場合もある．大学附属病院および一般病院の口腔外科では，歯科診療所と異なって入院患者も扱い，医科と同様に看護師がその看護に従事している場合もある．

2 歯科診療の介補

　歯科診療における介補とは，歯科衛生士，看護師および歯科助手らが，術者に対して行う介補で，歯科診療チームのメンバーの行為としてとらえるべきである．このなかで歯科衛生士は，歯科に関するさまざまな教育および訓練を受けており，介補以外にも歯科医師の指示のもとに，う蝕のためのフッ化物塗布や，歯周疾患予防のための歯石除去（スケーリング）などの歯科予防処置や歯科診療補助，歯科保健指導も行う．

　歯科診療介補は具体的には，①診療前の設備機器の点検および器具・材料の準備，②患者の治療椅子への誘導，③治療時における，器具・材料の受け渡し，バキューム操作，印象材の練和，セメント類の練和など，④患者への術後説明および退出誘導，⑤治療後の器具・材料のかたづけ，⑥次の処置に備えた準備，などである．それぞれの介補時における注意点について述べる．

1）前 準 備

(1) 歯科診療室設備器械の調整

　診療日の始めに，歯科用治療椅子の状態，歯科用ユニットの点検，マイクロモーターやエアタービン，ハンドピースの状態，コンプレッサーの状態，試薬や材料の補給などを事前に把握する．

(2) 器具・材料の準備

　各治療，処置に必要な器具や材料を準備しておく．
　①コップおよび基本診査器具の入ったバットやトレーの準備．
　②術者が処置のために触れるハンドピース，エアおよびウォータースプレー，照明のハンドルなどを消毒エタノール綿で清拭．
　③診療録やエックス線写真の準備．
　④ラバーダム装置の準備．
　⑤回転式および手用切削用具の準備，など．

　各処置別に準備すべき器材の例をあげると，以下のとおりである．
　①仮封：仮封材，スパチュラ，紙練板，練成充塡器，など．
　②充塡処置：コンポジットレジン，アマルガム，セメント類，スパチュラ，練和器，

ガラス練板，紙練板，印象材，トレー，印象材練和用スパチュラ，など．
③**歯内療法**：クレンザー，ブローチ，リーマー，ファイル，根管清掃剤，根管消毒剤，根管充塡材，仮封材，スパチュラ，紙練板，練成充塡器，など．
④**歯周療法**：スケーラー（手用，超音波），歯面研磨用具一式（トゥースブラシ，カップ，ポイント，ブラシ，研磨剤），ポケット測定器，ポケット貼薬器，歯肉メス類，歯周包帯，麻酔用具，手術があれば縫合用具，など．
⑤**抜歯**：麻酔用具，抜歯鉗子，エレベーター，鋭匙（えいひ），デンタルコーン，縫合用具，など．

2）患者の誘導と受診態勢のつくり方

　患者の姓名をはっきりと呼び，所定の治療椅子へ誘導し，深めに着席させる．水平位診療の場合は，治療椅子を水平にして仰向けに寝かせる．処置が下顎の場合は，安頭台の位置をやや起こし，上顎の場合は低めにする．

　患者座位の場合は，治療椅子に腰かけた後，背板の上縁が肩甲骨の中央にくるよう調節し，やや後へ傾斜させた角度にする．安頭台は，開口したとき下顎の歯列が床と平行になるように，後頭結節下部で安定するようにする．この場合も処置が下顎の場合はやや後へ倒し，上顎の場合はやや起こす．

　エプロンは，首と隙間をつくらない程度にする．照明は，下方に向けておくなどして直接目にあたらないよう点灯し，患者の口腔の真上より一定の距離（焦点距離：患者水平位 65 cm，患者座位 90 cm）において，施術部位（歯）に光を当てるようにする．

3）各治療の介補

（1）術者および介補者の位置関係

　術者と介補者の位置関係はとても重要である．特に介補者は術者の妨げにならないよう配慮する必要がある．術者は一般的には，水平位の場合は患者頭部の後部（時計の文字盤に例えると 12 時の位置）から右側（9 時の位置），座位の場合は患者の右側で治療を行う．介補者は一般的に患者の左側（1〜3 時の位置）である（図 4-1）．

　各治療，処置によって介補の内容が異なってくる．そのおもなものについて述べる．

（2）器具の受け渡し

　事故防止のため患者の顔面上で器具の受け渡しを行うことは避け，患者の頭部後方か顔の前方で行うようにする．インレーや小補綴物は介補者の手掌から，消毒済のリーマーなどはケースから術者が取り上げることができるようにする．

　手用器具，メス，鉗子類はおもにペングリップで把柄部を術者に向けて渡す．

（3）バキューム操作

　高速回転用切削器具を用いるときは，歯髄保護の観点から必ず注水しながら行う．そ

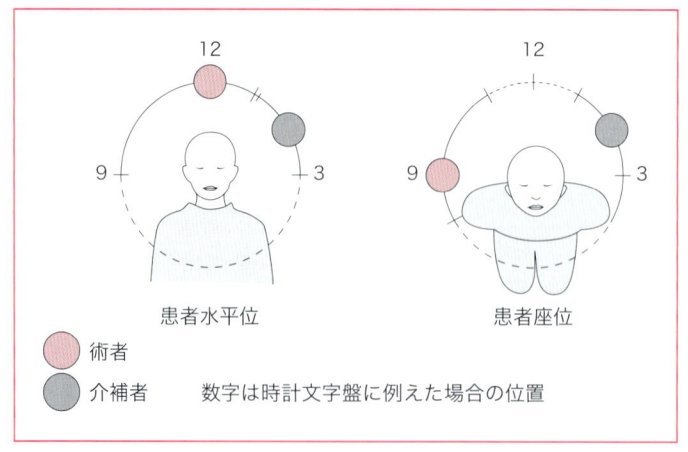

第4章 歯科的処置および診療の補助

図4-1 術者と介補者の一般的位置と移動範囲．

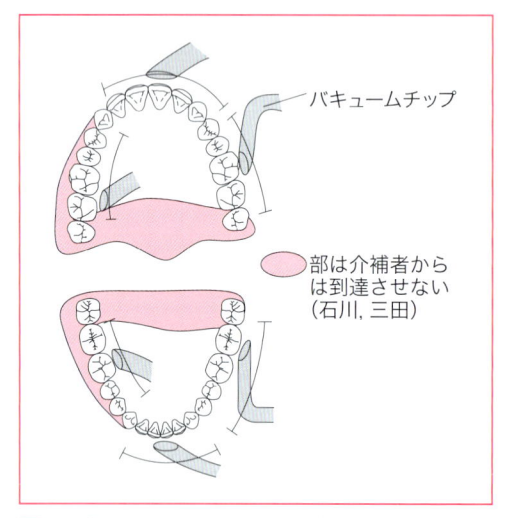

図4-2 バキュームチップの位置．

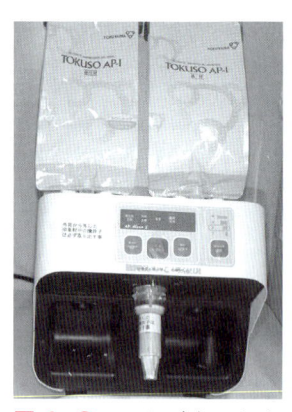

図4-3 アルジネート印象材（自動練和タイプ）．

の際，口腔に溜まった水を能率よく吸引する必要がある．そのためには的確な場所でのバキューム操作が重要となってくる．（図4-2）．バキューム操作を行う際，頬粘膜や舌などの軟組織を吸引しないよう注意する必要がある．

（4）印象材の練和

　アルジネート印象材には，粉末型でラバーボールを用いて水と練るタイプと，ペースト状の基材パックおよび硬化材パックを自動練和するタイプ（図4-3）があり，どちらも練和した後スパチュラでトレーに盛る．

　ラバーベース印象材では目盛のある紙練板に基材（ベース）ペーストおよびキャタリストペーストを同じ長さにそれぞれのチューブより出し，スパチュラで練和してトレーに盛る（図4-4）．また最近では印象材がカートリッジに入ったガンタイプの専用練和器がよく使用されている（図4-5）．

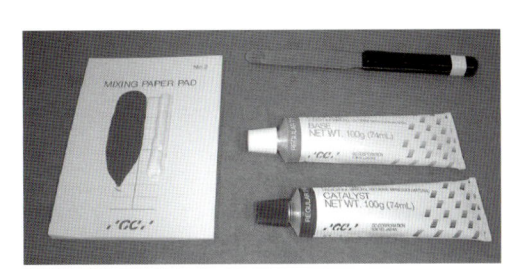

図4-4 ラバー系印象材（ポリサルファイドラバー印象材）．

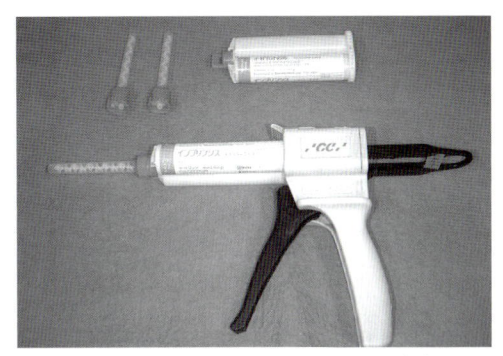

図4-5 シリコーン・ラバー印象材（ガンタイプ）．

（5）セメント類の練和

リン酸亜鉛セメントはガラス練板，ユージノールセメントは紙練板を用いて，術者の合図もしくは治療の進行状況に合わせて練和し，練板から術者に取ってもらうようにする．

4）患者への術後説明と退出誘導

各治療，処置が終了したら，洗口，麻酔のきれる時間，抜歯創についてなどの処置に応じた注意を与える．すべての治療，処置が終了したときは，定期診査受診などの歯科保健指導をする．その後，退出の障害となるものを排除し，診療室外へ誘導する．

5）使用器械器具・材料のかたづけ

歯科治療では観血処置や唾液に接触する場合が多いので，使用後の器械，器具の的確な滅菌・消毒および廃棄物処理を遂行することは，患者ならびに医療従事者を感染から防禦する点において，とても重要である．すべての廃棄物は，廃棄物処理法に基づき，事業者が「適切に処理する」よう定められている．特に注射針や血液など，医療行為によって排出された感染のおそれがある廃棄物は，厚生労働省の定めたバイオハザードマークのついた指定容器に入れ，保管→収集・運搬→焼却による最終処理を行う（図4-6）．

綿花（ワッテ），ガーゼなどは補給しておく．

A．診療従事者の感染防御対策

1. 手洗いの励行
　流水下で逆性石鹸→乾燥（ペーパータオル）→速乾性擦式消毒
2. 診療時のバリアー（いずれも各診療室に用意してある）
　1）予防衣　　：外来受診室内では，原則として，術者は医局および廊下等で着衣する白衣とは別の予防衣を着用する．また，介助者においても飛沫の発生しやすい状況下では着用する．毎日交換する．

　　　　　　　　　　　（ a ）感染症患者の診察に使用したものは，ビニール袋に入れ，感染症と明記し，中央
　　　　　　　　　　　　　滅菌室へ搬送する．
　　　　　　　　　　　（ b ）（ a ）以外のものは，布製の袋に入れて中央滅菌室に搬送する．または，ディス
　　　　　　　　　　　　　ポーザブルの予防衣を着用する．
　2）帽子　　　　　：ディスポーザブルの帽子を着用する．
　3）マスク　　　　：ディスポーザブルのものを着用する．
　4）手袋　　　　　：処置を行う時は，必ず着用する．
　　　　　　　　　　観血的処置を行うときは，滅菌された手袋を使用する．
　5）フェイスマスク：診察室に常備されているので，飛沫が予想される時は着用する．
　　　　　　　　　　使用後は0.025％塩化ベンザルコニウム綿払拭→逆性石鹸→流水下洗浄→自然乾燥
　　　　　　　　　　（拭くと跡が残り見にくくなる．また，アルコール類は素材に適さない．
　　　　　　　　　　または，ディスポーザブルを使用する．
3．浸麻針等のリキャップ時には，針刺し事故を防ぐため，適切な器具を使用するか，ワンハンド法で行う．
4．診療中のリーマー・スケーラー・電気メス等の先拭きは術者自ら慎重に行う．ただし，現実にあてはまらな
　い作業過程があるので，現場に即した対応をする必要がある．
5．複数の術者の診療介助を並行して行う看護師および歯科衛生士は，手袋を交換するか手指を再消毒して
　から他の患者に移る．
6．診療室を出る時は，手袋，マスク，帽子および予防衣を外す．
7．カルテ記載は手袋を外してから行う．
8．診療中診療器材やレントゲン，マスクなどを手にする前後には，再度手を洗う．
9．原則として，診療中電話は取らない．やむを得ず電話に出る場合は手袋を外す．
　注1）ここでいう診療従事者とは医師，歯科医師，放射線技師，看護師，歯科衛生士，臨床検査技師，看護補助
　　　者，歯学部学生，歯科衛生専門学校学生をいい，術者とは直接患者に接する診療従事者をいう．
　注2）ワンハンド法とは局所麻酔後，浸麻針等に再度キャップをかぶせる時，キャップを手に持たずに半月
　　　パット上のキャップに針を挿入する．つまり注射筒を持っている手だけでキャップをかぶせる方法
　　　をいう．

B．患者に対する感染防御対策

1．エプロン・コップ　　　　：ディスポーザブルを使用する．血液付着物は，感染性廃棄物容器へ，それ以外は
　　　　　　　　　　　　　　一般廃棄物容器へ入れ，所定の場所に廃棄する．
2．コンプレッセン・襟あて：患者ごとに交換し感染性・非感染性汚物に分別し中央滅菌消毒室へ搬送する．
3．バスタオル・タオル　　：適時交換し，中央滅菌室へ搬送する．

C．チェアーサイド

　下記のうち中央滅菌消毒室より処理搬送してきたものは，各診療室の所定の場所に保管されているので，
各チェアーで必要なものを取りに行く．
1．タービン・コントラ・ストレート
　　　　　　　　：ヘッドは患者ごとに交換する．消毒用エタノールで払拭しオイル注入後中央滅菌室へ搬
　　　　　　　　　送する．
2．バキュームチップ・排唾管
　　　　　　　　：患者ごとに交換した水を通した後，中央滅菌室へ搬送する．
3．スプレーチップ：患者ごとに消毒用エタノールで払拭する．
4．チェアー・ブラケット・キャビネット
　　　　　　　　：患者ごとに消毒用エタノールで払拭する．毎日，逆性石鹸又は次亜塩素酸ナトリウムで
　　　　　　　　　払拭する．菌の耐性を考えて薬剤は同剤が続かないようにするのが望ましい．
5．スピットン　　：診療終了後清掃する．週1回〜月1回メンテナンスとして外れる部品（バキュームフィ
　　　　　　　　　ルター）は，0.2％塩酸アルキルジアミノエチルグリシン又は次亜塩素酸ナトリウムに浸
　　　　　　　　　漬後水洗する．

D．器具類

　使用後の器具は，各器具の洗浄，消毒，滅菌に適した専用ケースに入れ，中央滅菌室へ搬送する．
ディスポーザブル器具（替刃メス，針など）は，感染性廃棄物に入れ，所定の場所に廃棄する．

E. 機械類
1. 超音波機器・根管長測定器・電気メス
　　　　　　　：先端チップは患者ごとに交換し，専用ケースに入れて中央滅菌室へ搬送する．機器本体の汚染部は消毒用エタノールで払拭する．
2. 光照射器　　　：照射部はラップで覆う．把持部は消毒用エタノールで払拭する．
3. レーザー照射器：患者ごとに消毒用エタノールで払拭する．
4. レーザーメス　：コード，先端チップは中央滅菌消毒室へ搬送する．
5. 歯髄診断器　　：先端チップはディスポーザブル，他の部分は消毒用エタノールで払拭する．
6. X線撮影用機材：適時消毒用エタノールで払拭する．

F. 印象採得およびX線撮影時に関する消毒
1. 印象・咬合採得物　　　　：30秒間流水にて洗浄→5分以上塩素系除菌固定剤に浸漬→水洗
2. 口内法X線フィルムパック：バリアパックのフィルムで撮影し，撮影後唾液がフィルムにつかないようにバリアパックを破ってフィルムを取り出す．

G. 口腔内試適後の技工物の消毒
　技工物を患者の口腔内に試適後，再度技工室に持ち帰るときは，以下の消毒を行う．
1. 金属・陶材：水洗→0.1％塩化ベンザルコニウムに浸漬→水洗→乾燥
2. レジン・ワックス：同上

H. 診療室の清掃
1. 清掃業者に依頼する箇所：床，手洗い，ドアなど
2. 毎日0.1％塩化ベンザルコニウムで拭く箇所
　　　　　　　　　　　：チェアー，キャビネット，ブラケット，椅子，パーティション，作業台，荷物カゴなど

I. 感染症患者に対する治療室の対応
1. チェアー・ブラケット・キャビネット
　　　　　　　　　　　：次亜塩化酸ナトリウムにて払拭する．
2. タービン類・スリーウェイシリンジの先
　　　　　　　　　　　：次亜塩素酸ナトリウムにて払拭後，パックして各階で滅菌又は中央滅菌室へ搬送する．
3. スピットン　　：塩素酸ナトリウムを流す．
4. 器具類　　　　：感染症用ケースに入れ中央滅菌室へ搬送する．但し，血液付着の場合は，0.025％塩化ベンザルコニウム液にて払拭しておく．
5. リネン類　　　：感染症と明示したビニール袋に入れ，中央滅菌室へ搬送する．
6. 印象材　　　　：採った印象は，次亜塩素酸ナトリウムに1時間以上浸漬する．
7. 口腔内試適後の技工物
　技工物を患者の口腔内に試適後，技工室に持ち帰る場合，以下の消毒を行う．
　1）次亜塩素酸ナトリウムに浸漬可能であれば，1時間以上浸漬する．
　2）次亜塩素酸ナトリウムに浸漬不可能であれば，払拭する．
8. ディスポーザブルは，全て感染症性廃棄物として，所定の場所に捨てる．
9. ストレッチャー・車椅子：次亜塩素酸ナトリウムで払拭する．
　＊次亜塩素酸ナトリウム…0.5％〜0.1％

図4-6　一般外来（全科共通）における院内感染予防（例）．
（愛知学院大学歯学部附属病院：院内感染マニュアル，2004．より）

3　歯科治療の概要

　歯科治療の概要は第1章でもふれたが，あらためて示すと図4-7のようになる．
　それぞれの処置は相互に関連をもっており，対象となる疾患の性質などによりそれぞ

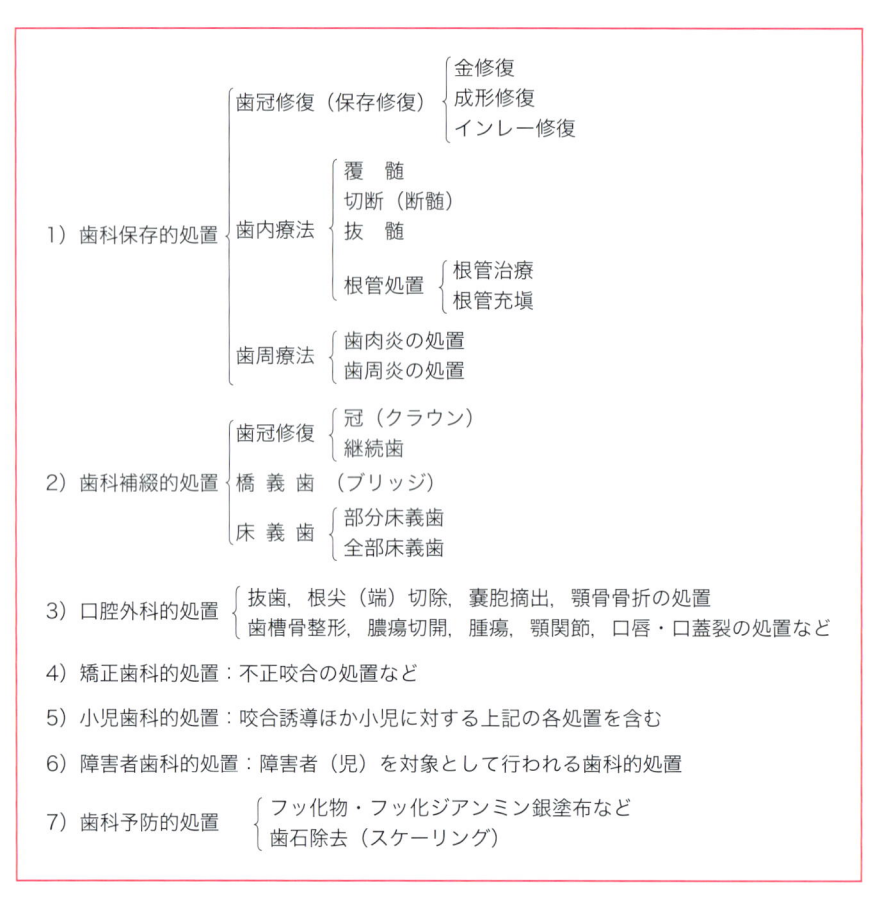

第4章 歯科的処置および診療の補助

1) 歯科保存的処置
   - 歯冠修復（保存修復）
     - 金修復
     - 成形修復
     - インレー修復
   - 歯内療法
     - 覆髄
     - 切断（断髄）
     - 抜髄
     - 根管処置
       - 根管治療
       - 根管充填
   - 歯周療法
     - 歯肉炎の処置
     - 歯周炎の処置

2) 歯科補綴的処置
   - 歯冠修復
     - 冠（クラウン）
     - 継続歯
   - 橋義歯（ブリッジ）
   - 床義歯
     - 部分床義歯
     - 全部床義歯

3) 口腔外科的処置
   - 抜歯，根尖（端）切除，嚢胞摘出，顎骨骨折の処置
   - 歯槽骨整形，膿瘍切開，腫瘍，顎関節，口唇・口蓋裂の処置など

4) 矯正歯科的処置：不正咬合の処置など

5) 小児歯科的処置：咬合誘導ほか小児に対する上記の各処置を含む

6) 障害者歯科的処置：障害者（児）を対象として行われる歯科的処置

7) 歯科予防的処置
   - フッ化物・フッ化ジアンミン銀塗布など
   - 歯石除去（スケーリング）

図4-7 歯科診療の概要

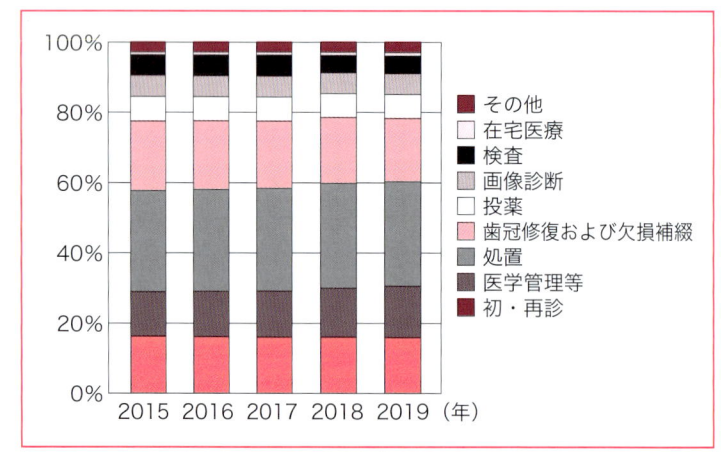

図4-8 歯科診療の診療行為別1件あたり百分率年次推移（厚生労働省：社会医療診療行為別調査報告）（2019年）．歯冠修復，欠損補綴が約40％，処置および手術が約20％を占めている．

れが順を追って，あるいは並行して処置される．参考までに，実際に歯科診療所で行われている診療内容を，保険診療の立場で調査した結果を図4-8に示す．

4 歯冠修復

　歯冠修復とは，う蝕や破折などにより崩壊した歯冠部歯質に対して行う処置をいい，人工修復物を用いて修復し，機能を回復させる方法である．修復方法には，①金箔・金粉による修復，②成形修復，③インレーによる修復，④冠（クラウン）による修復，⑤継続歯による修復，⑥橋義歯（ブリッジ，架工義歯）による修復，⑦その他の修復，などの種類がある．

1）金箔・金粉による修復

　歯科では歴史的に最も古い修復法で，審美性を除けば修復材中最も優れた性質がある．金箔を槌打により窩洞に積み重ねて修復するが，材料費が高価，操作が複雑，労力と時間を要する，などの理由により日常臨床でほとんど用いられない．

2）成形修復

　可塑性の材料によって窩洞に填塞する方法で，これには，以下のようなものがある．

（1）アマルガム修復

　近年までよく用いられていた修復法で，水銀に金属を溶解させたアマルガムにより窩洞を填塞する方法である．比較的手軽で技工操作が必要でないこと，安価な点でよく使用されていたが，審美性の問題，水銀による生体への影響の問題や，レジン材料と技術が進歩したことによって，現在はあまり使用しない傾向にある．

　A）器具・材料の準備

　アマルガム練和器，アマルガム秤量器，木綿・化繊片，アマルガム輸送器，アマルガム充填器，修正刃，バーニッシャー，隔壁器具（マトリックス），リテーナー，歯間離開器など．

　B）操作の手順

　窩洞形成→防湿→隔壁調整→練和→填塞→隔壁除去→成形→仕上げ研磨，の順に行われる．

（2）硬質（コンポジット）レジン修復

　これは歯冠色に近似した有機複合材料（コンポジットレジン）で窩洞に填塞して修復する方法である．1940年代からメチルメタクリレート（MMA）系即時重合型レジンが用いられていたが，熱膨張が大きい，強度が不十分などの問題があった．しかし，無機質フィラーの配合により，その性状が大幅に向上した．また，レジン接着システムの向上により歯とコンポジットレジンが一体化し，強固な接着が得られるようになったこ

とから，アマルガム修復に替わって現在よく用いられている修復法である．

A）器具・材料の準備

充塡器，プラスチックストリップス，ホーマー，裏層材，レジン，色見本など．

B）操作の手順

エッチング→色合わせ→塡塞→仕上げ研磨，の順に行われる．

（3）ベニア修復法（ラミネート・ベニア修復）（図4-9）

接着性セメントの発展により確立してきた修復法で，歯の唇側表面のエナメル質を1層削除し，セラミックまたは硬質レジン樹脂の薄い板で被覆し，歯の色や形態を改善する方法である．審美性向上を目的として適用され，切歯から犬歯までを対象とすることが多い．従来の修復法と比較して歯の切削量が少なく，抜髄の必要がない，変色歯に対応できる，短期に治すことができる，などの利点があるが，破折する，高価である，などの欠点もある．

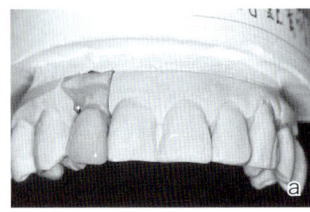

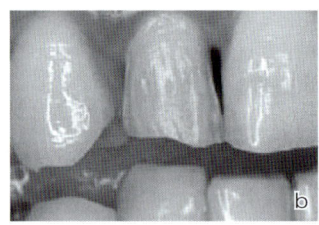

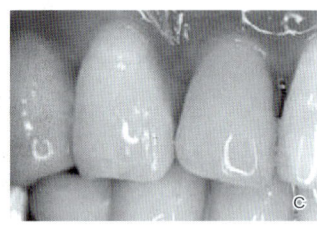

図4-9　ポーセレン・ラミネート・ベニア修復．a．ベニア作製時（模型）　b．装着前（形成時）　c．装着後

3）インレー修復

う蝕や外傷などにより歯の一部が欠損してしまった場合に，その部分を形態修正したのち，窩洞に適合する金属の修復物を口腔外で製作し，セメント合着する修復方法である．歯の部位，窩洞の種類を問わず，耐久性のある修復法で，応用範囲はきわめて広い．最近では金属合金の他に硬質レジンやセラミックで製作されることもある．欠損部位が大きく，歯の咬頭を覆うようになった場合は，その被覆する大きさにより「アンレー」という．

A）器具・材料の準備（技工室操作は除く）

印象採得時：印象材，トレー，スパチュラ，練板，注入器，咬合印象用材料．
合着操作時：セメント，セメントスパチュラ，練板，マレット．

B）操作の手順

①窩洞形成（図4-10）：う蝕病巣や軟化した歯質を取り除いたあと，インレー鋳造体が装着できるよう形態修正を行う操作を窩洞形成という．窩洞形成は修復する材質によりその形態は異なる．

②印象採得（図4-11）：印象材とよばれる材料を練和し，トレーに盛った後，形成

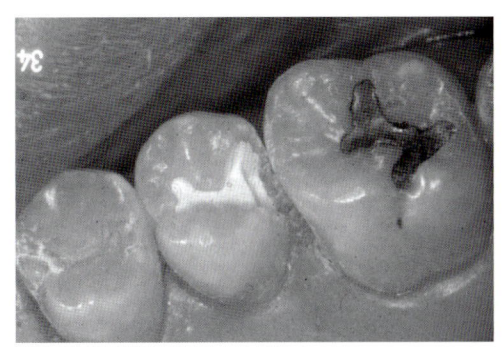

図4-10 窩洞形成.

図4-11 印象採得.

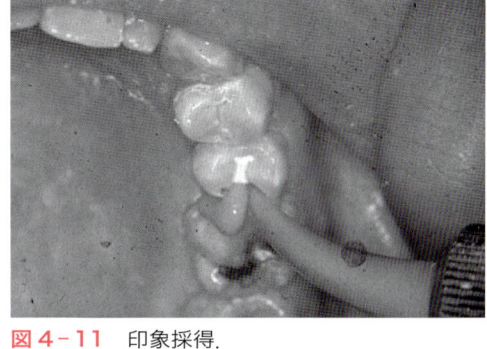

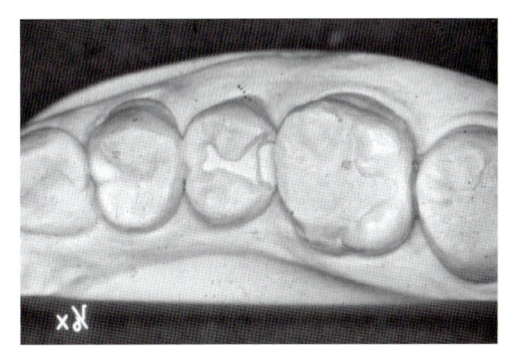

図4-12 模型作製.

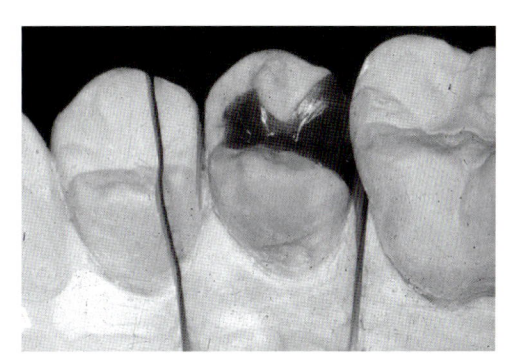

図4-13 蠟型採得.

された窩洞に空気が混入しないよう注意しながら挿入，硬化するまで保持する．硬化した印象材を保持しているトレーを歯から外すと，陰型となった印象材が得られる．この操作を印象採得という．印象材には，寒天，アルジネート，シリコンゴムなどの種類がある．

③模型作製（図4-12）：印象採得後，ただちに技工室で印象材の中へ練和した石膏模型材を注入し，硬化を待つ．模型材が硬化した後，印象材を撤去すると，口腔内と同一形態の模型ができる．

④咬合器装着：硬化した石膏模型を，咬合器とよばれる顎の運動を口腔外で再現する装置に石膏で装着する．

⑤蠟型（ワックスパターン）の調整（蠟型採得）（図4-13）：模型上の窩洞に，インレーワックスをバーナーなどであたためて軟化し，圧接する．次に隣接する歯の形態や，反対側の歯との咬み合わせを注意しながら，蠟型を調製する．この操作を蠟型採得という．

⑥埋没：蠟型作製後，中空スプルー線とよばれる直径約1〜1.5 mm，長さ約2 cmの金属線の一端をバーナーで熱し，蠟型表面の一部に埋めこむ．ワックスが冷えた後，スプルー線の埋まった蠟型を模型から取り出し，円錐型の台の中央に固定，埋没材という鋳型材用の材料を練和し，リング内へ注入し，蠟型を埋没材で埋めてしまう．この工程を埋没という．

第4章　歯科的処置および診療の補助

⑦鋳造（図4-14）：硬化した埋没材を100℃で30分間乾燥後，400℃の炉中へ入れ，約60分放置する．スプルー線を注意深く取り除くと，スプルー線部を経て外へ通じ，中央に蠟型の形をした空洞ができあがったことになる．次に700℃の炉中へ入れ，約30分間放置する．この操作は鋳造後の金属が冷却によって生じる鋳造収縮分を補償するために重要な工程である．その後，スプルー線の穴の上で，鋳造したい金属を溶解し，遠心力や圧迫によって鋳型中の空洞部へ流し込む．この工程を鋳造という．鋳造後，埋没材が常温に戻るまでそのまま放置，その後，水中へ投入して埋没材を崩し，鋳造体を取り出す．

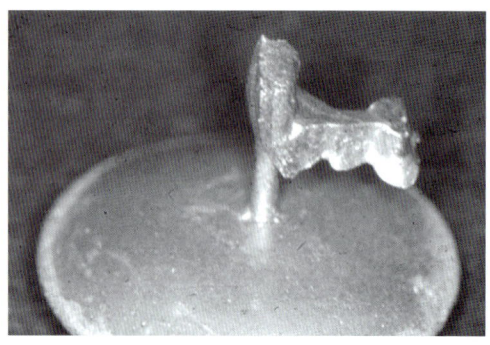

図4-14　鋳造．

⑧研磨（図4-15）：鋳造体のスプルー線部をマイクロモーターとディスクなどを用いて切断し，ポイントやサンドペーパーなどを用いて研磨し，咬合器上で咬合の確認をする．

⑨試適：患者の歯に鋳造体を装着し，咬み合わせや窩洞との適合状態を調べ，異常があれば修正する．

⑩合着（図4-16）：鋳造体がはずれないようセメントで歯に装着（合着）する．

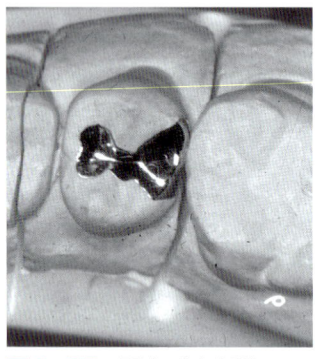

図4-15　研磨（咬合器）．　　図4-16　合着時．

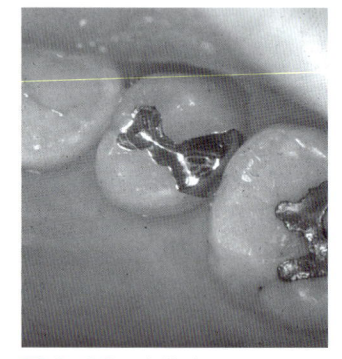

4）冠による修復

歯冠の崩壊が大きい場合，歯冠部をセメントや金属などで成形（コア形成）した後，金属などの冠（クラウン）を歯の一部または全部にかぶせて修復する方法である．現在一般に診療で装着されるものとしては，全部鋳造冠，レジン前装冠，陶材焼付鋳造冠（メタルボンド冠）などがある．

レジン前装冠，陶材焼付鋳造冠などは，前歯などの外観にふれる場合に選択されるも

ので，金属冠の唇面はレジンあるいはポーセレン（陶材）により歯の色に仕上げられている．このほか前歯ではジャケットクラウンが用いられることもある．また，歯冠の崩壊が全周に及ばない場合，部分被覆冠として5分の4冠（臼歯部）や，4分の3冠（前歯部）などがある．

5）継続歯による修復

歯の歯冠部全体を失った場合に用いられる．これは，歯根へ維持を求めるために形成した縦溝に，合釘（ポスト）のつけられている人工歯冠を合着して修復する方法で，主として前歯と小臼歯に用いられる．

6）橋義歯による修復（図4-17）

1歯あるいは数歯の欠損があるとき，残存歯を利用して，欠損部にちょうど橋を渡すように人工歯で連結して機能を回復するものをいう．支台歯，維持装着，ポンティック（人工歯）部で構成されている．

7）インプラントによる修復（図4-18〜20）

う蝕や歯周病，外傷などで歯を喪失した場合に，歯槽骨に補綴装置の直接維持を求めた人工歯根のことをインプラントという．インプラントは純チタンまたはチタン合金で作られているものが多く，形態はネジ状，シリンダー状，先に行くほど細くなった形などがある．インプラントの表面は，現在では，骨との結合性をよくするため粗造な表面構造のものが主流で，最近ではハイドロキシアパタイトをコーティングしたタイプのものもある．

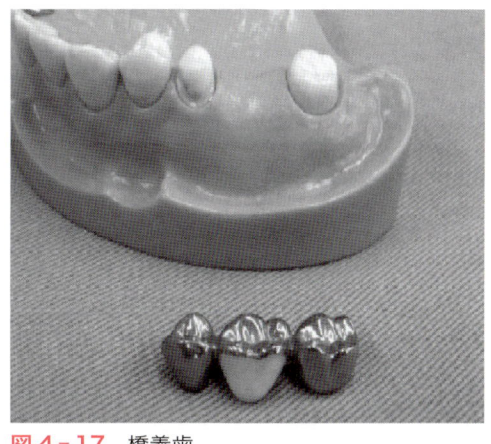

図4-17　橋義歯．

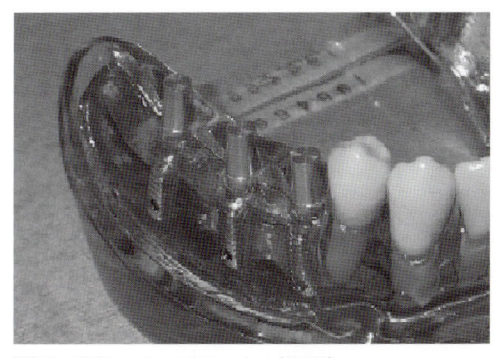

図4-18　インプラント（模型）．

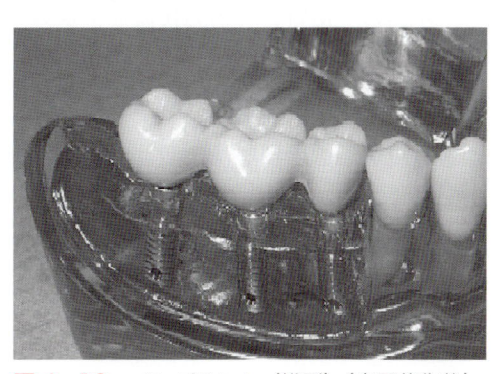

図4-19　インプラント（模型）（歯冠修復後）．

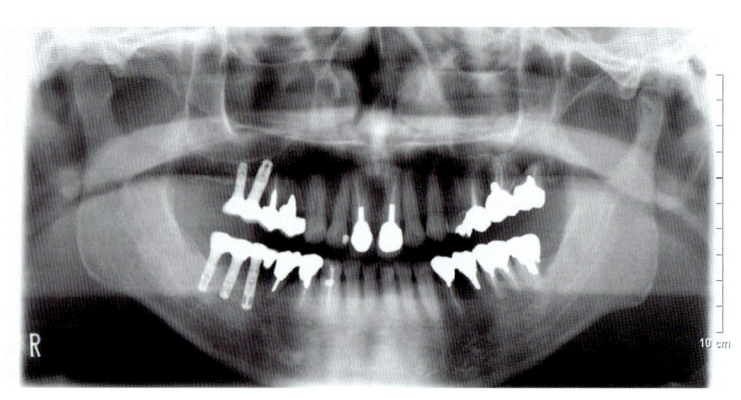

図 4-20　パノラマエックス線撮影法によるインプラント装着者のエックス線像（63歳，男性）．

5　修復に使用する器具，材料

　歯の修復には各段階においてさまざまな器具，材料が用いられる．ここでは修復に必要な器具，材料を①診査に用いるもの，②前準備に用いるもの，③窩洞形成に用いるもの，④填塞に用いるもの，⑤研磨に用いるもの，の5つの段階に分けて説明する．なお，填塞および研磨に用いるものについては，後述の修復材の項で述べる．

1）診査に用いるもの

（1）基本診査用具（図4-21）

　①バキュームチップ：口腔内に溜まった唾液の吸引を行うバキュームの先端につけるもの．吸引による頰粘膜や舌への損傷を防ぐ役割もある．
　②歯科用ピンセット：柄に対し，先端がある角度をもっているピンセットである．歯の動揺などを診査するときにも用いる．
　③デンタルミラー（歯鏡）：円形の鏡で，柄がある角度をもつ．
　④エキスプローラー（探針）：柄のついた診断針．先が直，曲，らせん状のものなどがある．歯質の欠損の状態などをみるのに用いられる．

（2）その他の診査用具

　①電気歯髄診断器：歯に微弱な電気刺激を与えて，その反応から歯髄の生死状態を診断するもの．
　②水銃（冷水，温水），熱したストッピング，氷：歯髄の温度反応を知るのに用いる．
　③デンタルフロス：歯の隣接面う蝕の診断や連結冠の診断に用いる．
　④DAIAGNOdent™（図4-22）：レーザー光を用いてう蝕の程度を診断する．

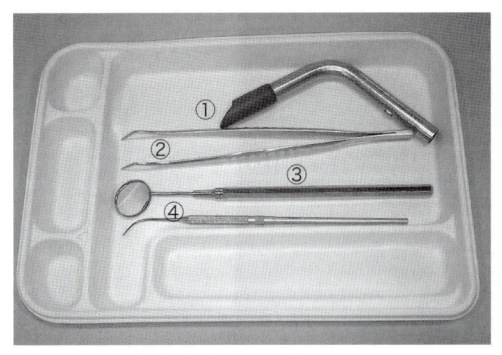

図4-21 基本診査用具．①バキュームチップ　②歯科用ピンセット　③デンタルミラー（歯鏡）　④エキスプローラー（探針）．

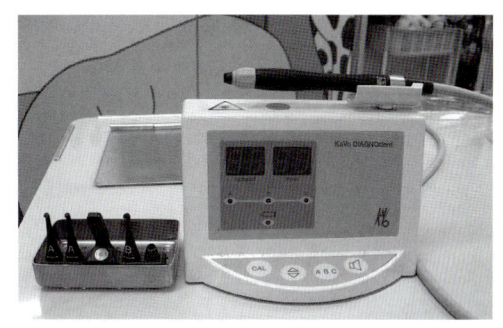

図4-22 DAIAGNOdent™.

（3）エックス線写真

撮影の目的，撮影範囲などにより適した撮影法を選択する．

2）前準備に用いるもの

（1）防湿法

防湿とは，歯の施術中患部に唾液その他の水分が浸入するのを防ぐもので，ラバーダム防湿法（図4-23）と簡易防湿法の2種類がある．防湿による利点を以下に示す．

①唾液中の微生物が施術部（歯）へ侵入することを防ぐ．
②施術部を乾燥状態に保つことができ，操作が容易となる．
③窩壁と修復材料とを密接させることができる．
④手術野の清掃，消毒が十分にできる．
⑤小器械の嚥下，薬物の誤飲などの偶発・不快事項を防止できる（ラバーダム防湿）．

A）ラバーダム防湿法

ラバー（ゴム）のシートを通して患歯を露出し，口腔の他部より隔離する方法である．ラバーダム防湿に必要な器具，材料を次に列挙する（図4-24）．

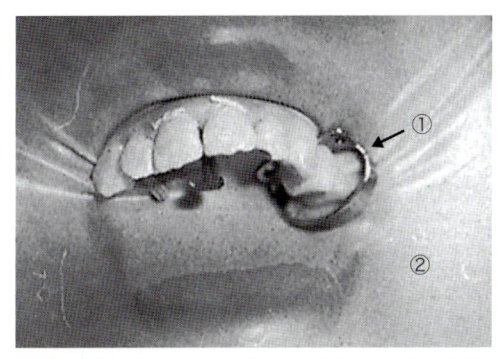

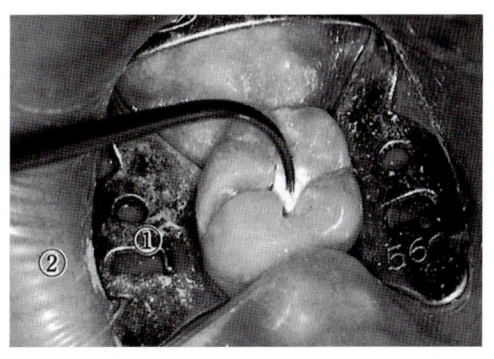

図4-23 ラバーダム防湿．①クランプ，②ラバーダムシート．
（『看護学生のための歯科学　第2版』，医歯薬出版，東京，1988，p105より）

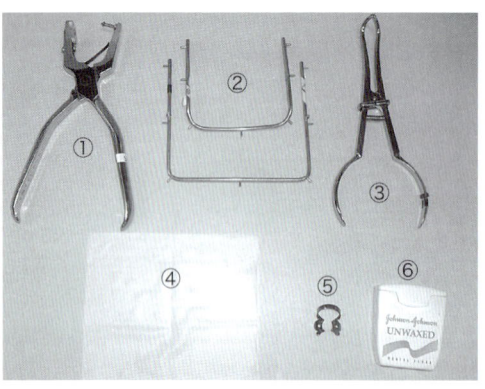

図4-24 ラバーダム防湿に必要な器具，材料．①ラバーダムパンチ ②フレーム ③クランプホーセップス ④ラバーダムシート ⑤クランプ ⑥デンタルフロス．

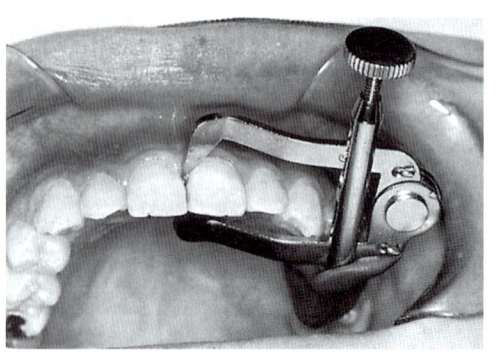

図4-25 歯間離開器（セパレーター）．
（『看護学生のための歯科学 第2版』p105より）

①ラバーダムパンチ：ラバーを穿孔する器具．
②フレーム：装着したラバーの端末を緊張させて，保持する器具．
③クランプホーセップス：クランプを歯に装着する際に使用する器具．
④ラバーダムシート：13～15 cm四方のシート状のラバー．
⑤クランプ：ラバーの孔に歯を通してセットした後にラバーの脱出を防ぐための器具．
⑥デンタルフロス：ラバーを固定，歯間にラバーが通過するか否か，また歯間を通過する際の補助用具として用いられることがある．

B）簡易防湿法

ロール状の綿花を歯肉頬移行部や口腔底へ挿入し，唾液を吸収させて防湿する方法である．

(2) 歯間離開（分離）

これには即時離開法と緩徐離開法があり，前者には離開器（セパレーター）（図4-25），後者には結紮線，木片（楔）などが用いられる．

(3) 歯肉排除

歯肉縁下の処置を行う際，操作の障害となる歯肉縁を圧排するもので，クランプもしくはエピレナミン（クロール亜鉛）を浸み込ませて乾燥した綿糸などが用いられる．

3) 窩洞形成に用いられるもの

手用切削器具，回転式切削器具があるが，今日では回転用切削器具がよく使用されている．

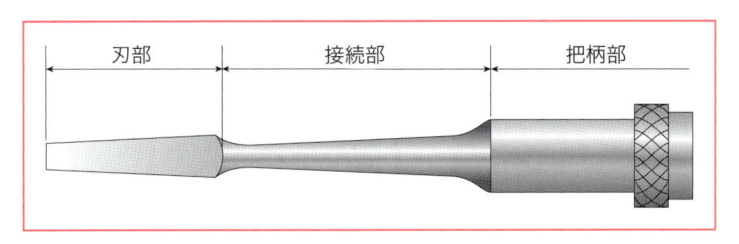

図4-26 手用切削器具の構成.

（1）手用切削器具

手用器具は把柄部，接続部，刃部の三部から構成されている（図4-26）.

手用切削器具には，スプーン状の刃先で軟化象牙質を削除したり，歯髄を切断したりするエキスカベーターや，窩洞の形態修正・仕上げに有効なチゼル（ノミ形，ホウ型），ハッチェット（オノ形）などの種類がある.

（2）回転式切削器械器具

切削具を回転させて歯を削るのに用いる器械，器具である.

A）回転式切削器械

a．電気エンジン

歯の切削のみならず歯や修復物の研磨，診療室および技工室内での修復物や補綴物の製作，修正に用いられる.

回転速度は1分間に約4,000〜15,000回転で，スピードの調節は足元のフットコントローラーで行う.

b．マイクロモーター

ハンドピースに直結させて使用する小型の電気モーターで，そのモーターの回転動力を直接ハンドピースに取り付けられた切削器具に伝達するものである．回転速度は1分間に約2,000〜40,000回転で，スピードの調節は電気エンジン同様足元のフットコントローラーで行う．ただし回転数の上昇に伴って切削器具と歯の間に摩擦熱を発生するため，切削部分に注水を行い，歯髄への影響を少なくすることが必要である.

c．エアタービン

エアコンプレッサーからの圧搾空気が直接ハンドピースの先端のローター（羽根車）を回転させるもので，1分間に30〜50万回転する．ローターにはプラスチックやメタルの受軸があり，チャックが挿入されていて，それに回転用切削具が挿入できるようになっている．マイクロモーターと同様に，切削具の高速回転による温度上昇を防ぐために，ウォータースプレーが備えられている．したがって，エアタービンによる切削の際は，スプレーウォーターを吸引するという操作が必要となる.

d．ハンドピース

バーなどの回転切削具をその先端につけ，術者の手で持つ部分をいう．マイクロモー

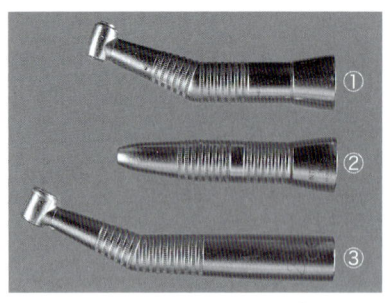

第4章 歯科的処置および診療の補助

図4-27 ハンドピース．①コントラ（マイクロモーター用）②ストレート（マイクロモーター用）③エアタービン用．

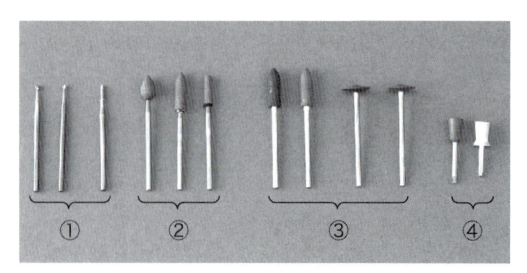

図4-28 回転用切削具．①スチールバー ②カーボランダムポイント ③シリコンポイント ④シリコンカップ（左），ラバーカップ（右）．

ター用にはストレート（直）タイプと角度をつけたコントラアングルタイプの2種類があり，エアタービン用にはコントラアングルタイプを使用する．ストレートタイプはおもに口腔外での切削，調整に使用する（図4-27）．

B）回転用切削具（図4-28）

これにはバー，ポイント，ディスクなどの種類があり，スチールバー，カーバイドバー，ダイアモンドポイントなどのように材料の名を付してよばれる．またマイクロモーター用とエアタービン用（径が小さい）の分類がある．

a．バー

金属製の刃先をもつ切削具で，窩洞の形，大きさに応じてさまざまな種類がある．すなわち球形（ラウンド），倒円錐形（インバーテット），裂溝状（フィッシャー）などのバーがある．

b．ポイント

鉱物の細粒を結合材で固めて，刃先としたものである．鉱物としてはシリコン，カーボランダムやダイヤモンドなどが用いられている．形，大きさも前者同様さまざまなものがある．

c．ディスク

円板状の側面にカーボランダムやダイアモンドなどの細粉（粒）がふきつけてあり，この長い側面や縁で歯を能率的に削除，切断するのに用いられる．

d．ホイール

ホイールはカーボランダムの粉をセメントで固めたもので，おもに金属の研磨などに用いられる．その他，歯および修復物の研磨に用いられラバーカップやトゥースブラシなどがある．

6 歯内療法

う蝕や外傷などにより炎症が歯髄に波及した場合，保存修復のみでは回復不能であり，

歯髄に対するなんらかの処置が必要になってくる．歯髄に炎症が存在する場合や，歯髄が露出しているような場合に行われる歯髄処置や根管処置を歯内療法という．

1）歯髄疾患の種類

諸学者により歯髄炎の分類はさまざまであるが，一般に歯髄の炎症程度，感染の有無，歯髄の生死により，次のように分類される．

(1) 歯髄充血

歯髄疾患の一つで，歯髄への刺激によって歯髄内の血管の血流量が増加し，血液が溜まったもの．

(2) 歯髄炎

機械的・化学的・物理学的・細菌的刺激などの原因によって引き起こされる歯髄の炎症．う蝕が原因となることが最も多い．

A）急性単純性（漿液性）歯髄炎

う蝕が歯髄に進行した場合に，比較的早期に発症する歯髄炎．炎症の進行状況により，歯冠部に限局している「一部性」と，歯根部歯髄にまで拡大している「全部性」とに区別される．一部性の場合は間欠的で牽引性の自発痛があり，冷刺激や酸味や甘味にて誘発痛が発生する．全部性の場合は激痛で持続性の自発痛がある．

B）急性化膿性歯髄炎

急性単純性歯髄炎に細菌の感染が起こることで発生する不可逆性の歯髄炎．強い自発痛，放散痛，持続痛を呈し，温熱刺激で痛みが増すが，冷熱により鎮静される．

C）慢性開放性歯髄炎

う蝕の進行により硬組織（歯質）が破壊され，歯髄が露出することで起こる．通常は潰瘍をつくり慢性潰瘍性歯髄炎となるが，若年者の場合は慢性増殖性歯髄炎（歯髄ポリープ・歯髄息肉）となることもある．症状としては，開放されることにより内圧が低下するため，自発痛はほとんどないが，刺激により痛みが誘発される．

D）慢性閉鎖性歯髄炎

象牙細管を介した細菌の歯髄刺激で起こる．ときどき間欠的な自発痛があるなどの慢性症状が出た場合をいう．

(3) 歯髄壊死

充填材などの化学刺激や外傷などにより歯の根尖組織が傷害を受けた場合に，歯髄組織の生活力が低下して，歯髄組織が死んだ状態をいう．自発痛はなく，温冷熱刺激にも反応を示さない．

（4）歯髄壊疽
歯髄炎の終末状態で，歯髄壊死したものに感染が起き腐敗臭を発するものをいう．

2）歯髄疾患の治療法

（1）歯髄鎮静（鎮痛）療法
う蝕，歯髄炎の程度が比較的軽く，安静をはかることによって正常な状態に戻ることを目的としている方法である．歯髄充血，象牙質知覚過敏症や，ごく初期の急性単純性歯髄炎などの可逆性歯髄炎が適応症である．一般にフェノールカンフル，CMCP，グアヤコールなどのフェノール系液剤や鎮痛消炎作用と消毒作用のあるユージノール（亜鉛華ユージノールセメント）が歯髄に対して障害性が少なく，よく使用されている．

操作手順としては，ラウンドバーもしくはエキスカベーターを用いてう蝕によって生じた軟化象牙質とよばれる軟化部分を除去，歯髄無刺激性の薬剤で洗浄後，鎮静作用のあるユージノールの小綿球を，欠損部の底部におき，ユージノールセメントを用いて塡塞封鎖し，仮封する．数日後，経過を観察し，症状の軽減・消失がみられない場合は覆髄法，場合によっては抜髄療法を行う．

（2）覆髄（歯髄覆罩）法
う窩が象牙質深部まで進行し歯髄が一部露出，または露出に近い状態となった場合，充塡物やさまざまな刺激により歯髄組織が病変をきたすおそれがある．これを防止するための歯髄を保護，保存する処置である．これには歯質の一部を残したままで処置する間接覆髄法と，一部露出した歯髄に処置する直接覆髄法がある（図4-29）．

前者は健康歯髄，歯髄充血，急性単純性歯髄炎の初期，象牙質知覚過敏症などの場合に適応され，後者は，非感染性にわずかに露出した場合の健康歯髄，あるいは軽い歯髄充血程度のものに応用される．間接覆髄剤には亜鉛華ユージノールセメント，パラホル

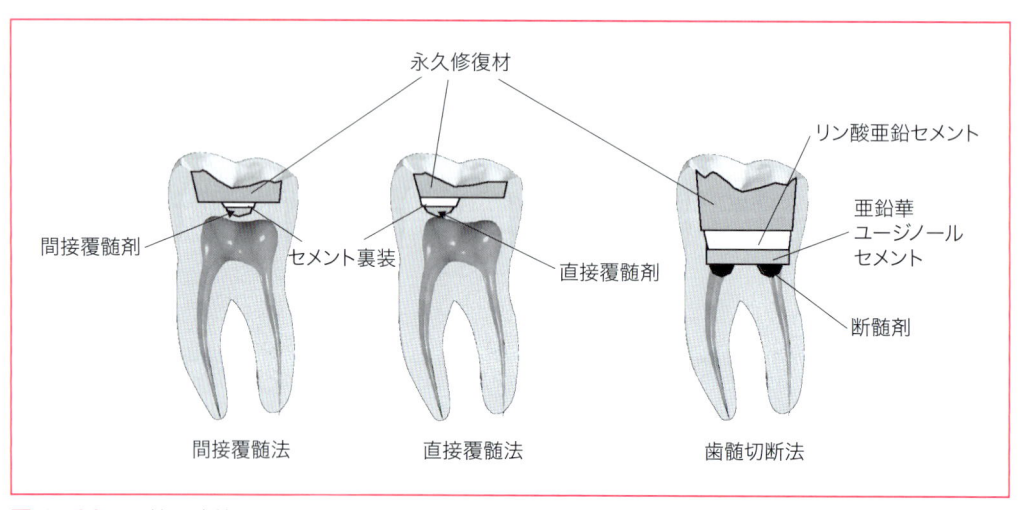

図4-29 間接・直接覆髄法および歯髄切断法．

ムセメント，歯質接着性レジン（スーパーボンド）などがあり，直接覆髄剤には水酸化カルシウム製剤が用いられる．

処置の手順は，ラバーダム防湿および手術野の消毒→軟化象牙質の除去→窩洞の清掃・消毒→間接または直接覆髄剤の貼付→セメント裏装（二重裏装）の順に行い，経過が良好であれば永久充塡を行う．

3）歯髄切断法（断髄法）

歯髄の一部に炎症が限局しているとき，罹患した歯冠部歯髄を除去し，歯根部の歯髄を残して処置する方法である．歯髄切断法には歯根歯髄を生活させたまま保存する生活歯髄切断法と，乾屍（ミイラ）化状態で保存する失活歯髄切断法がある．

4）抜髄，根管充塡法

抜髄とは一般には「神経を抜く」といわれるもので，歯髄の炎症が進行しているが，歯髄組織がまだ壊死していない状態のときに，炎症の広がりを防ぐために行われる処置である．操作手順としては，クレンザーにて患部歯髄を全部摘出除去（抜髄）した後，リーマーやファイルなど（図4-30，31）で残存歯髄を除去・予防拡大をする．生じた空洞に特定の薬剤，材料を塡塞（根管充塡）し，根尖の周囲へ病変が広がるのを防ぐ．

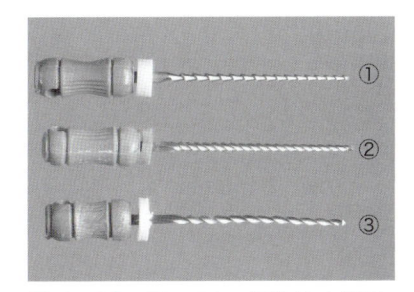

図4-30 図4-28 根管拡大器具．①Hファイル ②Kファイル ③リーマー．

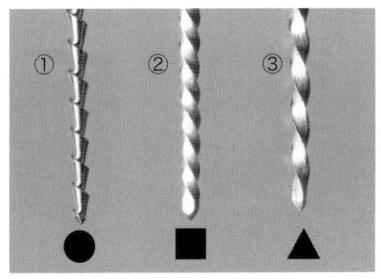

図4-31 各ファイルの形態．各ファイルにより先端の形態および断面の形態が異なる．

（1）処置の手順および使用器具

①麻酔もしくは失活剤により除痛（浸潤麻酔・伝達麻酔，失活剤）
②う窩の開拡（ラウンドバー，エキスカベーター）
③髄腔の開拡（ラウンドバー，有鈎探針）
④歯冠部歯髄の除去（抜髄）（ラウンドバー，エキスカベーター）
⑤根管口の拡大（ピーソーリーマー）
⑥歯根部歯髄除去〔抜髄針（クレンザー）〕
⑦根管長測定（エックス線，根管長測定器）
⑧根管拡大（リーマー，ファイル）

⑨根管清掃（ミニウムシリンジ，ブローチ）
⑩根管充塡〔根管充塡器，糊材根管充塡器（レンツロ），スプレッダー〕
⑪裏装および仮封（裏装器，練成充塡器）

（2）薬剤・材料
A）根管清掃剤
　シリンジを用いて3～10％次亜塩素酸ナトリウム（NaOCl）と3％過酸化水素水（H_2O_2）を交互に用いて洗浄する．

B）根管充塡剤
物理的性質，使用目的により次の3種類に分類される．
①固形（根管充塡）材：ガッタパーチャポイント，銀（シルバー）ポイント．
②根管充塡用セメント：酸化亜鉛ユージノールセメント，クロロパーチャなど．
③糊剤：水酸化カルシウム製剤，ヨードホルム製剤，ホルムアルデヒド製剤．

5）感染根管治療，感染根管充塡法

　歯髄壊疽などの感染根管のとき，根管内の壊死片，腐敗物などを除去し，根管内を清掃，拡大，消毒（根管治療）し，根管充塡するものである（図4-32）．

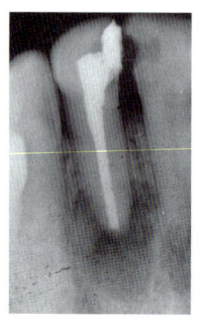

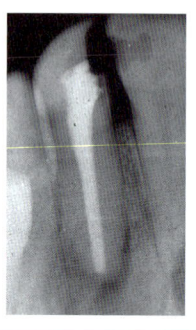

感染根管充塡直後（左）と予後（6カ月後）（右）根尖部の透過像が縮小している

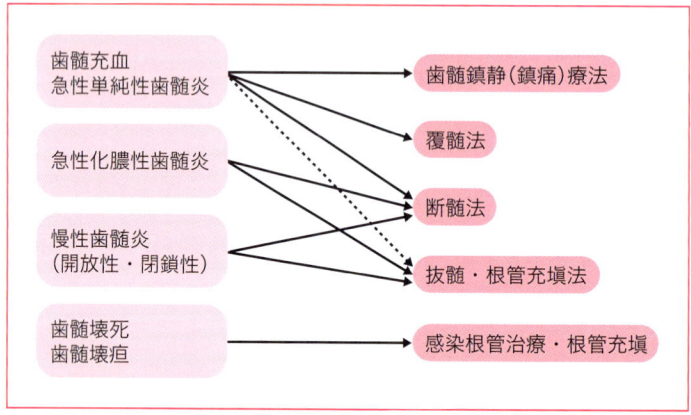

図4-32　歯髄疾患とその処置法．

(1) 処置の手順

　エックス線診査→う窩の拡大→ラバーダム防湿→根管清掃拡大→根管消毒→根管内容物の検査(ペーパーポイント，細菌検査)→根管充塡→エックス線確認→裏装および仮封．

(2) 根管消毒剤

　根管の消毒は根管清掃剤などによる化学的清掃およびリーマー，ファイルなどによる器械的清掃を行った後，根尖開口部歯周組織の消毒および治療のために行う．現在よく用いられる根管消毒剤を以下に示す．

- ①石炭酸製剤：キャンホフェニック（CC），フェノールカンフル，パラクロロフェノールカンフル（CMPC）．
- ②ホルムアルデヒド製剤：ホルマリンクレゾール（FC），ペリオドン，ホルマリングアヤコール．
- ③ハロゲン類：ヨードチンキ，ヨードグリセリン，塩素剤．
- ④揮発油類：ユージノール，カンフル．
- ⑤抗生物質：ペニシリン，ストレプトマイシン，クロラムフェニコールなど．

7　歯周治療

　歯周疾患の治療法は，歯周基本治療，歯周外科的治療，永久固定および全身療法に大別される．歯周基本治療には，プラークを除去するプラークコントロール，歯石を除去するスケーリング，歯根面を滑沢にするルートプレーニング，歯周ポケットを搔爬する歯周ポケット搔爬術，咬み合わせを調整する咬合調整，および一時的に動揺歯を固定する暫間固定などがある．

　歯周外科的治療は新付着手術，歯肉切除術，歯肉剝離搔爬術などのほか，歯槽骨手術，骨移植術，組織誘導再生療法（GTR法），エムドゲイン法，レーザー療法，インプラントなどの新しい試みもされている．その他に，永久固定，全身療法がある．

　以上の療法をまとめると図4-33のようになる．

　歯周疾患の場合は，プラークコントロールおよび定期診査が大切である．したがって，ブラッシングや歯肉マッサージなどの徹底した指導が特に重要である．

1) 歯石除去（スケーリング）

　歯周疾患の大きな原因となる歯石を除去することである．歯石を除去する方法としてはスケーラーが用いられ，これは手用（ハンド）スケーラー，超音波（ウルトラソニック）スケーラー，エアスケーラーの3種類に分類される．前処置として，口腔を洗浄し，過酸化水素水をひたした綿球で歯や歯肉を清掃する．

　歯石除去は，通常上下顎の前歯部，上下顎左右の臼歯部の計6ブロックに分けて行う．

第4章 歯科的処置および診療の補助

```
                    ┌ プラークコントロール
                    │ スケーリング
         歯周基本治療 │ ルートプレーニング
         [イニシャルプレ]│ 歯周ポケット掻爬
          パレーション  │ 咬合調整
                    └ 暫間固定

                    ┌ 新付着手術(ENAP)
                    │ 歯肉切除術
                    │ 歯肉剥離掻爬術
                    │ 歯槽骨手術
歯 周 治 療 歯周外科的治療│ 骨移植術
                    │ 組織誘導再生療法(GTR法)
                    │ エムドゲイン法
                    │ レーザー療法
                    └ インプラント

         永 久 固 定
         メンテナンス

                    ┌ ビタミン療法
         全 身 療 法 │
                    └ ホルモン療法
```

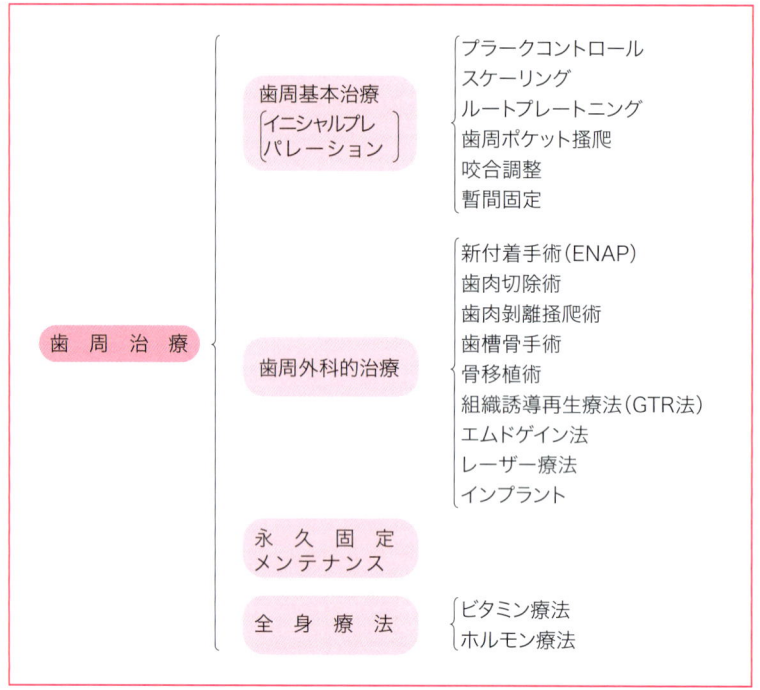

図4-33 歯周療法の種類.

除去後はエキスプローラーなどで残存歯石を点検し，歯面研磨を行う．最後にポケットの洗浄を行って終了する．

（1）手用スケーラーによる方法

手用スケーラーで歯石を除去するもので，古くからある基本的なものである．

A）手用（ハンド）スケーラーの種類

スケーラーは，その刃部の機能によって，おおよそ次の5つの種類に分けることができる（図4-34）．押して使うのみ（チゼル）型スケーラー以外は，引く力で作用する．また，一重もしくは二重屈曲させて臼歯部へ到達しやすく工夫されているものも多い．

①ファイル（ヤスリ）型スケーラー：他のスケーラーで除去された歯面を滑沢にするのに用いられる．

②鎌型スケーラー：臨床では最も広く用いられている．おもに前歯部に用いられる．

③鍬型スケーラー：大量の歯石の場合によく用いられたが，超音波スケーラーの普及とともに用いられなくなった．

④鋭匙（キュレット）型スケーラー：鎌

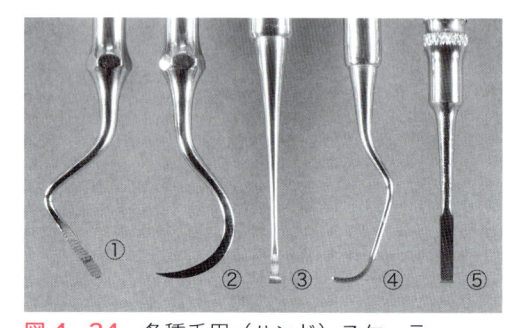

図4-34 各種手用（ハンド）スケーラー
①ファイル（ヤスリ）型　②鎌型　③鍬型
④鋭匙（キュレット）型　⑤のみ（チゼル）型.

型と同様な機能をもつが，ポケット内の小さな歯石をとるのに用いられる．

⑤のみ（チゼル）型スケーラー：窩洞形成のときのチゼルと同様な形をして，隣接面やポケット内の細かいところまで届かせることができる．しかし，操作には熟練が必要である．

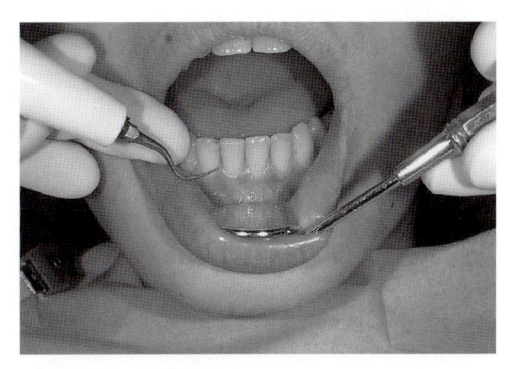

(2) 超音波スケーラーによる方法

超音波発振装置を用いて，チップとよばれる振動伝導部を経て，歯に超音波振動を与えて歯石除去を行うものである．多量に沈着した歯石の除去に有効である．しかし微細な歯石にはあまり適さない（図4-35）．

(3) エアスケーラーによる方法

最近用いられるようになったもので，エアタービンの空気圧による振動を利用するものである．エアタービンのチューブにエアスケーラー用のハンドピースを接続して，その先にチップをつけて行う．

現在，歯石除去は，超音波スケーラーやエアスケーラーで大きな歯石を除去し，手用スケーラーで細部をとり，研磨をするという手順が一般的である（図4-35）．

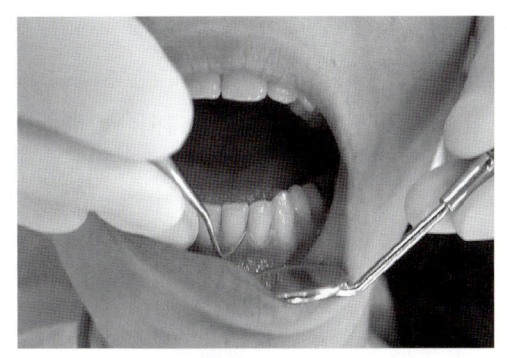

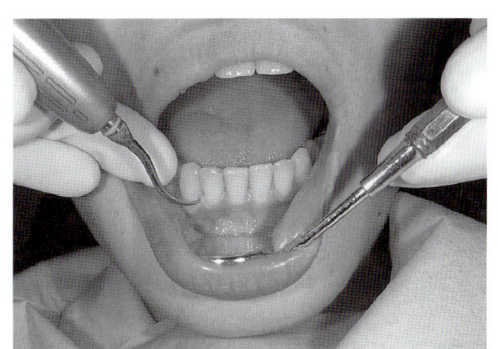

手用スケーラー　　　　　　　　　　　エアスケーラー

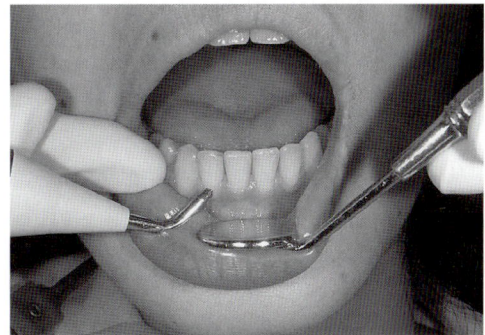

超音波スケーラー　　　　　　　　　　エアフロースケーラー

図4-35　各種スケーラーによる歯石除去．

2）ポケット貼薬

単純性歯肉炎などの軽度の歯肉炎に対し，歯石除去後，各種の薬剤を歯肉およびポケット内に貼薬し，炎症の消炎をはかるものである．薬剤としては次のようなものが用いられる．

（1）消毒薬

希ヨードチンキ，ヨードグリセリンなど消炎組織賦活剤．
ヒノキチオール，テラマイシンとハイドロコーチゾン合剤軟膏，ヒノキチオールとハイドロコーチゾン合剤軟膏など．

（2）腐蝕剤

8～40％塩化亜鉛溶液，20％トリクロール酢酸溶液など．

（3）溶解剤

ポケットにできた不良肉芽の溶解に用いる．次亜塩素酸ナトリウム溶液を2～5分作用後，過酸化水素水で洗浄，尿素を配合した歯肉清掃剤など．

3）歯周ポケット掻爬

歯の動揺が軽度で，ポケットが2～3mm程度以内のものに対し応用される．キュレット型スケーラー（図4-36）などでポケット上皮の不良肉芽の除去と歯根面の滑沢化を行い，ポケットをなくすことを目的とするものである．なお，メスを用いた歯肉縁下の掻爬を新付着手術（ENAP）という．

4）歯肉切除（ECT）

増殖した歯肉や3mm以上の深さのポケットを形成している遊離歯肉をメス（図4-37）で切除し，ポケットをなくす施術である（図4-38）．

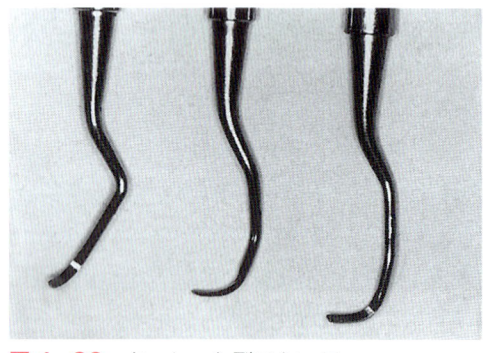

図4-36　キュレット型スケーラー．

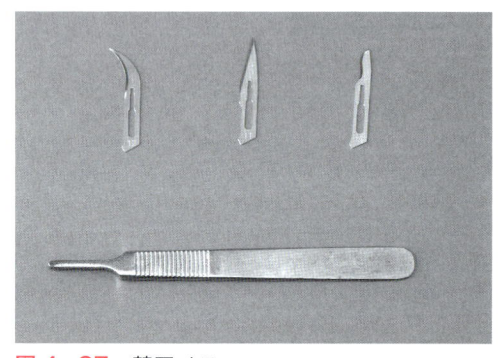

図4-37　替刃メス．
（『看護学生のための歯科学　第2版』p120より）

1. 術前　　　　　　　　　　　　2. ポケット測定

3. ポケット底の印記　　　　　　4. 歯肉の切除

5. 歯肉の整形　　　　　　　　　6. 歯肉の整形後

7. パックで創面保護　　　　　　8. 術後

図4-38　歯肉切除（ECT）の手順.

（『看護学生のための歯科学　第2版』p123より）

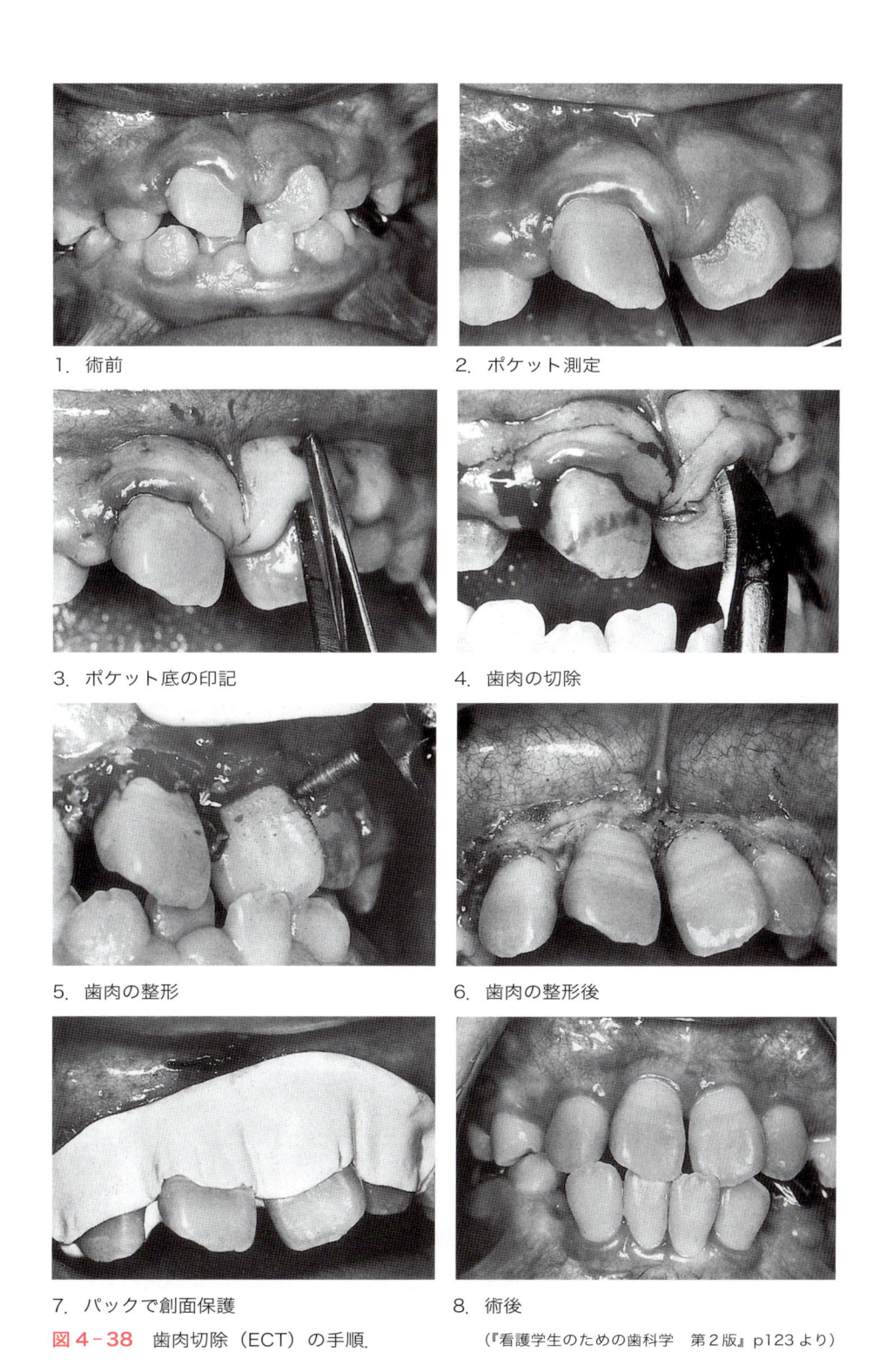

5）フラップ手術（歯肉剥離掻爬術）

　ポケットの探さが3mm以上あり，歯槽骨吸収が1/3～2/3で，歯肉切除では歯根

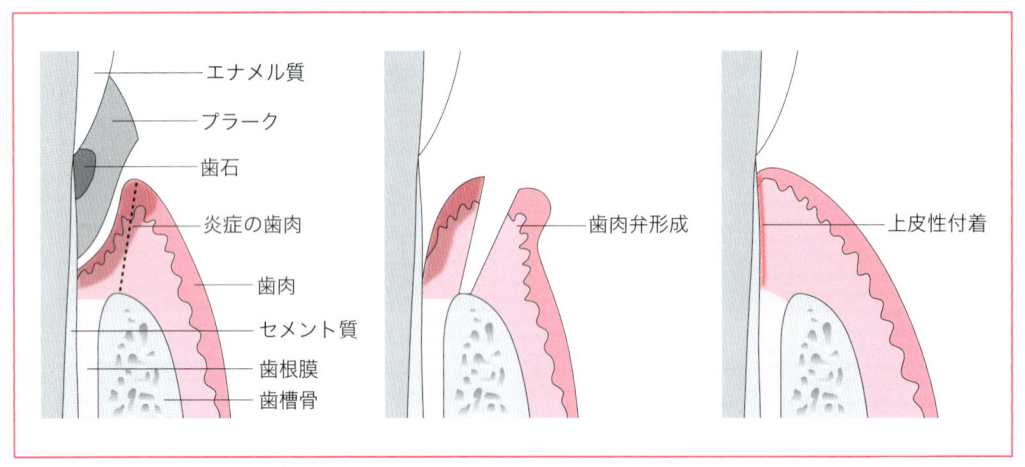

図4-39 フラップ手術の概要.

露出が多くなると考えられる場合に行う．歯肉を歯槽骨より剥離，翻転し，明視下で，病巣部の搔爬と歯面研磨をし，歯肉の歯根面へ再付着をはかることにより，ポケットを消失させようとする方法である（図4-39）．

6）組織再生誘導療法（GTR法）

歯周病により破壊，吸収された歯周組織にメンブレンとよばれる膜を設置し，外からの不要な歯肉が入り込まないよう防御し，歯周組織を再生させることを目的とする方法．この方法は時間を要するので，メンブレンの下が新しい組織で満たされるまで一定期間保持しておく必要がある．

7）歯周組織再生療法（エムドゲイン法）

エムドゲイン法は，GTR法と同じく，歯周組織を再生させることを目的とする方法である．歯周ポケット内部を清掃した後にエムドゲインゲル（エナメルマトリックスデリバティブ）という歯の萌出時に重要な働きをするタンパク質の一種を欠損部に入れ，歯肉の侵入を防ぐと同時に歯周組織の再生を促す方法である．

8）咬合調整法

咬合時に咬合圧が歯のある部位に過大に加わり，歯周組織に障害を与えるおそれのある場合，一定の原則に従って歯の一部を削合し，咬合圧を分散し，その歯の負担を軽減するものである．咬合紙などを用いて咬合状態を診査し，咬合圧が過大に加わっている部分をカーボランダムポイントやバーを用いて削合する．

9）固定法

動揺している歯を固定し，歯周組織の安静をはかるものである．結紮線，即時重合レ

ジンなどを用いて暫間的に固定する暫間固定法と，鋳造物などによる永久固定法とがある．

10）全身療法

最近の研究で歯周病は，糖尿病，心臓血管病，低体重児出産，早産などと関連することが分かっている．また，肺炎，骨粗鬆症，腎炎，関節炎，発熱などへの関連も報告されており，一部分症として生じる歯周疾患の際は，内科医や専門医などと連絡をとりながら局所療法を行う必要がある．

8 床義歯

歯が喪失（歯牙欠損）した場合に人工歯を配列した床（床義歯）を用いて行う治療法を床義歯による補綴的処置という．床義歯は，歯および口の機能を回復させるもので，単なる細工物とは異なる．床義歯は下顎運動，特に微妙な咀嚼運動を欠損歯のある口腔で再現するものである．発音機能（特にサ行音）や味覚との関連や審実性に大きな影響を与える（前章参照）．補綴的処置のなかでも床義歯は，継続歯，冠（クラウン），橋義歯（ブリッジ）と異なり，粘弾性のある口腔粘膜上に装着されている．これは以下のように分類される．

1）床義歯の分類

(1) 歯の欠損による分類

①全部床義歯：全歯が欠損している場合の義歯．俗にいう「総入れ歯」のこと（図4-40）．
②部分（局部）床義歯：歯が部分的に欠損している場合の義歯（図4-41）．
部分床義歯は欠損の状況から片側性と両側性，中間欠損型と遊離端欠損型などに分類される．

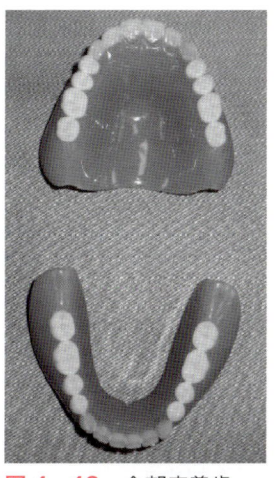

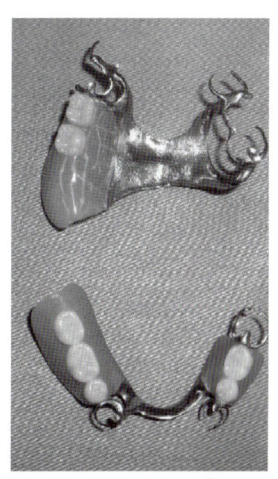

図4-40　全部床義歯．　　図4-41　部分床義歯．

(2) 床材料による分類

①レジン床義歯
②金属床義歯
以下，順を追ってこれらの概要を述べる．

2）全部床義歯

　全部床義歯（フルデンチャー，コンプリートデンチャー）は，全歯欠損した場合に用いられる補綴処置で，人工歯とそれを支える義歯床から構成されている．一般に「総入れ歯」とよばれる義歯をいう．義歯床は生体での歯肉部に相当する部分と，顎堤に密着して義歯全体を維持する粘膜面とからなっている．

（1）製作手順

　適応症の診断とともに，口腔内に残っている残根の抜去，歯槽骨の鋭縁削除などの前処置を行う．抜歯窩や縫合部創が治癒安定するまで1～2カ月ほどかかる．まず印象材と既製トレーを使用し，顎堤（無歯顎の際，歯列弓の形態に相当した顎骨の高まり）の印象採得を行う．また，その印象から模型を作製する．

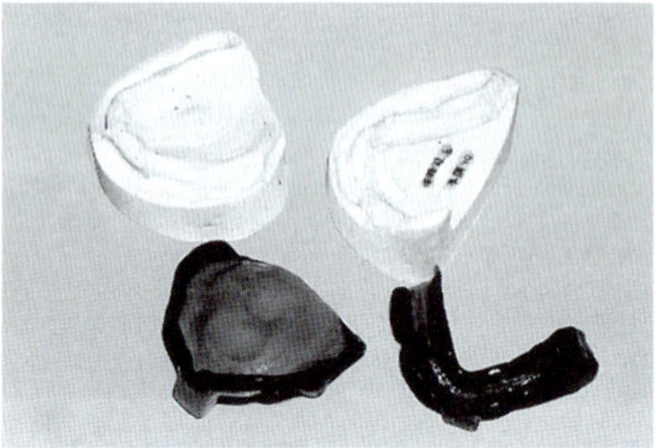

　この模型は，本格的な印象をとるためのもので，その個人の顎堤に合わせたトレー，すなわち個人トレーを作製したり，義歯作製の参考資料となるものである．それぞれ**概形印象**，**研究用模型**とよばれる．研究用模型上で，モデリングコンパウンドとシェラック板，もしくはモデリングコンパウンドと即時重合レジンを用いて個人トレーを作製する（図4-42）．

図4-42　個人トレー
（『看護学生のための歯科学　第2版』p125より）

　正しい印象をとるためには，患者の口腔内で個人トレーの辺縁が頬，口唇部の筋肉の位置や形態と調和していることが必要なため，個人トレーの辺縁部のモデリングコンパウンドを，トーチランプや温水で温め軟化し，口腔へ装着させ，頬や口唇に各種の動きをさせ，形態を修正させる．この作業を**筋形成**という．筋形成が終了したら，亜鉛華ユージノール印象材などで印象採得する．得られた陰型部に硬石膏などを注入し，模型を作製する．

　できあがった模型をもとに作業が進められるので，それぞれ**精密印象**（最終印象），**作業用模型**という．次に作業用模型上で，シェラック板上にワックスを歯列状に盛った咬合床とよばれるものを上下作製する．

　口腔内へ上下の咬合床を入れ，調和した下顎の位置はワックスを部分的に溶解しながら決定する．このことを**咬合採得**という．またこの際に顔の形態や皮膚の色を考慮し，人工歯を選択しておく．咬合採得が終了した後は，上下の咬合床を咬み合わせたまま，口腔内よりとりはずし，咬合器（図4-43, 44）に装着する．ついで咬合床上で人工歯を排列する．できあがったものを**蠟義歯**という．

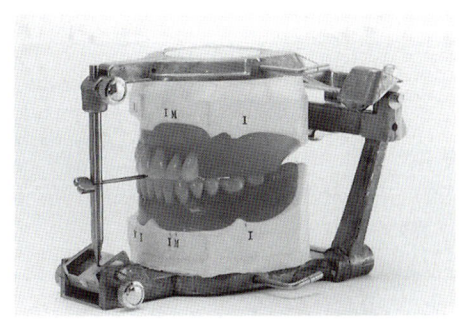

図4-43 咬合器（咬ませたところ）. 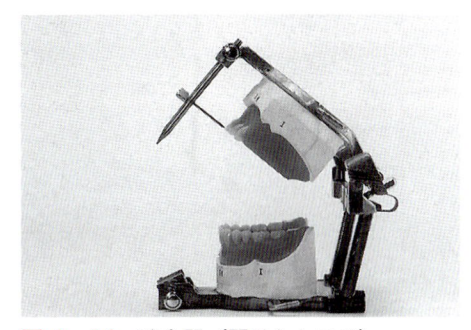　　図4-44 咬合器（開けたところ）.
（『看護学生のための歯科学　第2版』p126より）

　次に，患者の口腔内に蠟義歯を装着し，咬み合せや顔貌の修復状態を調べる．これを**試適**という．

　以後は，蠟義歯を石膏でフラスコ内へ埋没し，硬化後ワックスを湯で溶解・除去する．それにレジンを塡入し，100℃の温水中で重合させる．重合後は，フラスコを放置冷却後，注意深く石膏より義歯を取り出し，咬合器に再装着し，咬み合わせを調整する．

　患者の口腔内へ装着し，調整を数回繰り返す（図4-45）．

3) 部分床義歯

　部分床義歯（パーシャルデンチャー）は，以下の4つの部分より構成される．
　①残存歯に維持を求めるクラスプ（鉤）やレストなどの**維持装置**．
　②義歯に加わる咬合圧を粘膜に伝え，また義歯の維持を求める**義歯床**．
　③左右に離れた2つの部分を結びつける金属製のバー．
　④陶材もしくはレジンによって作られた**人工歯**．

　基本的には全部床義歯と同じであるが，模型を咬合器に装着後，どの歯にクラスプをかけるか，また金属線を屈曲するか，鋳造して作るか，義歯床を顎堤のどの部分までにするかなどを決定する．これを**設計**という．最近では一般的な部分床義歯の他に，マグネットデンチャーという，磁石の吸引力を利用したオーバーデンチャー（残存歯をおおってしまう）形態の総入れ歯，部分入れ歯なども使用されている．

(1) 手順概要

　診査→前処置(隣在歯のう蝕処置など)→**概形印象採得**→研究用模型作製→個人トレー→**精密印象採得**→作業用模型作製→咬合床作製→**咬合採得**→人工歯選択→咬合器装着→設計→クラスプなど維持装置作製→人工歯排列→**蠟義歯試適**→埋没→重合→削合・研磨→**調整・装着**

　（ゴシック文字は診療室操作，他は技工室作業）

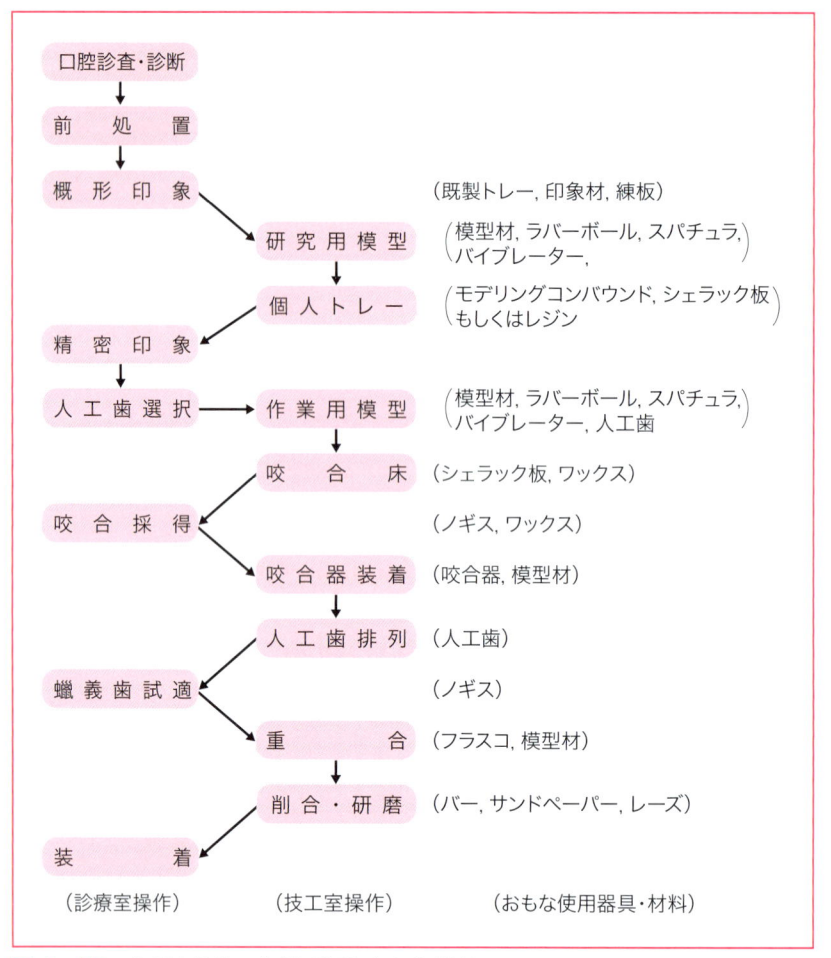

第4章 歯科的処置および診療の補助

```
口腔診査・診断
  ↓
前 処 置
  ↓
概 形 印 象 ─────────────────── (既製トレー, 印象材, 練板)
       ↓
      研 究 用 模 型 (模型材, ラバーボール, スパチュラ, バイブレーター,)
       ↓
      個 人 ト レ ー (モデリングコンパウンド, シェラック板 もしくはレジン)
精 密 印 象
  ↓
人 工 歯 選 択 → 作 業 用 模 型 (模型材, ラバーボール, スパチュラ, バイブレーター, 人工歯)
       ↓
      咬 合 床 (シェラック板, ワックス)
咬 合 採 得 ─────────────────── (ノギス, ワックス)
       ↓
      咬 合 器 装 着 (咬合器, 模型材)
       ↓
      人 工 歯 排 列 (人工歯)
蠟 義 歯 試 適 ─────────────────── (ノギス)
       ↓
      重 合 (フラスコ, 模型材)
       ↓
      削 合 ・ 研 磨 (バー, サンドペーパー, レーズ)
       ↓
装 着
(診療室操作)  (技工室操作)   (おもな使用器具・材料)
```

図4-45 全部床義歯の作製手順とおもな器材.

4）小児義歯

小児義歯の場合は咀嚼，発音機能回復，審美性の回復のみならず，保隙装置としても大きな意味がある．

5）即時義歯

仮義歯の一種で，抜歯後ただちに装着できるように作製された義歯をいう．すなわち，前歯部の抜去で審美性に問題が生じると予想される場合，あらかじめ模型上で抜去する歯を除いて，義歯を作製しておき，抜歯と同時に装着するものである．抜歯部（抜歯窩）が安定した後（通常1〜2カ月）に本格的な義歯を作製する．

> **義歯使用上の注意点**
> **＊食事について**
> 最初のうちは，硬い物や咬み切りにくい物は避け，小さく刻んだ軟らかい物から食べて，だんだん慣らしていくようにしてください．
> 粘着性の食品（もち，あめ等）は避けてください．
> **＊発音について**
> うまく話せるようになるには練習が必要ですが，数週間もすればうまくなるでしょう．練習は，鏡に向かって大声で何かを読んでみます．そして，発音しにくかった言葉は何回も読み返してみましょう．だんだんと自信がついてきます．
> **＊義歯の管理**
> 1．食後には必ず義歯をはずし，軟らかめの歯ブラシでよく洗ってください．このとき，練り歯磨などを使用すると，義歯が磨耗しますから使用しないでください．
> 流水下で歯ブラシを軽くあてながら清掃します．義歯を誤って落とすと，破折する場合がありますから注意してください．
> 2．残存歯も同様によく磨き，いつも清潔な状態に保っておきましょう．
> 3．就寝時には義歯をはずしてください．義歯が乗っていた口の粘膜にも，夜は休息を与えるためです．はずした義歯は乾燥して変形するのを防ぐため，水を入れた容器に浸して保管してください．
> 4．義歯の着脱は正しい方向より行うこと．無理に出し入れすると破損するおそれがあります．
> 5．新しい義歯に市販の義歯安定剤を使用してはいけません．安定剤を使うと義歯の安定はなりますが，異常な力を口の中に与え，粘膜やその下の骨を損傷するという潜在的な危険性をもっています．

図4-46 新しく義歯を装着する患者への指示リーフレットの例．

9　口腔外科的処置

ここでは外来で局所麻酔下に実施する小手術について解説する．

1）抜　歯

　抜歯の適応は，保存不可能な う歯ならびに歯周組織の炎症を有する歯のほか，埋伏智歯，転位歯，矯正を目的とした排列スペース，萌出スペースを確保するための抜歯などがある．

（1）器材の準備

　埋伏歯抜歯に必要な器材を図4-47，48に示す．

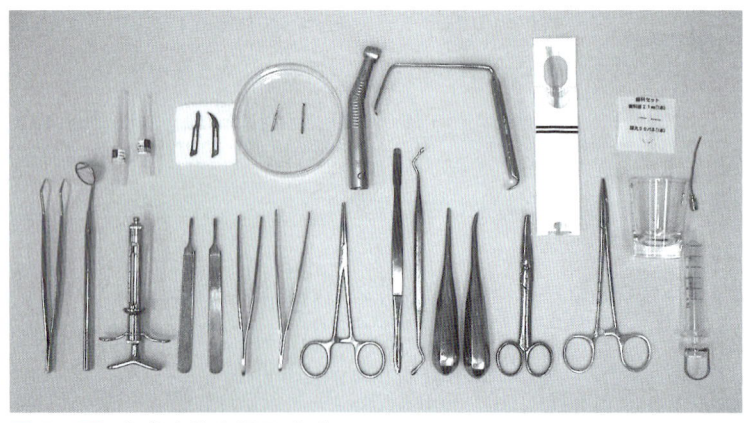

図4-47 埋伏歯抜歯器具（1）.

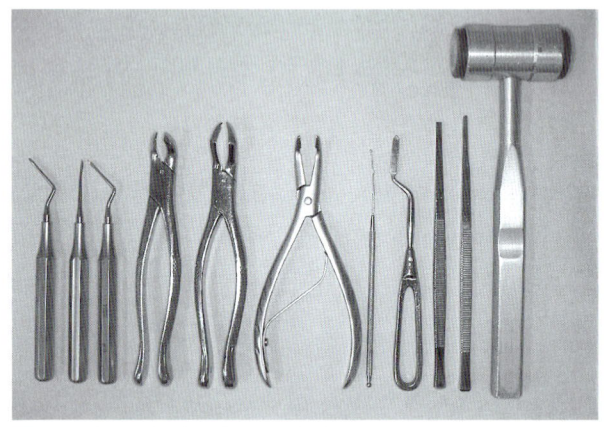

図4-48 埋伏歯抜歯器具（2）.

（2）処置の手順（普通抜歯）

　手術野の消毒→浸潤（伝達）麻酔→歯頸部環状靱帯の切離→歯牙脱臼（ヘーベル）→抜歯（抜歯鉗子）→不良肉芽の搔爬→抜歯窩の洗浄（生理食塩水）→後処置（止血確認しガーゼを咬ませる）

2）膿瘍切開

　切開の適応は膿瘍の貯留により波動を触れる場合で，臨床所見，CT等画像所見から深部への拡大が懸念される場合は緊急で施行することが多い．一般に炎症巣周囲は局所麻酔の奏効が悪く，また麻酔剤に含有される血管収縮剤の効果も低いため止血しにくい．炎症が頸部から縦隔洞へ拡大する場合は，時期を逸することなく全身麻酔下に切開排膿，減圧術と適切な抗菌剤投与，全身管理を実施する．

（1）器材の準備

　図4-47，その他モスキート．

(2) 処置の手順

手術野の消毒→浸潤麻酔→切開排膿（細菌検査）→洗浄（生理食塩水）→ドレーン挿入（ラバー，ペンローズドレーン）による排膿路確保→終了

3）歯槽骨整形術

(1) 器材の準備

図4-47, 48.

(2) 処置の手順

手術野の消毒→浸潤麻酔→粘膜切開→粘膜骨膜弁剝離→骨削除（バー，骨ノミ）→骨鋭縁の削除（骨ヤスリ）→洗浄（生理食塩水）→粘膜縫合→終了

4）歯根尖（端）切除術

歯根囊胞を形成し，保存治療（根管治療）では改善しない場合に，歯根尖（端）を含めて囊胞摘出を行うのが歯根尖(端)切除術である．根管治療は術前もしくは術中に行う．

(1) 器材の準備

図4-47, 48 および根管治療・根管充塡用具

(2) 処置の手順（図4-49〜53）

手術野の消毒→浸潤麻酔→粘膜切開→粘膜骨膜弁剝離→骨開削→囊胞剝離→歯根尖切断→歯根尖・囊胞摘出→洗浄（生理食塩水）→ドレーン挿入（ラバードレーン）→粘膜縫合→終了

5）囊胞摘出術

顎骨囊胞摘出では，囊胞が小さい場合には，摘出後そのまま閉創し治癒させる．鶏卵大以上の囊胞では開窓法や欠損部の骨移植を行う場合がある．

(1) 器材の準備

骨整形術に準ずる．

(2) 処置の手順

歯根尖（端）切除術に順ずる．

6）外傷の治療

口腔領域の外傷は硬組織の損傷を伴うことが多い．また，口唇はしばしば歯により損

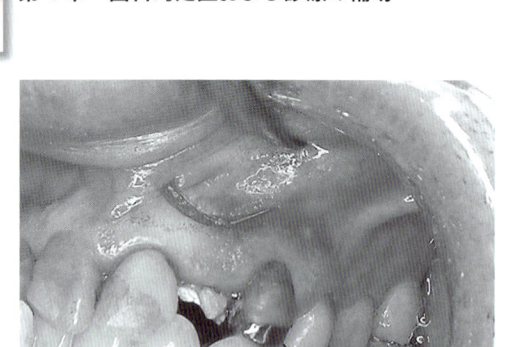

図4-49 弓状の粘膜切開を行う．

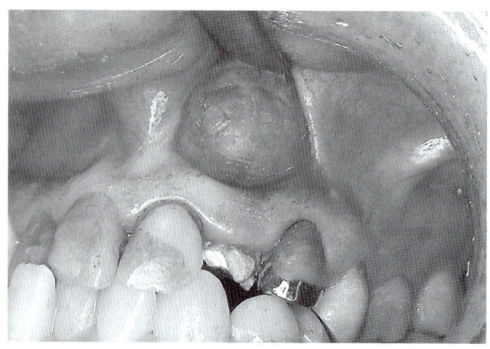

図4-50 粘膜骨膜弁を剝離し骨を露出する．

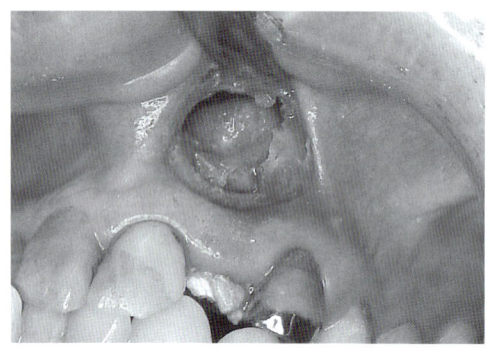

図4-51 骨ノミにて骨を開削し，囊胞を骨から剝離する．

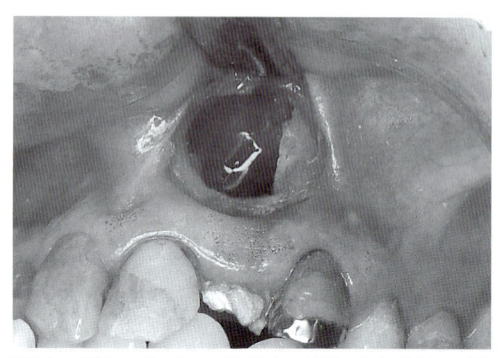

図4-52 バーにて歯根尖（端）を切断して囊胞とともに摘出する．

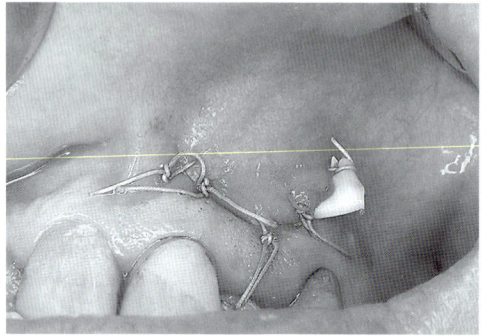

図4-53 創を洗浄した後，ラバードレーンを挿入して粘膜縫合を行い，手術終了．

傷を受け，時に貫通創を認める．感染の可能性が高い場合は緊密に縫合せず，ドレーンを挿入する．骨折の場合は，線副子（MMシーネ）で結紮，顎間固定を行う．

(1) 器材の準備

図4-47 および結紮，顎間固定用具．

(2) 処置の手順

創洗浄・消毒→局所麻酔→壊死組織除去→粘膜縫合→線副子結紮→顎間固定→終了

10 麻酔

　一般歯科臨床において，適切な除痛で患者に不安を与えずに治療を行うことは絶対条件である．ほとんどの歯科治療は局所麻酔で対応できる．

1）局所麻酔

(1) 表面麻酔
　一般に浸潤麻酔の際に，刺入部位の疼痛緩和を目的に用いる．

(2) 浸潤麻酔
　抜髄，抜歯，切開，小手術など疼痛を伴う歯科処置のほとんどで実施される．

(3) 伝達麻酔
　より広い範囲で麻酔効果を発揮させるために行われ，下顎神経では，下顎孔，オトガイ孔，上顎神経では，大口蓋孔，眼窩下孔のブロックがある．

2）局所麻酔の器具・薬剤

(1) 歯科用注射器
　歯科用の注射器はディスポーザルの注射針，局所麻酔カートリッジを使用するようにできている（図4-54）．

(2) 注射針
　浸潤麻酔は30 G

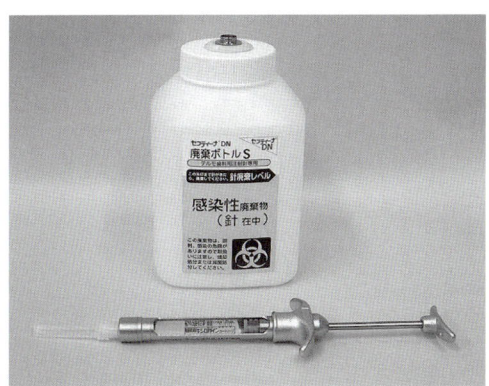

図4-54　歯科用カートリッジ型注射器と注射針廃棄用ボトル
廃棄用ボトルは使用済みの注射針をリキャップせずに着脱する構造になっている．

（3）局所麻酔剤

2％キシロカイン（リドカイン），3％シタネストがあり，麻酔効果を高めるため血管収縮剤が含まれている．

3）NLA 麻酔および全身麻酔

口唇口蓋裂，顎顔面骨折，口腔腫瘍，障害者歯科などで適応となる．

11 矯正歯科的処置

矯正歯科的処置とは，不正な成長発育から引き起こされる不正咬合の予防と処置をする歯科的処置である．矯正歯科患者は 20 歳までがほとんどで，治療期間は比較的長く，装置を装着するので口腔清掃に特別の配慮が必要である．

歯の位置，歯列弓形態，上下歯列弓関係などの不正は，心理的障害，咀嚼機能，う蝕・歯周疾患の発生，発音への影響，顎骨の発育障害，顎関節障害などの誘因となる．

1）矯正歯科治療に用いられる器具・材料

矯正歯科的処置においては，装置を作製したり調整するために多くの種類のプライヤーとそのほかの器具が使われる．また，装置には，ワイヤー類や金属材料，床材料，接着材料などの材料が使用される．

（1）器　具
　A）プライヤー
　①ワイヤー屈曲用プライヤー：ヤング，ツイードループベンディング，ツイードアーチベンディング，バードビーグ，ライトワイヤーなど．
　②結紮用プライヤー：ハウ（ホー），ワインガードユーティリティー，リガチャータイイングなど．

他に，線切断用，帯環成形用，帯環賦形用，帯環撤去用，ボンディング材撤去用など各種プライヤーがある．

　B）その他の器具

バンドプッシャー，リガチャーディレクター，アーチフォーマー，ブラケットポジショニングゲージ，スポットウエルダーなど．

（2）材　料

金属線：各種装置用線，アーチワイヤー，結紮線（リガチャーワイヤー），セパレーティングワイヤーなど．

他に，帯環（バンド），チューブ，ブラケット，ボンディング材，エラスティックモジュー

ル，エラスティック，コイルスプリング，床用レジン，スクリューなどがある．

2）歯科矯正装置の種類

　歯科矯正装置には，舌側弧線装置，マルチブラケット装置，床矯正装置，機能的矯正装置，側方拡大装置，顎外固定装置などがある（図4-55）．

①舌側弧線装置：大臼歯部にバンドで合着し，装置の主要部分が舌側に存在し，補助弾線で歯の移動を行う装置で，主線，維持装置，補助弾線により構成される．

②マルチブラケット装置：ブラケットを歯面に直接接着し（ダイレクトボンディング），ブラケットに結紮されたワイヤーの矯正力を利用して歯の傾きの調整，移動を行う装置．代表的なものにエッジワイズ装置とライトワイヤー装置（ベッグ法）がある．

③床矯正装置：レジン床，唇側線，クラスプ，補助弾線で構成される矯正床（ホーレー型），この他に咬合挙上板，咬合斜面板などがある．

④機能的矯正装置：アクチバトール（FKO），ビムラーアダプター，バイオネーター，リップバンパーなどがある．

⑤側方拡大装置：急速側方拡大装置，緩徐拡大装置（可撤式拡大床，クワドヘリックス）がある．

⑥顎外固定装置：ヘッドギヤー，チンキャップ，上顎前方牽引装置などがある．

⑦保定装置：動的矯正治療の後，治った状態を維持し，後戻りを予防するために一定期間使用する装置．ホーレー型保定床，トゥースポジショナー，犬歯間固定式保定装置などがある．

3）矯正歯科的処置の手順（図4-56）

　一般的診査→顔貌・口腔内の診査→口腔模型（印象採得，咬合採得）→エックス線検査→作業用模型による矯正装置の作製→装置の口腔内装着（動的矯正治療）→保定（静的矯正治療）．

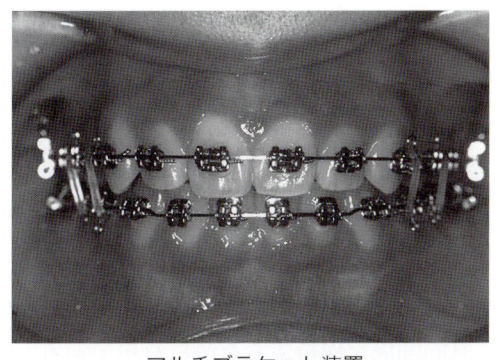

マルチブラケット装置 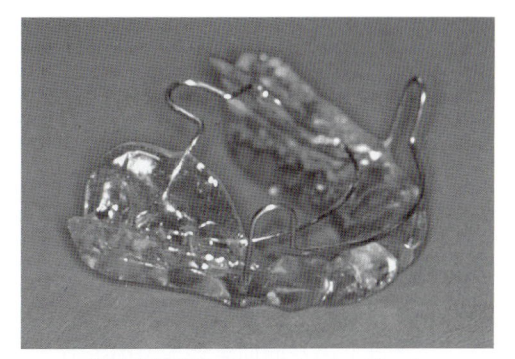　　　　　機能的矯正装置（バイオネーター）

図4-55　矯正歯科に用いる装置の例（愛知学院大学歯学部矯正歯科）．

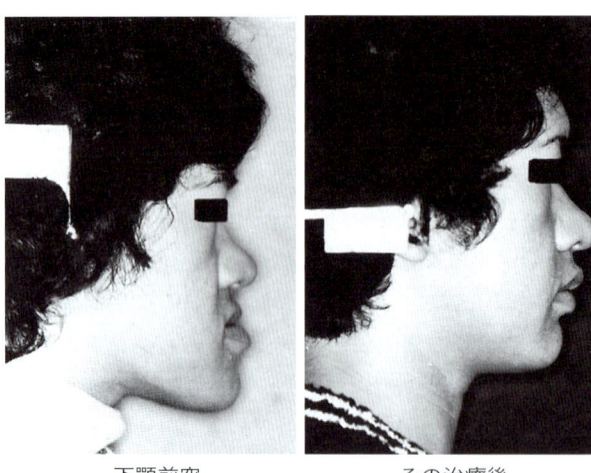

下顎前突　　　　その治療後

図4-56　矯正歯科治療例.（『看護学生のための歯科学　第2版』p140より）

【参考文献】
1）全国歯科衛生士教育協議会編：新歯科衛生士教本　歯科矯正学．医歯薬出版，東京，2002．

12　小児歯科的処置

　小児歯科的処置とは，歯科疾患をもった小児患者を対象として小児の口腔ならびに全身の健康をはかり，正常に発育させようとする歯科的処置である．すなわち，対象が成長発育期の小児であり，その特徴およびそれに対する処置内容は，成人に対する場合とは大きな違いがあるため，小児歯科として重要視されている．対象年齢は，出生〜15歳頃までである．

1）小児歯科的処置の内容

　小児歯科的処置内容は広い範囲にわたっているが，以下，日常の臨床で行われているおもな処置について簡単に述べる．

（1）乳歯，幼若永久歯の歯冠修復

　乳歯，幼若永久歯のう蝕には，歯冠修復の項で述べたものと同様な，コンポジットレジン修復，グラスアイオノマーセメント修復，インレー修復および乳歯用冠修復などの処置がとられる．
　コンポジットレジン修復は，小児期に行われる最も一般的な歯冠修復法で，乳前歯，乳臼歯，幼若永久歯に行われる．乳歯用冠修復は両隣接面の崩壊が著しい咬合圧が強く加わる乳臼歯の修復に用いられる．材料的には金属冠（既製冠および鋳造冠）が用いられ，永久歯との交換期まで歯冠の近遠心径や垂直的関係を保持するために有用である．

(2) 乳歯の歯内療法

　乳歯う蝕は永久歯に比べ，多発しやすく，進行がすみやかで容易に歯髄炎へ移行しやすいため，歯内療法が必要となることが多い．しかし一方，乳歯歯髄炎の診断は，対象が小児であるため自覚および他覚的臨床症状がはっきり把握できない場合も多い．

　乳歯の歯内療法は，永久歯と同様，歯髄鎮静療法，直接および間接覆髄法，生活および失活歯髄切断法，抜髄法，根管治療および根管充填法などの種類がある．

　根管充填剤は，永久歯と異なり，年齢に伴う生理的な乳歯根吸収とともに薬剤が消失し，後継永久歯に障害を与えない性質が要求される．

(3) 小児の口腔外科的処置

　乳歯う蝕は進行が早い．そのため乳歯の保存が不可能となり，抜去される場合が多い．さらに，歯髄病変が歯周組織まで波及し，顎骨骨膜炎や骨髄炎，口腔底炎などを生じ，その処置が必要なことがある．また，脱落期にある乳歯が永久歯の萌出障害となっている場合，いわゆる咬合誘導上の理由で抜去を行う場合もある．

　乳歯抜去の際使用する器具・材料は，一般の場合と基本的には変わらないが，小型となっている点などが異なる．

(4) 乳歯列・混合歯列の咬合誘導

　小児歯科の対象はおもに乳歯列および混合歯列である．この時期は成長発育によって歯，歯列，顎などが著しく変化する（図4-57）．したがって，これらの変化に応じながら望ましい歯列・咬合を獲得させるために咬合誘導処置が行われる．

(5) 乳歯・幼若永久歯のう蝕予防処置および歯科保健指導

　乳歯や萌出後まもない永久歯はう蝕になりやすい．小児歯科で取り扱う患者は，まさにこの時期にある．う蝕はこの時期のすごし方によって決まってしまうといっても過言ではない．したがって，小児歯科臨床ではう蝕予防処置や歯科保健指導が重要となってくる．

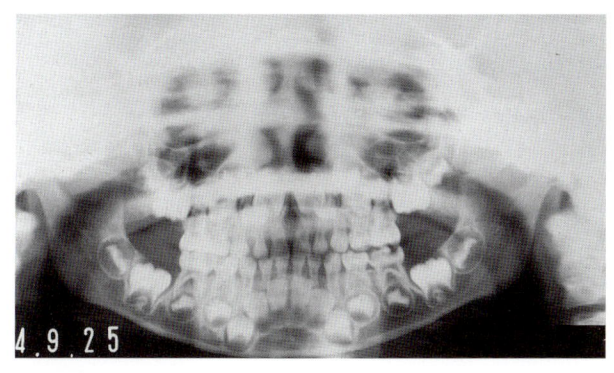

図4-57　乳歯列期5歳児のエックス線写真（オルソパントモグラフィー）．口腔内には乳歯のみが萌出し，永久歯は未萌出である．顎骨内の永久歯の位置，形成量に注意．
（『看護学生のための歯科学　第2版』p145より）

う蝕予防処置としては，フッ化物の塗布や洗口，フッ化ジアンミン銀の塗布，フィッシャーシーラント（窩溝填塞）などがあり，歯科保健指導としては歯口清掃法，間食などについての指導がある．

(6) 心身障害児の歯科診療

心身障害児とは，一般の小児と比較して精神的，身体的発達になんらかの障害がある小児の総称である．障害のある小児は，歯科治療に対する理解や協力が得られないことが多いが，個人差が大きいため，障害の特徴と個々の小児の状況に応じた対応が必要である．

2）小児の臨床的対応

歯科的処置に際し，小児患者への対応は成人と変わらない場合も多いが，低年齢児の場合には，術者や介補者が特に配慮しなければならないことも多い．小児歯科で小児への対応法には，次のようなものがある．

(1) 一般的な対応

特殊な方法や薬物を用いず，日常臨床で一般的に行われる小児の歯科治療時の対応法である．小児の発達段階と個性を考慮しつつ，愛情をもって接すること（Tender-Loving-Care）が重要である．さらに，歯科診療においては，小児はもちろんであるが保護者との信頼関係の確立もきわめて重要である．

小児への対応では以下に述べるような配慮が大切である．
①良好なコミュニケーションの確立，ラポール形成に努める．
②長時間待たせない．
③使用器械・器具をできるだけ見せない．
④その場しのぎの"うそ"や"ごまかし"はしない．
⑤治療時間は短く（10〜30分）．
⑥低年齢児の治療は原則として午前中に行う．
⑦迅速に効率的に確実な処置を行う．
⑧無痛的な処置．
⑨簡単な処置から始め慣れさせてから徐々に本格的な治療に移る．
⑩術者や介補者は，感情を抑え，常に冷静さを失ってはならない．

(2) 行動変容技法による対応

学習理論に基づいた行動変容技法を応用することにより，歯科診療への適応行動を引き出しながら治療を行う方法である．系統的脱感作法，オペラント条件づけ法，モデリング法，フラッディング法などの技法を応用する．脱感作法の一種であるTell-Show-

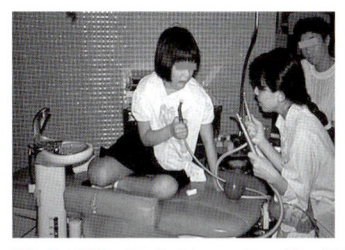

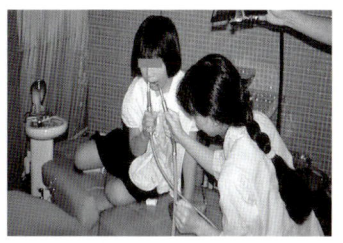

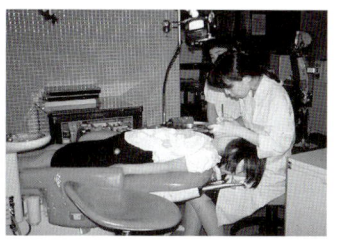

図4-58 Tell-Show-Do 法（TSD 法）
TSD 法とは，小児歯科における最も基本的な対応技術であり，「これから何をどのようにするか」を子どもに「説明し（Tell），みせて（Show）から，実際に行う（Do）」方法であり，行動変容技法の系統的脱感作法の概念に基づいた技法の一つである．

Do 法（TSD 法）は，抽象的な言葉のみの説明では十分な理解が得られない低年齢児や知的障害児への対応の基本である（図4-58）．

（3）不協力児の抑制的な対応

一般的な対応，行動変容技法による対応法で治療が行えない不協力児に対しての方法である．急性炎症があったり，何度来院しても協力が得られなかったり，保護者が強く望んでいるなど特殊な場合に行う．

介助者が，手で頭，体を固定したり，ベルトや抑制器具を用いる方法がある．開口を保持するために開口器，バイトブロックを用いることもあるが，常に保護者の了解のもとで行う．

（4）鎮静・減痛下の対応

歯科治療に伴う不安感を軽減させるため，音楽やビデオを見せたり（視聴覚的減痛法），鎮静剤を予め服用させたり（前投薬），鎮静作用のあるガスを吸入させたり（笑気吸入鎮静法）しながら治療をする方法である．

（5）静脈内鎮静法下の対応

治療に伴う恐怖心，不安感を軽減するため，マイナートランキライザーを静脈投与して歯科治療を行う方法で，(4) の方法に比べより確実な効果が期待できる．

（6）全身麻酔下の対応

重度の心身障害児，処置歯が多くあるが治療にまったく協力が得られない小児，頻繁な通院が困難な小児に対し，全身麻酔下歯科治療を行う場合がある．この場合，口腔内全体の歯の治療が一回でできるという利点があるが，治療に対する不安感は取り除くことができず，治療内容にも制限があるなどの欠点もある．

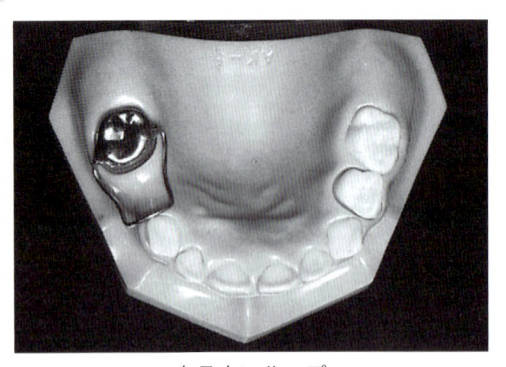

クラウンループ　　　　　　　　　　　小児義歯

図4-59　保隙装置．
（『看護学生のための歯科学　第2版』p146より）

3）小児歯科で用いられる器械・器具および材料

　小児の治療は，通常，成人のチェアやユニットを用いて行われる．器具は他科（成人）の場合と原則的には同じであるが，小児の歯や口腔を考慮した小型のものを使用する．材料も特に差はないが，根管充塡材は乳歯根の吸収に伴って消失するものが使用される．

4）咬合誘導のための処置

　咬合誘導とは，乳歯から永久歯に生え替わる時期に，歯や顎の正常な発育を妨げる因子を早期に発見，除去することによって，歯や顎が正しく発育するよう誘導することをいう．小児歯科の特徴的な処置の一つである．これには次のような処置がある．

（1）保　隙

　乳歯の早期喪失によって生じた歯列の空隙を保持し，残存乳歯や近接している永久歯の位置が移動することを防止するという．このために用いられる装置を保隙装置といい，バンドおよびクラウンループ，ディスタルシュー，小児義歯（図4-59）などがある．

（2）保隙以外の処置

　①咬合調整（乳歯冠の削去，乳歯の抜去），②萌出余地回復処置（第一大臼歯の遠心移動など），③乳歯不正咬合の処置，④簡単な筋機能療法などがある．

5）小児歯科的処置介補に必要な知識

　小児歯科的処置の介補には，成人の場合と異なった面が必要である．そのおもなものは，①一般歯科治療・処置の知識，②歯および身体の成長発育に関する知識，③小児の発達心理的な知識，④心身障害児に対する知識などである．

【参考文献】
1) 黒須一夫　編著：現代小児歯科学−基礎と臨床−第5版．医歯薬出版，東京，1996．
2) 前田隆秀　他著：小児の口腔科学．学建書院，東京，2005．
3) 黒須一夫，土屋友幸著：小児の歯科医療心理．医歯薬出版，東京，1987．

13　障害者歯科的処置

　障害者歯科は歯科保健と治療の面で特別なニーズがあったり，配慮（スペシャルケア）の必要な人を対象とする歯科的臨床の分野である．歯科治療，処置内容や使用する器材は一般のものと相違はない．

1）障害者の分類と理解

（1）障害者の定義と種類

　障害者を世界保健機構（WHO）は「先天的か否かに関わらず身体的または精神的能力の障害のために，通常の個人的生活ならびに社会生活に必要なことを自分自身では，完全または部分的にできない人」と定義している（1975年12月）．また，わが国では，障害者基本法（1993年5月）で「障害者とは，身体障害，知的障害又は，精神障害があるため，長期間にわたり日常生活又は社会生活に相当な制限を受けるものをいう」と定義している．

　身体障害は，視覚障害，聴覚障害，平衡機能障害，音声言語機能または咀嚼機能の障害，肢体不自由，内部障害に分類されている．精神障害には，統合失調症，躁うつ病，てんかん，アルコールや薬物依存症などが含まれる．知的発達障害には知的発達の遅れとともに社会的な適応行動にも障害がみられる．自閉性障害（自閉症）も含まれる．

（2）障害者を取り巻く環境と理解

　ノーマライゼーションの考え方は当初，「すべての知的障害者の日常生活の様式や条件を，社会の普通の環境や生活方式にできるだけ近づける」ことを目指すものであったが，今日ではすべての障害者に適用されている．

　障害者が生活していくとき物理的バリア，制度のバリア，文化・情報のバリア，意識のバリアの4つのバリア（障壁）があるとされる．障壁のない環境を作ることをバリアフリーといい，歯科医療・保健においてもバリアフリーの考え方は重要である．

2）障害者への歯科的対応

　障害者の歯科診療における患者対応の困難性は以下に示す4つの点にある．歯科診療に際しては，各患者の障害の状態に応じて対策を講ずる必要がある．

（1）医療に対する理解と適応行動確保の困難性

　知的障害，自閉症，認知症の患者は，歯科治療や歯口清掃の意義が十分理解できず，治療への協力の確保や好ましい保健習慣の実行・定着が困難なことが多い．

　知的障害者・自閉症患者の歯科診療時の対応は基本的には低年齢小児に対する対応と同じで，個々の発達段階と個性を考慮しつつ，愛情をもって接すること（Tender-Loving-Care）が重要である．ただ，理解能力，環境への適応能力，コミュニケーション能力が劣るため，健常児に比べ多くの時間を要し，より科学的な対応が要求される．具体的には小児歯科で述べた対応法を応用するが，なかでも，行動変容技法を応用した対応は知的障害者に対する基本的な対応技術である．

（2）コミュニケーションの困難性

　視覚・聴覚障害者のように情報を受け取る機能に障害がある場合，音声・言語障害者のように意思伝達能力に障害がある場合，さらには，言語理解，認知能力に障害がある場合などは医療者との間で十分なコミュニケーションをはかることが困難な場合がある．障害の種類・程度に応じたコミュニケーション法を工夫する必要がある．

　近年，自閉症に代表されるようなコミュニケーション・認知能力に障害がある患者に対し，ティーチ（TEACCH）プログラムの考え方を応用して，絵カード，写真などの視覚素材を用いて歯科治療への導入や歯科保健指導などが行われている（図4-60）．

（3）運動と姿勢制御の困難性

　脳，脊髄，神経，筋，骨などの障害による体幹保持障害や四肢の運動障害のため，歯科受診姿勢の確保が困難な場合がある（例：脳性麻痺，筋ジストロフィー，骨形成不全

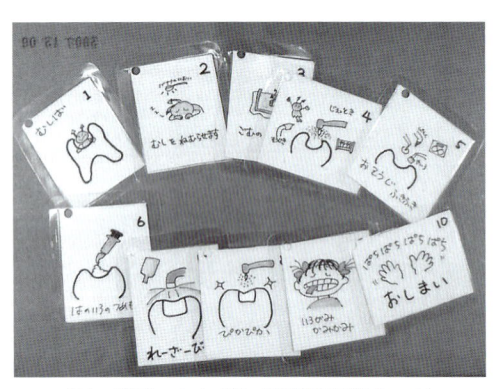

コンポジットレジン充塡用の絵カード　　　　　　家庭での歯みがき練習用の絵カード

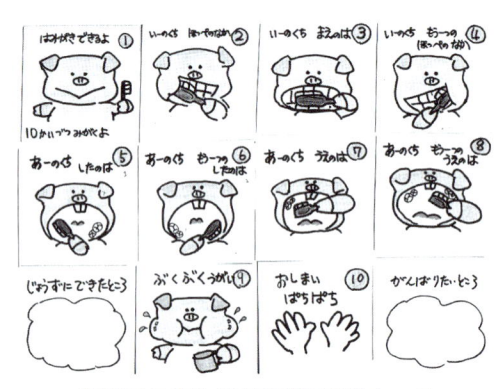

図4-60　歯科診療で使用される視覚素材例（愛知学院大学歯学部障害者歯科）

視覚素材は自閉症をはじめとするコミュニケーション障害児・者に視覚的に情報を提示して，各場面での意味の理解や先の見通しをつけさせるためのツールである．
　たとえば，治療の流れを事前に絵カードで説明し，治療中そのカードを見せながら先の見通しをつけさせる．また，歯みがき方法や順序を理解・習得させる場合や診療室内でのルールを教える場合など工夫によりさまざまな場面に応用可能である．

症，脊髄損傷，パーキンソン病，脳血管障害後遺症など）．脳性麻痺患者へのボバース反射抑制体位の応用のように，姿勢制御法や筋弛緩法については理学療法をはじめとする隣接医学の考え方や技法を参考にする．

(4) 医学的管理の困難性

歯科治療により予期せぬ全身・局所の症状が現われたり，もともとある歯科以外の疾病を増悪させたりする危険性がある．障害者は，多くの合併疾患をもち，多数の薬剤を服用している可能性があるため，十分な既往歴の聴取，治療前の全身状態評価が必要であり，必要に応じて主治医への病状照会を行う．

3）障害者の歯科保健指導

歯科疾患の予防面からみた歯みがきの自立とは，日常の歯みがきが自発的に目的にかなった行動として行われ，習慣化していることであり，そのためには，高いレベルの知的発達と手指運動能力・巧緻性が要求される．障害者は歯科疾患発症のリスクファクターを健常者以上にもち，その予防のための習慣形成，技術習得には多くの時間を要するうえ，完全に自立できる状態に到達できるとはかぎらない．そのため，障害者の口腔の健康の維持・増進のためには，家族，介助者，施設関係者の理解と協力が不可欠で，おのおのの障害の特徴と重症度を考慮した歯科保健指導と口腔衛生管理の実践が必要である（図4-61）．

障害者の歯科疾患の予防管理が困難な理由として次のようなものがあげられる．

①知的障害により予防の実践が困難

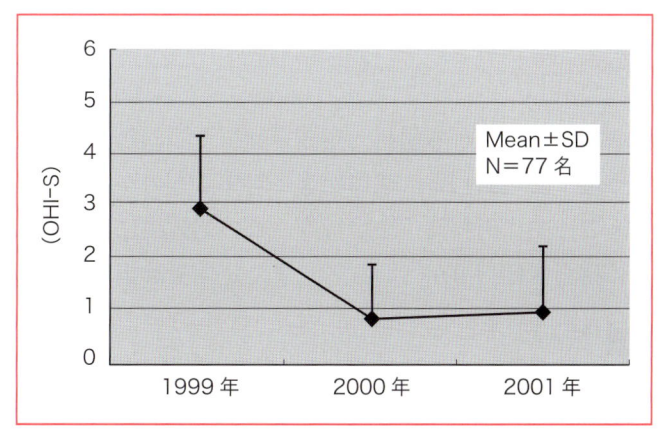

図4-61　重症心身障害者施設入所者の口腔清掃状態の年次推移．
歯科衛生士による重症心身障害者入所施設の看護師・介助職員への歯科保健指導（集団および個別指導）と年に1回〜数回の専門的な口腔清掃の実施によるOHI-Sの年次推移を示す．1999年は歯科の介入前，2000年，2001年は介入後の清掃状態．

（山内ほか：障害者歯科．27：2006より）

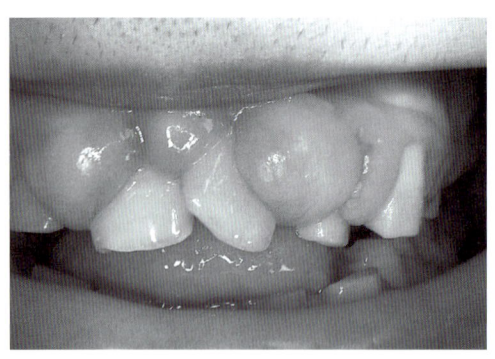

図 4-62 薬物性歯肉増殖症（フェニトイン服用者）．

②機能障害により予防の実践が困難：上肢・手指の運動障害，開口・体幹保持困難，口腔感覚異常，異常反射，誤嚥，呼吸障害などの存在．
③特定歯科疾患の予防に留意すべきものがある：薬物性歯肉増殖症（図4-62），ダウン症候群における歯周疾患など．
④特殊な生活環境のため予防管理が困難：施設入所，通所，在宅などの居住環境や介助者の歯科保健に対する認識と能力などに影響される．

【参考文献】
1) 森崎市治郎ほか　編著：障害者歯科ガイドブック．医歯薬出版，東京，2006．
2) 全国歯科衛生士教育協議会　監修：最新歯科衛生士教本　障害者歯科．医歯薬出版，東京，2007．
3) 福田　理：精神遅滞の歯科医療．障害者歯科，28 (1)：1～10，2007．
4) 山内香代子ほか：肢体不自由・重症心身障害者施設における口腔衛生管理　大報施設職員への口腔衛生指導効果．障害者歯科，27 (1)：36～41，2006．

14　歯科予防的処置

　歯科疾患の予防のために行われる歯科的処置を歯科予防的処置という．これには，う蝕に対するもの（う蝕予防処置）と，歯周疾患に対するものがある．これら予防処置は歯科医師の指示のもとに主に歯科衛生士が行う．この処置後には患者にブラッシング指導，間食指導などの歯科保健指導が行われる．また定期受診指示も行われる．

1）う蝕予防処置

　う蝕予防処置には，一般にエナメル質表面に対してフッ化物局所塗布，フッ化物洗口およびフッ化ジアンミン銀などの薬物を歯面に塗布し，初期う蝕などのエナメル質表層の再石灰化を期待するものと，咬合面の小窩裂溝を合成樹脂で塡塞し，う蝕になりにくくしようとするものに分けられる．

表4-1 フッ化物とその応用

	使用フッ化物	フッ化物濃度ppm	応用回数
局所塗布	2％フッ化ナトリウム溶液	9,000	4回／2週, 年2回
	0.9％リン酸酸性フッ化ナトリウム溶液（またはゲル）BrudevoldⅡ法	9,000	年2回
	1.23％リン酸酸性フッ化ナトリウム溶液（またはゲル）BrudevoldⅠ法	12,300	年2回
	8％フッ化第一スズ溶液	SnF, 0.8g／10mℓ	年2回
洗口法	0.2％フッ化ナトリウム溶液	900	週1回
	0.1％フッ化ナトリウム溶液	450	毎日～週1回
	0.05％フッ化ナトリウム溶液	225（市販品250）	毎日（週5-6回）

(1) フッ化物の局所塗布法およびフッ化物洗口法

　フッ化物の局所塗布法とは，フッ化物を含んだ溶液またはゲルを綿球を用いて歯面に塗布する方法で，洗口法とはフッ化物の水溶液を口の中に含み，一定時間ブクブクうがいを行う方法である．使用するフッ化物の種類，濃度および応用回数を次に示す（表4-1）．

(2) フッ化ジアンミン銀や硝酸銀の局所塗布法（鍍銀法）

　フッ化物と銀が含まれた苦みのある液体で，一般には「進行止めの薬」または「サホライド（商品名）」といわれる．フッ化物の局所塗布法や洗口法とは異なり，塗ることにより，①耐酸性が向上，②タンパク質を変性させ，象牙細管を封鎖，歯質を固くする，③微生物の静菌，などの効果によりう蝕の予防や抑制作用を示す．

(3) 小窩裂溝の形態修正・予防塡塞（pit and fissure sealing）（図4-63）

　う蝕は小窩裂溝より発生する場合が多く，この部分を合成樹脂で塡塞することにより口腔環境から隔絶し，う蝕の発生を予防しようとするものである．小窩裂溝塡塞材として主にBis-GMA系，グラスアイオノマー系のものが現在販売されている．また小窩裂溝塡塞材の硬化様式には化学重合型と光重合（紫外線・可視光線）型がある．最近では，①ミュータンス菌の活動を抑制する，②再石灰化促進作用が期待できるフッ化物徐放性塡塞材も応用されている．

　術式は，①対象歯の選択，②患者に対する保健指導，③歯面清掃，④防湿・乾燥，⑤酸処理・水洗・乾燥，⑥塡塞，⑦咬合調整，⑧患者管理，の順で行う（図4-64）．

2）歯周疾患の予防処置

　定期的（歯周組織の状態や歯石沈着の頻度により6カ月から1年間隔）に歯石除去，ブラッシング指導などを行う．また歯科医師によりポケット掻爬，咬合調整やPMTC（professional mechanical tooth cleaning）が行われる場合もある．

第4章 歯科的処置および診療の補助

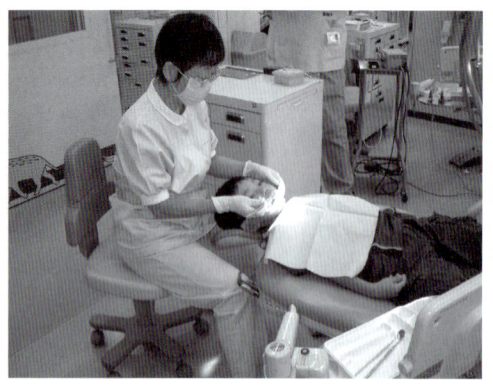

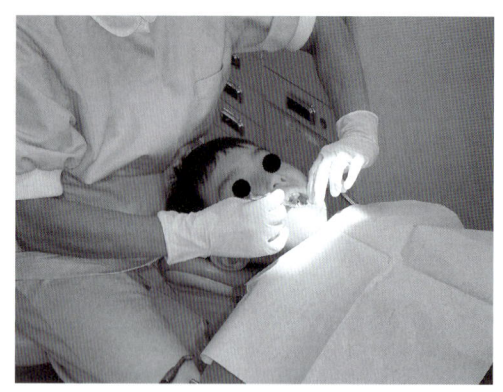

a. 器具・材料の準備をし，小児を椅子につかせる．　b. 簡易防湿を行う．

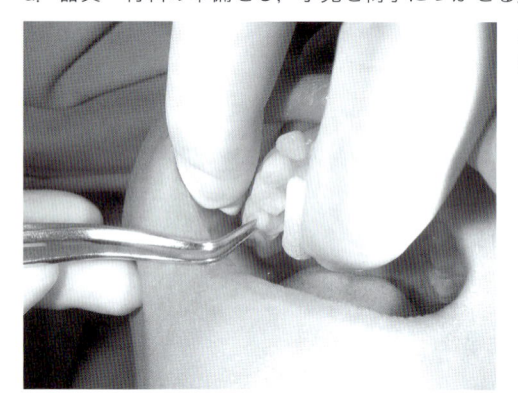

c. 小綿球を用いて，フッ化物溶液を3分間歯の表面に作用させる

図4-63　フッ化物の局所塗布．

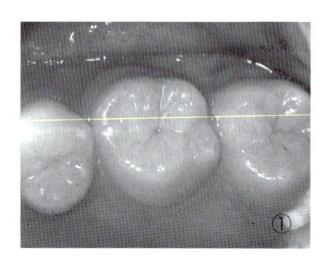

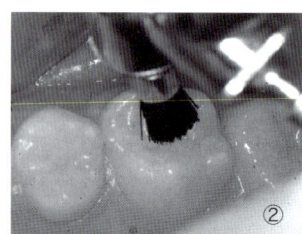

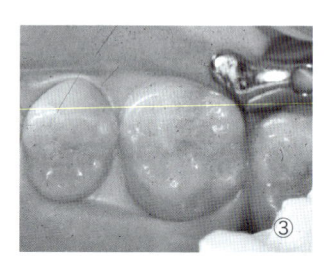

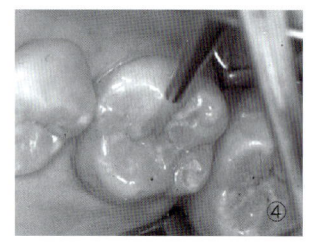

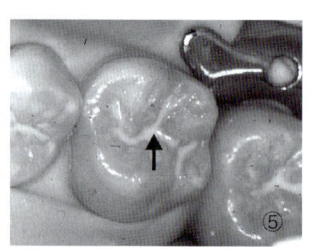

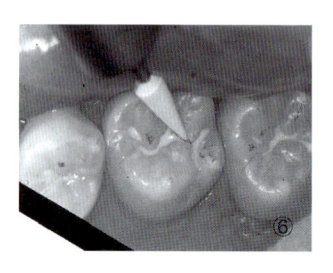

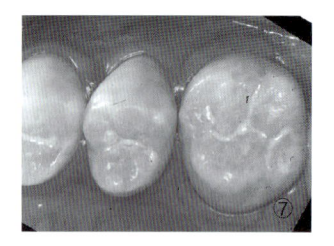

図4-64　小窩裂溝塡塞法の術式
①術前　②歯面清掃　③ラバーダム防湿
④酸処理　⑤塡塞　⑥咬合調整
⑦術後

126

15 歯科臨床における消毒法

　生体組織内に侵入する器械・器具，材料，薬品などは必ず滅菌しなければならない．滅菌には高圧蒸気滅菌法（オートクレーブ），ガス滅菌法，プラズマ滅菌法がある．歯科臨床において使用される各種消毒薬と用途を**表4-2**に示す．用途はそれぞれの消毒薬のもつ有毒性，刺激性，腐食，脱色作用などの有無により決まる．次亜塩素酸ナトリウムとグルタラールはウイルス感染も予防しうる．

表4-2 おもな殺菌消毒薬と適応

薬剤	濃度	商品名	金属器具	非金属器具	皮膚	粘膜
グルタラール	2%	ステリハイドL	○	○		
エタノール	70%		○	○	○	
次亜塩素酸ナトリウム	6%	テキサント		○		
ポピドンヨード	10%	イソジン液			○	○
クレゾール	2%	クレゾール石鹸液				
塩化ベンザルコニウム	10%	オスバン	○	○	○	
塩化ベンザルコニウムエタノール		リナパスーII				
グルコン酸クロルヘキシジン	5%	マスキン液	○	○	○	
	0.2%	ヒビスコール液A				
塩酸アルキルジアミノエチルグリシン	10%	ハイジール	○	○	○	○
イルガサンDP300		グリンス				
過酸化水素		オキシドール			○	○
アクリノール	0.10%	アクリノール			○	○

（愛知学院大学歯学部付属病院：院内感染予防対策マニュアルより）

ラウンジ Lounge

セルフケア用としてのフッ化物洗口液（剤）

　フッ化物洗口はこれまで，患者用として歯科医院や小学校などの公衆衛生の現場で，歯科医師の処方せんや指示書のもとでのみ実施されてきた．しかし，2018年9月18日から家庭で使用するセルフケア用としてのフッ化物洗口液（剤）（エフコート®（サンスター）／F：225 ppm，クリニカ フッ素メディカルコート®（ライオン）／F：225 ppm）が，歯科医師の処方せんを必要としない「一般用医薬品（第一類医薬品）」として承認され（現在は第三類医薬品），薬剤師のいる薬局・ドラッグストアなどで購入できるようになった．一般用医薬品には第一類，第二類，および第三医薬品があり，いずれもインターネットでの販売が可能であるが，購入者から質問がなくても行う積極的な情報提供については，第一類：書面を用いた情報提供義務（薬剤師による），第二類：努力義務（薬剤師または登録販売者による），および第三類：法律上の義務はなしとなっている．

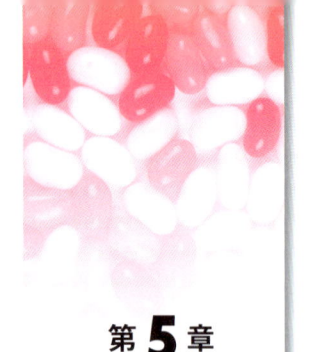

第5章 口腔外科患者の看護

要点

*口腔外科患者の看護上のポイントは，栄養の補給，口腔のケア，精神面への援助である．
*制約された食事摂取状況のなかで，患者が満足感を得ることのできる食事配慮が必要である．
*口腔のケアは，疾病の治癒促進と二次感染防止・唾液分泌促進のために必要である．
*心理的な悩みや問題をもつ患者の看護は，患者がその事実を受け入れ，それを乗り越えるプロセスにおける援助である．

はじめに

　口腔外科とは，顎，顔面，口腔および歯などの領域を扱う科で，医学，歯学にわたる知識を必要とする．治療内容は薬物療法，手術療法，理学療法などがあり，対象となる疾患は，埋伏歯，顎変形症，囊胞，炎症，外傷，唇顎口蓋裂，顎関節症，口腔粘膜疾患，唾液腺疾患，良性・悪性腫瘍，などである．

　口腔外科患者は，疾病の部位が口腔，顎顔面にあるため，人間の基本的欲求に深く関わりをもっている．したがって，疾患を治癒させるだけでなく，患者の心理・精神状態への関わりをもち，患者全体をみることが必要である．また，患者自身が精神的・社会的にも自立できるよう援助することも考慮していかなければならない．

1 口腔外科患者の看護

　看護の対象は生活者すべてであり，その人々は社会的・精神的・身体的に，それぞれ異なった基本的欲求をもって社会に存在している．それらの欲求を充足するための援助が看護過程である．

　口腔外科患者の看護においても，看護の本質をみつめ，ともすれば，心理的・精神的に不安定になりがちな患者に対して，質の高い看護と技術をもって，患者とその家族を支えなければならない．

　口腔外科患者の看護にあたって問題にすべき点は，大きく分けると次の3つがあげられる．

　第一に，食事の問題がある．食べることは生きるために欠くことのできない要素であ

る．口腔の疾患あるいは手術によって食物摂取が阻害されると，回復遅延が起こる可能性が高い．制約された食事摂取状況のなかで，必要な栄養補給と，食欲を促し，患者に満足感を与えることへの配慮を常に心がけなければならない．

第二には，疾患あるいは手術による口腔内自浄作用の低下が考えられる．疾病の状態を十分に把握し，含嗽剤を使用し，口腔内を清潔にするための工夫が必要である．

第三には，患部が顔面や口腔であるため，治癒後の外貌や言語などが，日常生活に密接していることから，患者や家族がなんらかのこだわりをもっている．したがって，それを乗り越えるための援助と配慮が必要である．

1）栄養の補給

食べ物を摂取するとき，開口，咀嚼，嚥下を十分行うことができないため，必要栄養量に不足をきたしやすく，疾病の回復を遅らせることも少なくない．

したがって，身体の他の部分に異常がなければ，摂食機能の許す範囲でいろいろと摂取し，栄養量を維持することが望ましい．

（1）機能に見合った食事の選択

開口障害，咀嚼障害，嚥下障害，味覚減退などの症状を伴うことが多いので，個々の症状に見合った食事の配慮が必要である（図5-1）．

食事形態は，流動食，ミキサー食，粥食，常食があり，副食はペースト，刻み菜，軟菜，常菜となる（図5-2）．摂取状況により主食，副食を一段階下げたり上げたりし，摂取量が増量できるよう配慮する．

流動食の場合は，必要な栄養量が得られていても消化吸収がよいため，空腹を感じやすいので，補食が必要となる．

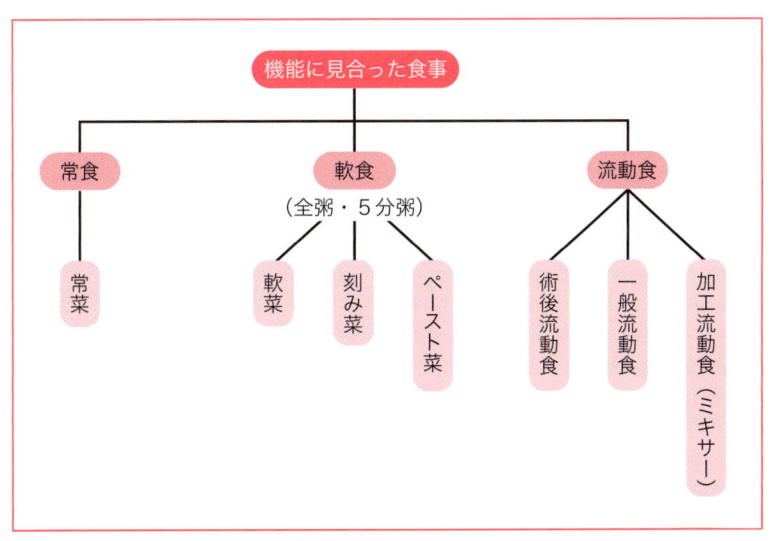

図5-1 機能に見合った食事．

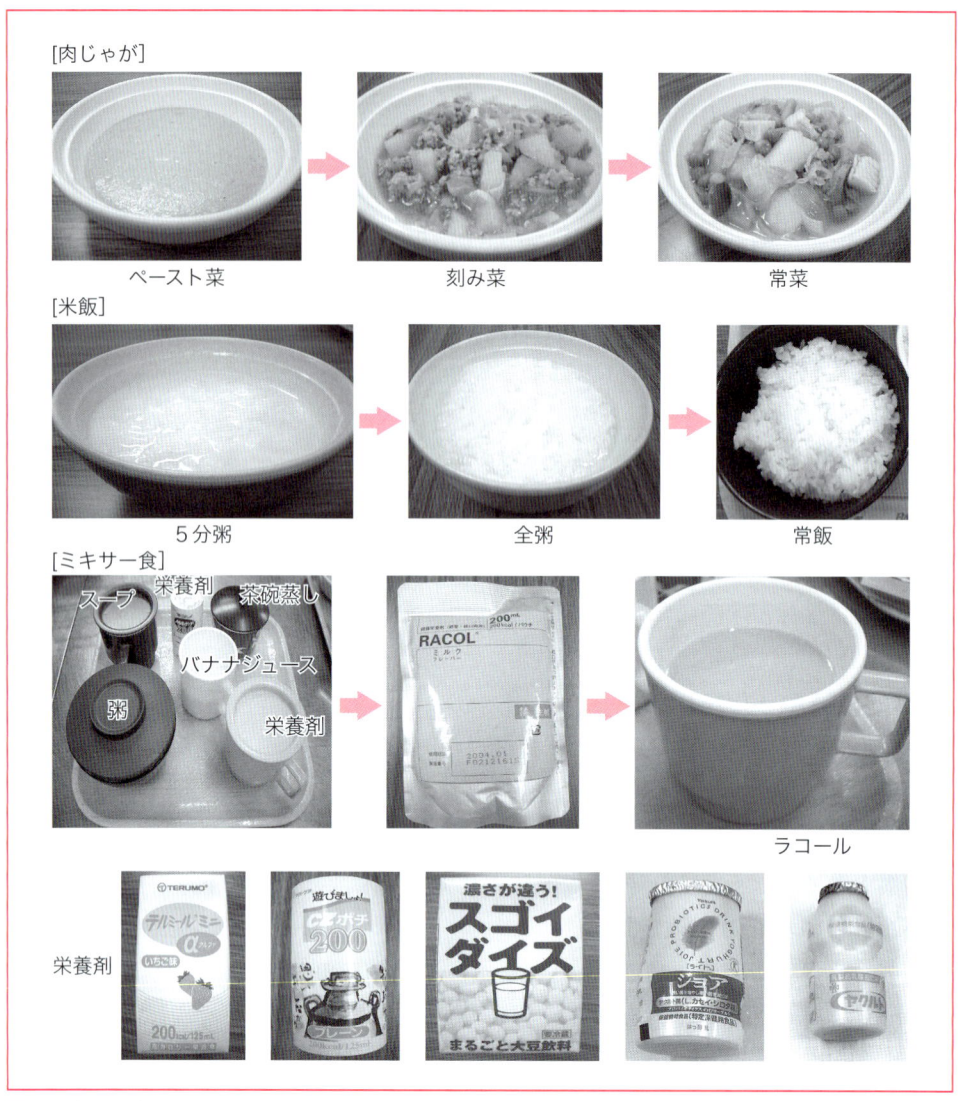

図5-2 食事形態.

　a．摂食痛，嚥下痛，刺激痛がある場合（おもに放射線による粘膜障害，潰瘍性口内炎，三叉神経痛）
軟らかく加工し，味を淡白にして刺激物を除いた軟食とする．
　b．開口制限，咀嚼・嚥下困難のある場合（術後および炎症性疾患）
咀嚼しなくても胃腸に障害をきたさない程度の軟食とし，嚥下運動を補助する意味から，滑らかな食物とする．
　c．開口，咀嚼とも不能の場合（術後の顎の安静保持，重度の炎症性疾患）
流動食とし，長期間にわたる場合は栄養面を考慮してミキサー食へと移行する．
　d．創部の安静，口腔内清潔保持を要する場合（術後および出血誘発の防止）
経管栄養とする．

(2) 食欲を促すための援助

a．味覚減退，無味覚の場合

味が得られない場合，目で味わうために食器および盛りつけへの配慮を行う．また，流動食の場合は調味料を工夫し，色や香りで味覚を補うようにする．

b．ミキサー食

栄養量は充足されるが，食物の原形をとどめないので目先の変化に乏しく，長期間摂取する場合はあきてしまい，食欲を失うことがある．このようなときは，健康時の体重に近づけることが治療経過を良好にし，回復を早くすることを説明して励ますことが大切である．

c．高齢者への配慮

過去の長い食事経験から，主食に重点をおき，副食の摂取が少ない傾向がみられる．したがって，高齢者の好む副食献立への配慮をすると同時に，摂取の必要理由を説明して協力を得る．

(3) 制限食の中での配慮

①患者が望む食事で，治療上問題がなければ，摂取困難と思われても与えてみる．そして，食べられないことを実際に認識したとき，与えられた食事に納得し，進んで摂取する場合がある．看護者の考えで，摂取できないと決めつけないで，患者の希望を受け入れていく姿勢が大切である．

②摂食痛が強度にありながら，そのままの食型で摂取することを望む場合，食前に口腔内へ表面麻酔剤を含ませ，痛覚をなくした状態で摂取させる．味覚は得られなくとも，食べたという満足感を得ることができる．

③ミキサー食摂取者のなかには，定められた食事量では空腹を訴える患者もあるので，事情が許す範囲で，主食量を多くするなどの配慮が必要である．

(4) 摂取方法

A）経口摂取

口腔領域の患者は，なんらかの影響で口唇周囲に麻痺感がある場合が多い．そのため，口に入れた食べ物が，流涎（りゅうぜん）と同じように流れ出て周囲を汚染しやすい．また，咀嚼・嚥下障害を伴うため，すすり込みまたは流し込む状態になりやすいので，創部を汚染しないよう，鏡を見ながら摂取するのも一考であるが，満足感を得る前に疲れてしまうことがある．したがって分割摂取を指導すると同時に食事時間を十分に取り，落ち着いてゆっくり摂取できるような環境づくりに努める．

嚥下障害のある場合は，ベッドを30度ギャッジアップさせて，吸いのみ，哺食器などを使用し，誤嚥防止に努める．摂取物による創汚染などにも配慮が必要である．

B）経管栄養

顎間固定および術後口腔内に創がある場合や，嚥下障害がある場合などに用いられる．口から食べ物が摂取できないことによるストレスが生じたり，下痢傾向になりがちなため，観察を十分に行う．

（5）食事指導

補食は，創部を刺激しない物で，患者の好む栄養価の高い物が望ましい．流動食の場合は，ビタミンが不足がちになるので，果物や生野菜のジュースなどの摂取を勧める．また，牛乳は重要なカロリー源となるので，牛乳アレルギー患者を除いて，ココア，コーヒー，砂糖などを少量添加するなど，摂取しやすいよう工夫する．

患者が摂取しやすい食品としては，滑らかで滑りがよく，口腔内で広がらないプリン，ゼリー，果物缶詰類，卵豆腐，茶碗蒸し，くず湯などがある．

（6）退院指導

身体の他の部分に異常がなければ，食欲も健康時と変わらない場合が多い．これらを加味し，退院後の療養生活において十分な栄養補給と，患者が満足を得ることのできる食事配慮は治療の一環として欠くことができない．偏った食生活にならないよう栄養指導を受け，退院となるよう計画する．

2）口腔の清潔保持（保清）・ケア

口腔は，食物残渣の停滞しやすい形態をしているため，口腔機能が障害されると自浄作用が低下し，口腔内は細菌の繁殖しやすい条件を備えることになる．したがって口腔内の清潔保持（口腔のケア）（「第6章 口腔のケアの実際」参照）は，疾病の治癒促進と二次感染防止，唾液分泌促進の意味で重要である．

（1）口腔の清潔保持・ケアの目的

①開口障害，嚥下障害，流涎，口腔内粘稠感，排膿，口臭，疼痛など，種々の症状が出現することにより，口腔内は不潔になりやすい．したがって，含嗽，洗浄などにより，不快感の減少と口臭の除去に努め，疾病の治癒促進をはかる．

②口腔内の腫脹，閉口障害などの場合は，唾液分泌の減少で口腔内湿潤が不良となり，口渇が強くなるため，保湿剤の使用などで緩和をはかる．

③口腔内不快感から食欲減退をきたしやすいので，唾液腺に刺激を与え，分泌を促進し，食欲の増進をはかる．

④口腔は細菌が侵入しやすいところであることから，消化器疾患や，呼吸器疾患などの二次感染の予防をする．

（2）口腔ケアの方法

口腔内に疾患がある場合，歯磨きが不十分になることが多い．口腔清掃は歯磨き，口腔内洗浄，含嗽が主体となる．

A）使用物品

① 歯ブラシ：歯ブラシの大きさ，毛の硬さは個々で異なるため，口腔内の状況に見合ったものを使用する．毛先が曲がってきた場合，交換する（目安は1カ月）（図5-3）．

② 歯間ブラシ（図5-3）：歯間部，隣接面の清掃に使用する．

③ デンタルフロス：隣接面，歯肉溝内の歯垢，食物残渣物を除去する．

④ ジェット水流洗浄器（図5-4）：歯間部，歯肉溝内の食物残渣物の除去と歯肉マッサージに効果がある．

⑤ 電動歯ブラシ：自分でブラッシングができない患者に適している．

⑥ スポンジブラシ：舌，口蓋，粘膜の清掃に使用する．

B）清掃方法

① 口腔内洗浄：スプレーを用いて洗浄し，食物残渣物を除去して口腔内を清掃する．

② 歯磨き：口腔内に創がある場合，躊躇され，歯磨きが行われない場合が多い．患側以外は歯磨きが可能であることを説明する．

③ 含嗽：起床時，毎食後，就寝前および口腔内不快時に行う．使用状況を把握し，含嗽水の量が減っていない場合は，患者にきちんと行うよう指導する．自己管理が行えない患者の場合は，看護者と一緒に行えるよう援助する．

④ 顎間固定中の場合：唇側面は歯ブラシで行えるが，舌側面は，含嗽時に意識的に舌で歯を軽く拭う気持ちで食物残渣物の除去に努めるとともに，口内圧を利用し，含嗽水で歯間を何回も往復させて，歯垢の付着を防ぐ．また，水圧を利用した洗浄器で食物残渣物を洗い流すと同時に，歯肉マッサージを行う．

⑤ 疼痛が激しい場合：痛みが激しいときは，含嗽もおろそかになりがちである．食後は白湯を飲用させ，表面麻酔剤（4％キシロカイン）入り含嗽剤を用いて疼痛の緩

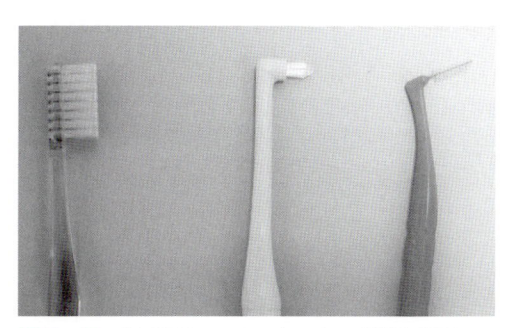

図5-3　歯ブラシ，ワンタフト，歯間ブラシ．

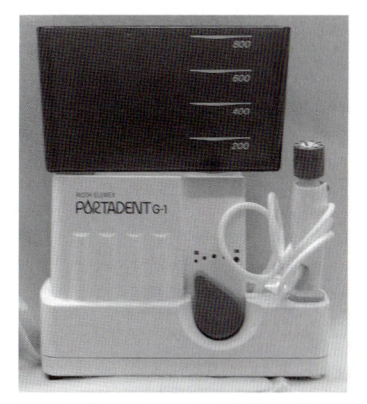

図5-4　ジェット水流洗浄機．

第 5 章 口腔外科患者の看護

和・清潔をはかる．
⑥**放射線照射治療中の場合**：唾液腺が障害を受け，唾液の分泌が減少するために口渇が強く，夜間に口腔内乾燥のために糜爛部位から出血することがある（図 5-5）．このような場合は，口腔粘膜を滑らかにし，口渇を緩和させるために保湿剤を使用する．

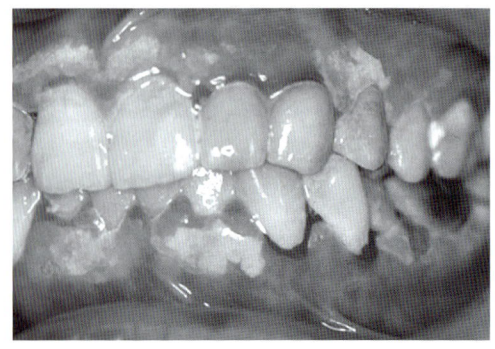

図 5-5 口内炎にて口内粘膜が糜爛している状態．

3）口腔外科患者の精神面への看護

疾病に罹患すると，生活者としてのあり方が根本的に変えられてしまうことが多く，患者の受ける影響は非常に大きい．

(1) 食べ物に対する欲求不満

食べ物に対する欲求が，長期にわたって充足されないと，その苦痛がなんらかの形で不満として示される場合がある．看護者は患者の置かれている状況とその気持ちを理解し，疾病の経過を説明して，協力を得るための努力をする．

特に経管食や流動食を摂取している患者は，固形食が摂取できないという固定観念から飢餓感が強い．いつでもどこでも好きに食べることのできる健康な人には理解できない一面であることを，看護者は知らなければならない．

(2) 精神的苦痛への援助

顔貌の変形，そのほか，日常生活を営むのに必要な機能に障害をもつ者の精神的苦痛は大きい．特に口唇裂に関しては，患者および家族も含め，ありのままを受け入れることができにくい．それを乗り越えるためには，まず患者自身が依存的にならず疾病の事実を認め，自らの偏見を取り除く闘いが，自立に繋がることを認識させることが重要である．

精神的苦痛は，痛みを体験した人でなければ理解することは困難であるが，看護者は個々の患者に応じた援助を，患者との人間関係のなかで進めていくことが大切である．

2 疾患別看護

1）顎骨外傷患者の看護

原因として交通事故，スポーツ，転倒・転落，喧嘩などがあげられる．これらは突発的に起こるので，患者およびその家族にも精神的動揺をみることが多い．このようなと

きは，歯科医師から適切な処置を行うことで治癒することを説明してもらい，これから行われる処置への協力を求めることが必要である．

次に，受傷状況により軟組織処置，非観血的整復固定術または観血的整復固定術のいずれかが選択される．その場合，それぞれの状況に応じた看護が必要とされる．また，頭部・他の臓器の損傷もありうるため，入院当日，安静の指示が出る場合もあり，十分な全身状態の観察が必要である．

(1) 術前看護

上下顎に線副子を装着するため，線副子による違和感，歯の挺出感，摂食難などの症状を訴えることがある．この場合，摂取しやすい食事内容への変更，疼痛がある場合は鎮痛剤の投与などを行い，不安の除去に努め，眠れるよう環境を整える．

(2) 術後看護

A）手術創部

口腔周辺に浮腫および麻痺感・口角糜爛が出現し，顎間固定による会話困難が生じる．

B）局所の安静

咬合を正常に戻し，顎の安静および骨の癒合をはかるため，上下顎の顎間固定を行うことで，開口できないことを理解してもらう．固定期間は骨折部位の状態および年齢により異なるが，約4～6週間を要する（図5-6）．

C）気道の確保

術後の腫脹および口腔内分泌物の排出困難がある場合はファーラー位※（p.171 ラウンジ 参照）をとり，吸引器で分泌物の除去に努める．歯の咬合が緊密で，吸引用カテーテルの挿入が困難な場合は，臼後三角または鼻腔からカテーテルを挿入し，創面を刺激しないよう吸引する．意識下であれば，舌で分泌物を押し出すよう指導する．

緊急時に顎間固定除去ができるよう金冠鋏を準備しておく．

D）口腔のケア

顎間固定に伴う苦痛の除去に努める．

a．局所的苦痛

開口不能，歯の結紮による牽引感・違和感，ワイヤーによる口腔内粘膜の刺激で潰瘍が生じたりするため，観察を十分行い，必要に応じてワイヤー調節を歯科医師へ依頼する．

b．全身的苦痛

摂食難に伴う必要栄養量の不足や全身倦怠などをきたしやすいため，摂取量の観察

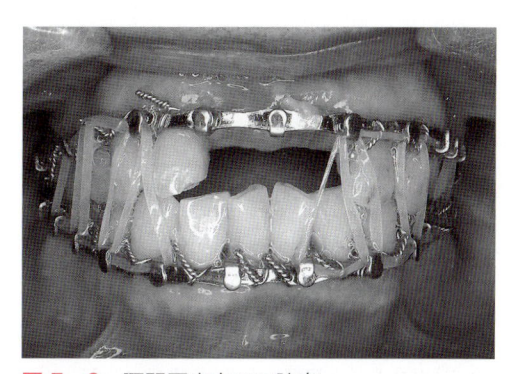

図5-6 顎間固定中の口腔内．

を行い，摂取不良時は栄養科へ食事内容の配慮を依頼し，患者には補食を勧める．

c．精神面の看護

発音が不明瞭になるため，コミュニケーションに不便を生じ，入院生活のなかで孤立しやすい．この場合，筆談で意思の疎通がはかれるよう，ボードを貸し出しする．また，固形物の摂取ができないという制約により飢餓感を引き起こし，欲求不満の原因となることも多い．したがって，固定中の患者のおかれている精神状態を理解し，受容的態度で接することが大切である．

顔面外傷後の瘢痕については，二次修正の可能性を説明し，患者が自己喪失に陥ることのないように援助する必要がある．

E）固定期間中の栄養補給

顎間固定により咀嚼が不可能となるため，この間は流動物の摂取のみとなる．口腔内に損傷がある場合は，経管栄養となる場合もありうる．

口が開かない状態での摂取のため，最初は吸うことに疲れてしまう．この場合，吸いのみ・大スプーンの使用，太目のストローを使用しやすい長さに切るなど，さまざまな工夫を行い，摂取しやすい環境を整える．

流動物は形がないため，見た目にも食欲を低下させる．バランスの良い摂取を促し，栄養価の高い栄養剤やスープなどから摂取するよう指導する．

F）事故防止

顎間固定中に嘔吐した場合は，吐物により気道閉塞が起こる可能性もあるため，トラブル発生時にはワイヤーを切るよう，金冠鋏の常時携帯を指導する．

(3) 退院時

①顎間固定中や固定装置除去後の栄養指導・調理法などについて栄養士による栄養指導を計画する．
②顎間固定除去直後は開口難が生じる．不安で開口しない場合もあるが，徐々に開口可能となることを説明する．また，軟らかな物から徐々に硬い物が咀嚼できるようになることも説明する．
③固定が除去されるまで金冠鋏の貸出を行う．
④顎間固定中は，事故防止のために自転車に乗ること，自動車の運転は避けるよう説明する．

2）炎症性疾患患者の看護

炎症性疾患は，上下顎・頰部の腫脹，疼痛，呼吸難などの症状が急速に波及するため，患者の苦痛は大きい．しかし，歯性疾患で入院することが一般的に理解されていないため，患者と家族に入院の必要性を説明すると，不安と戸惑いがみられる．治療内容として，口腔内外切開術，化学療法が用いられる．

（1）発熱時の看護
炎症性の疾患のため高熱が持続する．
①発熱時はアイスノンを使用し，患者の気分爽快感をはかる．場合により解熱剤を使用する．
②全身状態および局所の安静をはかり，不安の除去に努める．
③開口制限，嚥下時痛が強度のため，水分摂取が不良となり，脱水傾向がみられる場合がある．炎症による体温上昇によって多量の水分が失われるため，脱水防止・体液バランス調整の目的で補液が行われるが，経口的にも水分を多くとるように指導する．

（2）気道の確保
炎症のため腫脹が強度になると，舌が挙上して二重舌を呈する場合がある．また口腔内外切開直後は一時的に浮腫が出現し，痰の喀出難のために呼吸障害をきたすことがあるので，観察を十分行う．体位は必要に応じファーラー位または側臥位（P.171 ラウンジ 参照）をとり，貯留する分泌物を吸引して気道の確保に努める．

（3）創部の観察
口腔外切開を行った場合は，排膿や滲出液でガーゼ汚染が著しい場合がある．その場合はガーゼ交換を行う．ドレーンが抜けた場合は再挿入を担当医へ依頼する．

（4）疼痛の緩和
口腔内外切開後は痛みが著しい．鎮痛剤を投与し，疼痛の緩和をはかる．

（5）栄　養
口腔内腫脹に伴い，嚥下困難や開口障害が生じると経口摂取が不良となる．
①状況に合った食事形態を把握し，栄養科へ依頼する．
②栄養価の高い補食を勧め，体力の回復に努める．

（6）口腔のケア
口腔内の排膿により口臭が強くなるので口腔内を清潔に保つため，頻回な含嗽を促す．歯磨きは疼痛のため怠りやすいが，疼痛コントロールをはかり，できるだけ行うよう説明する．自分で行えない場合は看護師が介入する．

（7）退院指導
口腔内を清潔にし，う蝕の予防に努めるよう指導する．

3）良性腫瘍患者の看護

腫瘍が生下時より顎骨内あるいは口腔軟組織にすでに存在し，成長過程で増大し，顔貌の変形や機能障害をきたすものがある．一般には緩慢な経過で発育し，初期には自覚症状がない場合が多い．いずれも摘出あるいは部分切除の対象となる．

（1）術前看護
①手術に対する不安の除去に努める．
②二次感染の防止のため必要に応じ歯石を除去し，口腔内の清潔に努める．

（2）術後看護
A）口腔内のケア
摂取後は，歯磨き・含嗽指導を行い，二次感染防止に努める．
B）食事
創部の状況により経管栄養・ミキサー食となる場合がある（p.130 参照）．

（3）退院指導
定期的に受診することと，歯の欠損がある箇所は義歯を装着して機能の回復がはかれることを説明する．

4）嚢胞性疾患患者の看護

嚢胞摘出術予定患者は，年齢，部位，嚢胞の大きさなどで入院の可否が決まる．

（1）術前看護
①手術に対する不安の除去に努める．
②二次感染の防止のため必要に応じて歯石を除去し，口腔内の清潔に努める．

（2）術後看護
①術後出血の可能性もあるため，十分な観察を行う．
②患部腫脹および部位によって咀嚼・嚥下困難がみられるが，比較的短期間で消退するため，食事の摂取状況を観察する．
③口腔内に血性分泌物，後鼻漏の流出を認める場合は，口腔内の清潔に留意し，二次感染の防止に努める．

（3）退院指導
嚢胞摘出部位の歯の欠損は，創部の治癒を待って補綴治療を受けるよう指導する．

5）悪性腫瘍患者の看護

癌の治療方法として，①手術療法，②化学療法，③放射線療法がある．治療方針については入院前に主治医・家族を交えて十分な話し合いを行い，納得したうえで入院治療が受けられるよう援助する．

口腔領域の癌は自分の目で異常が確認できるため，他の部位の癌と比べると患者の精神的不安は強い．また，癌の進行状況によっては咀嚼・嚥下困難，疼痛の出現などで身体的苦痛も大きい．手術後は顔貌の変形，嚥下障害，言語障害などで，さらに心身ともに患者は不安定になりがちである．したがって看護師は患者の不安や苦痛に対し，患者としっかり向き合い，意思の疎通を密にして信頼関係を築けるよう看護しなければならない．

（1）入院時の看護

治療方針を理解し，計画に基づき，医療従事者が一体となって患者に応えることのできる医療展開を必要とする．受容する，共感を示す相互の雰囲気づくりが，治療を進めるうえで大切な要素となる．

A）オリエンテーション
術前に行う検査，治療，看護行為などは，患者に必要性を十分説明し，協力を得る．

B）食事
長期にわたる食事摂取困難により栄養状態が不良となることが多い．したがって，食事摂取の良否は，体力の保持・増進，疾病の回復につながることを絶えず念頭におき，機能の許す範囲で食欲を促すための配慮を行う．

C）口腔のケア
術前に放射線照射を行った場合は，口腔内糜爛が著しくなる．また，唾液分泌減少により自浄作用も低下し，口腔内が不潔になりやすいため，含嗽の方法を工夫し，口腔内の保清に努める．

（2）術前看護

A）手術部位の準備
手術部位および即時再建が行われる場合は，その部位の剃毛を行う．
口腔内は歯石除去を行い，清潔に保つ．

B）術後の合併症予防と経過説明
ベッド上での排尿練習，喫煙者の場合は禁煙指導，肺炎防止のための呼吸練習などについて十分に説明する．また，術後の食事摂取，会話，呼吸などについて影響が出ることも事前に説明し，患者が受容できるよう配慮する．

C）精神の安定

看護者は，手術の前日に時間の余裕をもって患者訪問を行い，患者の欲求の把握に努め，不安の軽減をはかる．手術前夜は，必要に応じ睡眠剤を服用させ，十分な睡眠が取れるよう配慮する．

（3）術後看護

A）安楽な体位

気道が確保され，創部を刺激することのない体位で安楽をはかる．換気を促すために深呼吸をすすめ，体位交換を適宜行う．

B）分泌物の喀出

口腔内の消炎および分泌物の喀出を容易にするため，ネブライザー吸入（薬を霧状にして口や鼻から吸い込む吸入法）を行う．分泌物が粘稠で自己喀出が困難な場合は吸引器を使用し，除去に努める．また，必要に応じタッピングを行う．

C）バイタルサインの観察

手術後は舌根沈下をきたしやすいので，呼吸状態に注意し観察する．尿道カテーテル，ドレナージ（排液排出）用チューブが挿入されている場合は排出状態を観察する．

D）疼痛

疼痛がある場合は鎮痛剤を投与し，苦痛や不安の除去に努める．

E）口腔内清潔保持

術後は口呼吸に移行するため，口腔内が乾燥しやすい．嚥下可能時は水分摂取を促し，できない場合は湿ガーゼを使用する．

F）食事

術後1週間は口腔内汚染防止および創の安静のため，経管栄養となる．この場合，下痢症状が出現することもあるので観察を十分に行う．口腔内の状況により経口でのミキサー食，粥食へと適宜変更されるが，口腔内の欠損状況により摂取難が生ずることがある．この場合は時間をかけ，気長に摂取するよう促す．

G）嚥下・言語障害

術後，切除範囲により生ずる．必要に応じ，摂食嚥下指導，言語機能の回復指導を言語聴覚士と連携して行う．

（4）上顎切除術後の看護

上顎切除部位周辺の組織拘縮による開口障害予防のため，組織欠損部位に皮膚移植がなされ，顎義歯の装着，ガーゼ充填が行われることが多い．

A）会話困難

術後は，言語が鼻にもれ聞き取りにくいが，患者に不愉快な思いをさせないよう，ゆっくり，大きく口を開けて話すよう説明する．

B）眼瞼浮腫

患側眼瞼の浮腫のため開眼できず，眼脂分泌がある場合は，点眼または洗浄を行う．不安の除去に努める．

（5）下顎切除後の看護

下顎，舌および口腔底切除後（図5-7）は，舌根沈下による気道閉塞をきたしやすいので体位に注意する．頸部郭清術を同時に行った場合は，郭清部位に死腔をつくらないよう持続吸引が行われるので，吸引が確実に行われているか，吸引量や性状を観察する．皮弁による即時再建術が行われた場合は，皮弁の色調観察を行う．

①気管切開が行われた場合は，気管孔より分泌物の吸引を行う．
②気管カニューレ挿入中は，発声ができないため，筆談またはジェスチャー，患者の表情などでコミュニケーションをとり，不安の除去に努める．

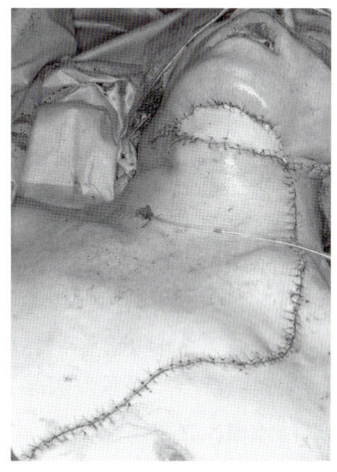

図5-7　口腔底腫瘍切除後の大胸筋皮弁による即時再建．

（6）放射線療法の看護

放射線照射部位は，照射量の増加に伴い，皮膚の発赤，色素沈着などの変化がみられ，搔痒を伴う場合がある．皮膚を爪で傷つけたり，こすったりしないように注意する．また，衣類による接触を避けるとともに，周辺に絆創膏を使用しないようにする．必要時ネット包帯を使用し，皮膚の保護に努める（図5-8，9）．

口腔粘膜は糜爛が増強し，滲出液が増し，灼熱感や接触痛が強度となり，摂食困難となる．食事は刺激の少ない形態に変更する．含嗽水は刺激が少なく，痛みを緩和するキシロカイン入りのものに変更し，口内を清潔に保つ．

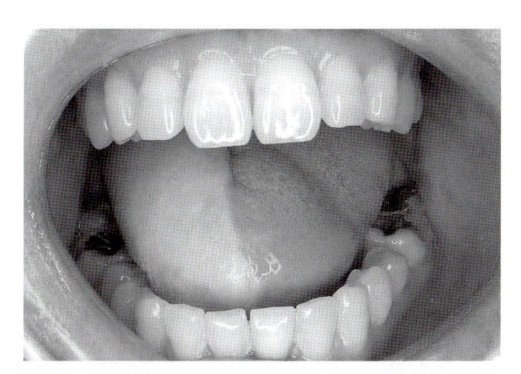

図5-8　右舌半側切除後の前大腿外側遊離皮弁による再建術後．

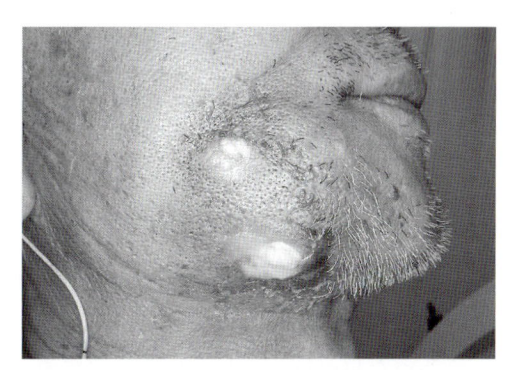

図5-9　手術不能例で放射線と動注化学併用療法を行っている下顎歯肉癌の皮膚進展例．

(7) 化学療法時の看護

抗悪性腫瘍剤使用後は発熱や脱毛，また，全身倦怠感，悪心嘔吐，食思不振など不快な症状が現れる．体力の消耗および白血球減少などによる体力の低下が他疾患を誘発しやすいため，できるだけ安静をとり，体力の消耗を最小限にくいとめる．さらに，食事内容と摂取量に注意し，体力回復をはかるための栄養補給について配慮する．

(8) 後遺症に対する看護

頸部郭清術後は，肩こり症状および倦怠感を伴う場合が多い．創部が落ち着いた後，リハビリ体操や，必要に応じて温湿布を行い，苦痛の緩和に努める．

(9) 退院指導

治療のために失われた機能の回復や栄養指導を計画し，自信をもって日常生活を送ることができるよう，家族を含めて援助を行う．退院後，再発や社会復帰などに対する不安も強いため，患者の状況を把握するために定期受診を必ず行うことを勧める．受診時には体重，食事摂取状況，困っている事柄などを聞き，患者の身体的および精神的状態を把握する．

6）末期患者の看護

口腔内の腫瘍は日ごとに増大し，外形は日ごとに崩れ，分泌物や悪液質が顕著となる（図5-10）．疼痛も激しさを増し，心身の苦しみに患者の日常生活は安定性を失っていく．通常の鎮痛剤では効果が得られなくなったら，がん性疼痛コントロールガイドラインに準じて麻薬に移行していく．

顔貌の変形，一般状態の悪化が進むなか，看護者は患者の生への希望を支え続けながら残りの日々を充実したものにするため，末期の状態に応じた緩和ケアに取り組まなければならない．

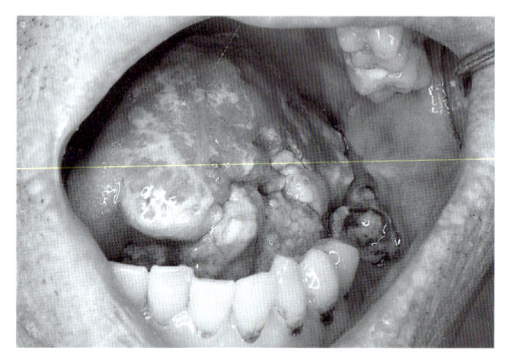

図5-10　咀嚼・嚥下障害をきたしている舌口腔底原発進行癌の口腔状態．

(1) 身体面の看護

①患者の望む安楽な姿勢をとる．
②環境を整え，身体の清潔をはかり，気分の爽快に努める．
③食欲がなく，体力の減退を自覚している患者には，家族との連絡を密にし，嗜好にあった食べ物の差し入れを依頼する．栄養科とも連絡をとり，許される範囲での配慮を行う．

④疼痛の軽減をはかる．薬使用時は便秘や精神状態に変化がみられるため，観察を十分に行う．
　⑤腫瘍部の観察を行う．腫瘍が自壊すると滲出液が多くなり，悪臭となることがある．汚染が著しい場合は頻回にガーゼ交換を行い，室内には脱臭剤の設置，患部には脱臭シートを使用し，臭いの除去に努める．また，出血や気道閉塞が起こる可能性も高いため，緊急時に対応がスムーズに行えるよう，医療器材の準備が必要である．

(2) 精神面の看護
A) 不安の除去に努め，話を傾聴する
　インフォームド・コンセントにより，病名を告知されることが多いが，認めたくなく，不安と恐怖のなかで激しく気持ちが揺れ動くことがある．家族の希望により，一部の患者には病名を告知しない場合があるので，このような場合，看護者は統一した態度で接し，患者の苦悩を受け止め，患者の心を乱すことのないよう行動する．

B) 患者の葛藤への配慮
　絶望的な気持ちと治りたい望みとが交互する患者の葛藤を，人間対人間の関係で支え，一日一日を精一杯生きること，それが患者自身の生きる支えとなるよう励まし続け，やがて訪れるであろう死を安らかに迎えられるよう援助する．

7) 口唇裂児の看護

　口唇裂の形成手術は，顔貌を整え吸啜機能を良くするために，生後3～4カ月，体重6Kg前後を目安に全身麻酔下で行われる（図5-11～13）．
　両側裂の場合は，初回手術の3～4カ月後に2回目の手術が行われる．

(1) 術前看護
A) 患児の観察
　患児にとって最良の状況で手術が受けられるよう，入院前より健康状態には十分配慮するよう母親に説明する．また，入院後は環境の変化により患児が体調を崩すこともあ

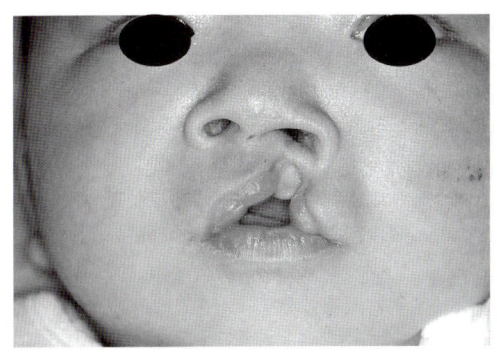

図5-11　不完全口唇裂術前．　　　図5-12　不完全口唇裂術後．

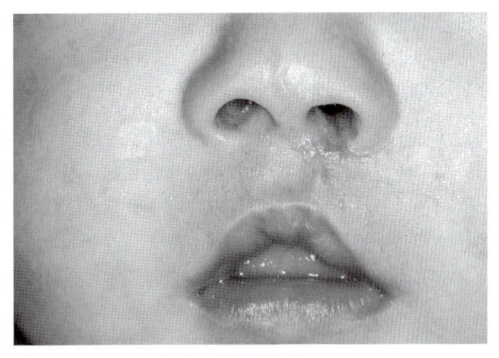

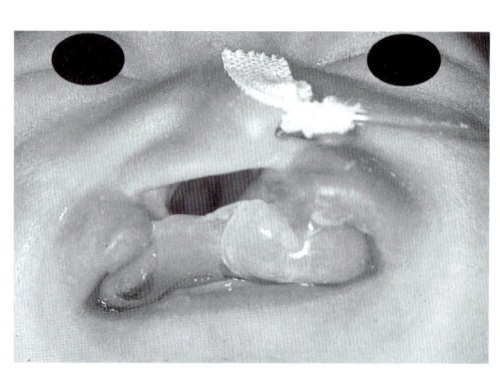

図5-13　口唇口蓋裂児ホッツ床装着． 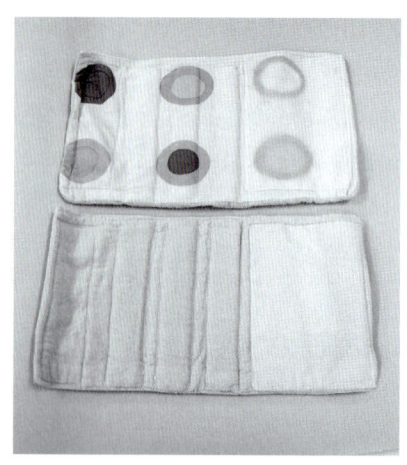　　図5-14　肘関節に装着する抑制帯．

るため，環境整備には留意する．

B）家族への看護

家族に手術・術後に関する説明を歯科医師とともに十分行う．特に母親が情緒不安定をきたすと，患児は敏感に感じ取るため，安定した精神状態で患児に接することができるよう母親を援助する．

(2) 術後看護

A）観察事項

バイタルサイン，特に顔色，口唇色，呼吸状態，創腫脹，出血などの観察を十分行い，異常の早期発見に努める．

B）安静の保持と創の保護

帰室後，酸素テント内で安静をとらせるが，啼泣し，安静を維持するのが困難な場合がある．このようなときは，できるだけ静かにして眠れる環境をつくるように努める．

創の保護目的で，患児が手で触らないように肘関節部に抑制帯を使用する（図5-14）．使用中は，肘関節を曲げることができないため，1日数回外し，腕の屈曲運動やマッサージを軽く行う．

C）術後摂取指導

水分摂取は術後指示に基づいて開始する．砂糖湯を経口的に与え，異常がなければミルクへと移行する．術後は創部の違和感のため一時的に摂取量の低下をきたしやすいが，スプーン哺乳，特殊哺乳瓶などを使用して摂取量の増加をはかる．

D）口腔のケア

哺乳後に白湯を与え，ミルクを口腔内に残すことのないよう注意する．

E）創面の保護

哺乳時，創面に乳首が触れないよう健側口角から乳首を入れ，創面を刺激しないよう

特殊哺乳瓶で援助する．創部の抜糸は術後7〜9日頃に全身麻酔で行われる．

F）全身的観察

感染防止目的で抗生剤の投与が行われるが，そのため下痢を誘発する場合がある．下痢発生時は臀部を清潔に保ち，糜爛(びらん)が生じないように努める．

(3) 退院指導

①創部を打撲すると創の離開や出血することがあるため，気をつけるよう指導する．外出時は創の日焼けを防止するため，帽子の使用を勧める．
②鼻翼の形を整えるためレチナを使用する場合，紛失や固定テープによる皮膚状態に注意するよう説明する．
③離乳食の開始が遅れることがあるため，健常児と同時期の開始を勧める．

8）口唇修正術患者の看護

口唇形成術施行後，成長に伴って瘢痕や鼻翼の変形，赤唇のずれが気になるような場合，口唇の修正術が行われる．患者の修正術に求める期待は大きいが，手術後，形態が整っても，口唇裂に対するこだわりを持ち続けている間は満足を得ることは困難といえよう．機能的・審美的問題がある程度解決に至った時点からは，患者自身が自分との闘いのなかから，自立への道に向かって自分の力で心の傷を癒すことができるように，家族・医療従事者は援助しながら，あたたかく見守ることが必要である．

9）口蓋裂児の看護

口蓋形成術の目的は，披裂部分の閉鎖を行い，正常な発音と嚥下機能を獲得することである．手術時期は，言語習得前の1歳半〜2歳で，体重10Kgを目安として全身麻酔下で行われる．口蓋裂児は感冒，中耳炎などに罹患しやすいため，手術前は体調を崩さないよう，注意が必要である．

(1) 哺乳指導

口蓋裂がある場合は吸啜力が弱く，通常の哺乳瓶では哺乳が困難である．
栄養の補給には経管栄養または，経口栄養を用いる．

A）経管栄養

確実に栄養を確保できる．患児は口腔の筋肉や顎を使用しないため，状況をみながら発育を促すことを目的に，徐々に経口摂取に切り替えるよう母親に説明し，具体的に指導する．

B）経口栄養

ピジョンP型特殊哺乳瓶を用いる（図5-15）．乳頭部が大きく，逆流防止弁がついているため舌で乳首を押しつぶすだけでミルクが出る．瓶も軟らかな材質を使用してい

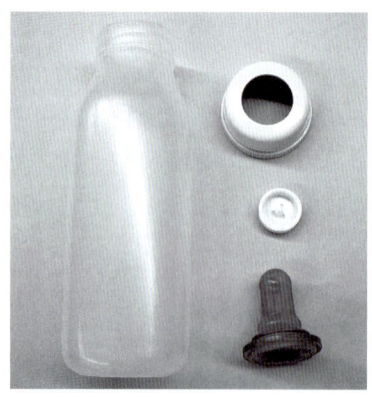

図5-15 ピジョンP型特殊哺乳瓶． 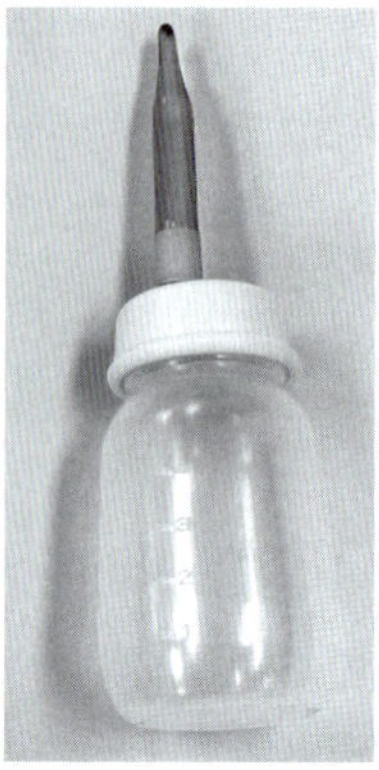　図5-16 哺乳器．

るため，手で軽く押せばミルクをスムーズに飲ませられる．また，口蓋披裂部にホッツ型人工口蓋床をはめると哺乳速度が上昇し，顎の正常位置の獲得もはかれる．乳首を長くしたものも有用である（図5-16）．

(2) 術前看護
口唇裂術前看護に準ずる．

(3) 術後看護
A) 観察事項
バイタルサイン，顔色，特に呼吸と口腔内出血，嘔気，嘔吐に注意し，水分摂取と排泄状態の観察を十分に行う．

B) 覚醒時の看護
帰室後 O_2 テントに収容するが，覚醒時に患児が興奮し，暴れて，仰臥位をとることが困難な場合がある．その際，母親にテント内に入って抱いてもらうと落ち着くことが多い．

術後，流涎に血液が混入したり，誤飲血を嘔吐したりして母親が驚くこともあるため，事前に，嘔吐時は顔を横へ向け，誤飲・誤嚥させないよう指導し，協力を得る．

C) 術後の摂取指導
水分摂取の開始は，術後指示に基づいて経口的に行う．水分摂取後に，嘔気，嘔吐が無ければ流動物の飲用を試みる．口腔内には，圧迫止血および創面保護のためセルロイドシーネが装着してあるため，口腔内の違和感や嚥下困難が生じる．さらに咽頭痛，口角糜爛による開口時痛などのため，経口摂取不良となることが多い．摂取時は形態を考慮し，患児の嗜好にあった水分・固形物を根気よく与えるよう母親に説明し，摂取量のチェックを行い，脱水防止に努める．

D) 口腔のケア
口腔内の清潔を保つことは，二次感染防止のうえで大切なことである．嚥下運動が不

十分なため食べ物が口腔内に残りやすいので，摂取後は水分を飲用させ，残渣物の除去に努める．

　E）安静

　術後の患児は十分な栄養摂取が困難なため，できるだけ体力の消耗を少なくする必要がある．患児は歩行をしたがることが多いが，抑制帯で肘関節を抑制しているため，体のバランスを崩して転倒しやすい．歩行時は特に注意するよう母親に説明し，抑制帯は1日数回外し，肘関節の運動やマッサージを行うことも指導する．

　F）創面の保護

　セルロイドシーネは，口蓋粘膜弁を上方に密着させ，口蓋中央縫合部および減張切開部を清潔に保持するとともに，シーネ後方にモデリングコンパウンドを共用し，軟口蓋を押し上げ，鼻咽腔狭窄を期待する．

　シーネは術後3～4日に除去されるが，呼吸困難，嘔気反射，自然脱落，感染が考えられる症状が出現した場合は，状況に応じて除去することもある．硬口蓋前方部，左右臼歯後方部切開創には，止血および口蓋組織の後方移動の一助と創面の癒合防止のため，ガーゼが挿入されるが，術後シーネとともに除去される．

　シーネ除去後は硬い物，粘着性のある物は食べさせないよう指導する．

(4) 退院指導

　日常生活のなかで口腔機能を自然に発達させていくための生活指導を行う．
①よく噛んで正しく飲み込む習慣が，発育に必要な口腔諸器官の機能回復につながることを説明する．
②吹く，吸う訓練を無意識的に遊びのなかに取り入れて遊ばせる．
③聞き取りにくい言葉を，繰り返し言わせることのないよう聴く努力をする．患児がわかってもらった喜びの体験を積み重ねることによって，言語活動が活発になる．それがこだわりのない日常生活へとつながる．
④硬い食べ物（あられ・せんべいなど），粘着性の食べ物（ガム，キャラメル，チョコレート）などは創部に影響を与えるため，術後1カ月間は与えない．
⑤顎裂を伴っている場合は歯列不正を認めるため，う蝕にならないよう術後1カ月頃より歯ブラシを使用し，予防に努める．

10) 口唇・口蓋裂児をもつ両親への援助指導

　口唇・口蓋裂児をもつ両親は，患児を出産したことへの責任を強く感じることがある．特に母親は精神的・肉体的にも不安定な状況で育児を行っているため，細やかな配慮が必要である．
①患児とその家族を取り巻く環境は，地域によって異なるが，疾病に対する偏見が強いところでは，両親の接し方が患児の人間形成をゆがめることもあるため，おおら

かな態度で接するよう働きかける．

②人の目を気にせず，患児を連れて外出し，親自身が周囲の目に慣れる．また，近所の子供たちとも遊ばせ，こだわりをもたない日常生活をさせることが，素直で明るい子供を育てることにつながることを気づかせる．

③親が子供の話を喜んで聞き，子供が聞いてもらえる喜びをもつようにする．

④患児が疾病に対し興味が出てきた頃を見計らい，疾病について説明する．その際，ごまかした説明をしないようにする．

⑤口唇・口蓋裂児の親の会があることを説明し，同じ境遇の親同士が会を通じて育児・社会生活への対応などについて話し合うことができるよう援助する．

11）顎変形症患者の看護

顎骨の変形は，先天的あるいは後天的に生じ，さまざまな形態をとる．高度の変形症は，骨切り術（骨切りによる顎骨骨体の延長短縮・前方移動・後方移動など）が症例に応じて行われる（図5-17～20）．このような形成手術は，口腔機能と審美障害の回復を目的として行われる．手術適応年齢は，顎発育終了時期を目安とする．顎変形症の

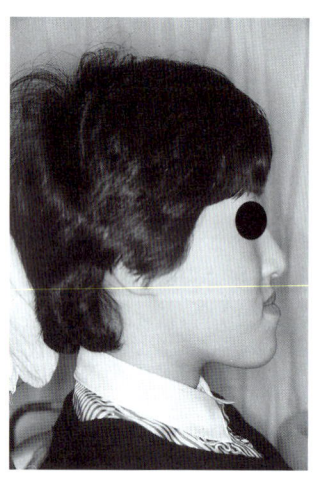

図5-17 下顎前突症術前．

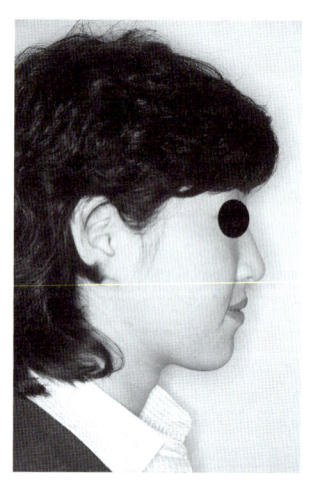

図5-18 下顎前突症術後．

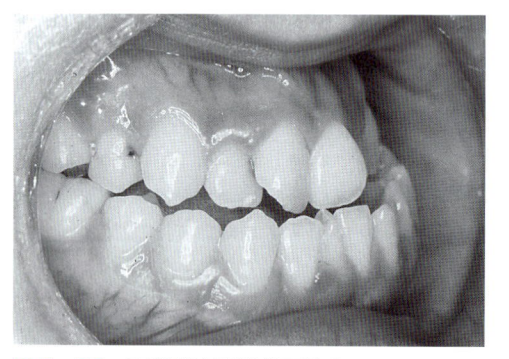

図5-19 下顎前突症術前口腔内．

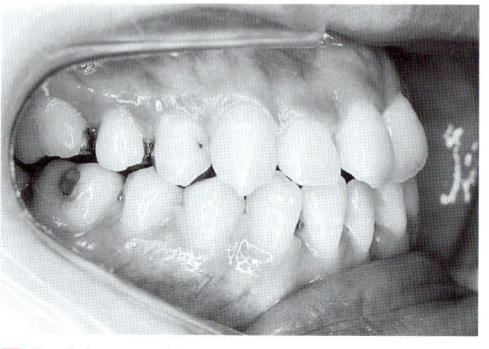

図5-20 下顎前突症術後口腔内．

手術は，術前術後を通して矯正，補綴の各専門治療科との連携が必要である．

(1) 術前看護

手術については，医師との連絡を密にして患者が何に期待して手術に臨んでいるかを事前に把握しておく必要がある．

顎変形症患者は咬合不全，咀嚼障害，審美障害を主訴として，手術による完全な顔貌を期待し，過去の自分のもつ劣等感を打ち消すことを望んでいる反面，自己本来のイメージの消失を恐れているなど，不安定な心理状態にあることを理解し，対応しなければならない．

(2) 術後看護

顎骨骨折の看護に準ずる．

術後の患者の心理状態を理解し，援助する．すなわち，顎変形症手術の患者には，術後の苦痛軽減とともに，形成手術による審美面，機能面の回復をみながら，形態の変化にこだわりをもつという複雑な心の動きがうかがえる．その印象を他人に求め，さらにその印象を気にする傾向がみられる．したがって，術後最も身近に接する看護師にそれを求める場合がある．看護師は言動に注意し，患者の手術目的を十分理解し，対応する．

(3) 退院時指導

顎骨骨折の看護に準ずる．

退院後定期的に受診するよう説明を行う．

12) 顎関節強直症患者の看護

顎関節強直症は，顎関節またはその周囲組織の外傷や炎症のため，関節頭と関節窩が結合組織もしくは骨組織によって癒合し，開口が制限されて完全な開口不能を呈するものである．

治療法として顎関節剥離授動術が行われる．術後は再癒着防止目的で積極的に開口訓練を行い，開閉口筋の機能を回復させて開口を可能とすることを目的とする．

(1) 術前看護

①術前準備として，耳介を中心に広範囲の剃毛を行う旨を説明すると同時に，耳垢を除去しておくことを説明する．
②術後の開口訓練の必要性について説明し，理解を得る．

（2）術後看護

A）耳部症状の観察

耳鳴，耳痛，耳閉感，難聴の有無を観察する．

B）食事

術後は開口咀嚼練習を兼ねて，粥食〜常食へとできるかぎり早く移行する．

C）開口訓練

術後4日目頃より，特殊開口器を使用し，開口訓練を開始する（図5-21）．最初は開口時痛を伴うが，痛みが強い場合は鎮痛剤を使用し，疼痛の緩和をはかりながら行う．

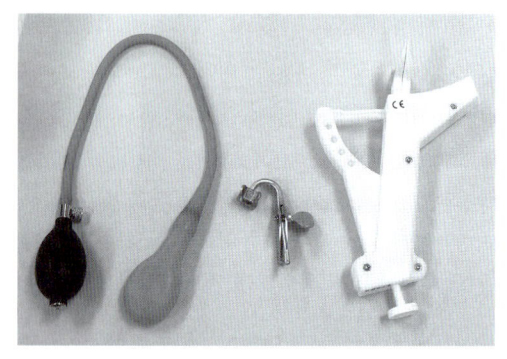

図5-21　ゴム製開口器，万能開口器，セラバイト開口器．

開口訓練は術後の大切な療法であることを理解してもらう．

（3）退院指導

術後約6カ月間継続して開口訓練を行い，定期的に受診して開口域を測定し，再癒着防止に努める．う蝕の治療を行い，必要に応じて咬合調整を受ける．

13）障害者患者の看護

障害者患者の疾患としては，脳性麻痺，精神発達遅滞，自閉症，認知症，脳血管障害などがあげられる．障害の程度によるが，知的障害のある患者の歯科治療はむずかしい．診療室になじめず，歯科治療に協力が得られず，治療そのものを拒否されて治療が行えない場合も多々ある．また，不随意運動や筋の異常緊張があり，開口保持がむずかしい場合には，通常の歯科治療が困難となることがある．このような場合は，入院し，手術室で全身麻酔下において集中歯科治療を行う計画が立てられる．

まず，医科・麻酔科の術前診察を受け，全身状態に問題がないかチェックされた後，入院が決定される．患者は入院環境に適応することが困難であるため，入院期間は最小限とする（通常は2泊3日）．本人との意思疎通が困難なため，入院時は保護者の付き添いが必要となる．

（1）術前看護

環境が変化したことにより患者は落ち着きがなくなり，暴れたり，動き回ったり，なかには奇声を発し，自傷行為を起こす場合もある．患者が安心して入院生活が送れるよう，危険行為が発生しないよう，病室内の環境を整えることが必要となる．

①総室での入院は困難であるため，個室対応が望ましい．

②病室内に不要な物は置かない．
　③ベッド使用が困難な場合は床にマットレスを敷き，対応する．
　④絶飲時間が長くならないよう，手術室への入室時間の考慮を行う．
　⑤手術当日は絶飲食となるため，誤って食べてしまわないよう，食物は部屋に置かず，場合により水道は水が出ないよう元栓を閉めるなどの配慮が必要となる．
　⑥環境の変化により体調を崩しやすいため，観察を十分に行う．
　⑦患者本人からの訴えは求められないため，家族とコミュニケーションをとり，情報を得る．

(2) 術後看護

　治療が終わり自室に戻った場合，覚醒時にトラブル発生が一番多い．尿道カテーテルは手術室で抜去するため問題はないが，酸素マスクを取ってしまう，点滴を抜いてしまう，暴れる，奇声を発する，などの可能性が高い．
　①早期に抗生剤の投与を行い，状況を観察しながら，麻酔科医・担当医と相談し，点滴を早く抜去する．
　②暴れる場合は，体を抑えてなだめる．
　③意思の疎通がはかれないため，疼痛の状態が把握できない．患者の表情から判断し，鎮痛剤の投与を行う．
　④治療により口腔内の状況が変化しているため，気になり，口内へ指を入れて触ったり，縫合糸を引っ張ったりする光景が見られるが，家族に見守ることをお願いする．
　⑤抜歯を行った場合は出血に注意する．
　⑥食事摂取不良時は，本人が好む物を食べさせる．

(3) 退院時の看護
　①う蝕にならないよう母親と本人に歯磨き指導を行う．
　②定期的に口腔内の状態をチェックするため，歯科受診をするよう説明する．

14) 言語障害患者の看護と指導

　口腔領域における言語障害は，口蓋裂および手術による口腔形態の変化により生ずる．言語障害が生じるとコミュニケーションをとることがむずかしくなり，言語が不明瞭なことで人間関係に支障をきたす，いじめにあう，当事者の性格などにも影響をもたらすなど，日常生活・社会生活に影響をきたす．
　言語障害の原因を追究し，障害に則した訓練を行うことにより，言語障害を克服できることを，本人・家族に説明し，理解を求める．看護者は患者の表情や訴えから心理状態を把握し，不安が軽減するよう援助しなければならない．

(1) 言語障害の原因の把握
A) 口蓋裂・粘膜下口蓋裂・鼻咽腔閉鎖不全症から起こる場合
　口蓋披裂があることにより鼻から空気が洩れて，言語が不明瞭になったり，鼻咽腔の閉鎖が悪いと言語障害が生ずる．いずれも手術により改善されるが，改善されない場合もありうる．また，歯列不正・歯列狭窄が影響を及ぼす場合もある．口蓋裂児は中耳炎に罹患しやすく，そのため難聴となり，言語発達が遅延する場合もある．
　不明瞭となる発音（カ・サ・タ・パ行音）

B) 手術による口腔内の欠損から起こる場合
　舌切除範囲により舌運動障害が出現し，言語が不明瞭となる．この場合，舌尖音（タ・ナ・ラ），奥舌音（カ）の発音が不明瞭になりやすい．

(2) 言語訓練時の看護
A) 訓練にあたり，家族（母親）の協力を得る
①自宅でできる訓練方法を習得してもらう．
②訓練で出た宿題を継続できるよう本人へ働きかける．
③訓練を楽しんで行えるよう自宅環境への配慮．
④正しく発音できた場合は褒めて自信をもたせる．
⑤唇顎口蓋裂児の訓練は長期間となるため，焦らないようにする．
⑥発音が不明瞭な場合でも，何回も聞き返すことはしてはならない．

B) 家族に精神的なフォローを依頼
　言語障害があるとコミュニケーションがうまくとれず，そのため苛立ったり，人前に出て話すことを嫌がり，人の顔色を見たりしやすくなる．何でも話し合える関係を築き，精神的なサポートが行えるよう関係を密にする．

C) 他職種の医療従事者と関わり
　言語治療を行うにあたり，多職種のメンバーによる関わりが必要となるため連携を密にする．
　歯科医師（口腔外科・矯正科・小児歯科・補綴科）
　耳鼻科医・リハビリテーション専門医・言語聴覚士

(3) 言語訓練について
A) 訓練の適応
　口蓋裂の場合，開始年齢は4〜5歳が適切である．年齢に達しない小児の場合は，定期的に受診し，経過を観察する（図5-22）．親には助言指導を行う．
　口腔癌の術後の場合は，手術創が安定してから開始する（図5-23）．

B) 訓練の目的
　正常構音を獲得すること．

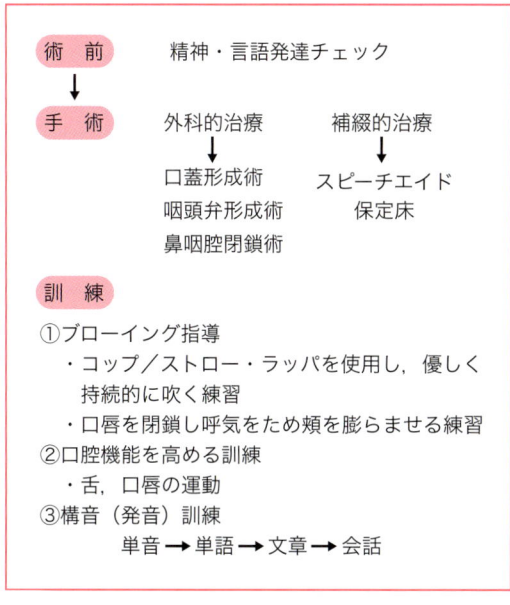

図5-22 口蓋裂，粘膜下口蓋裂，鼻咽腔閉鎖不全症の言語訓練．

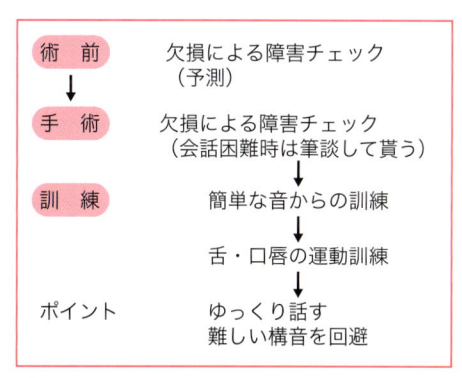

図5-23 口腔癌手術後の言語訓練．

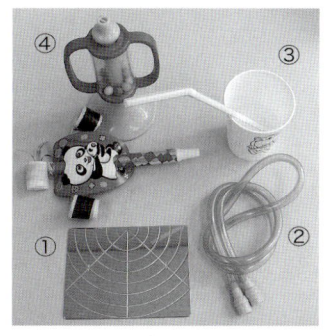

図5-24 ブローイング指導に用いる道具　①鼻息鏡　②オトスコープ　③コップ，ストロー　④ラッパ．

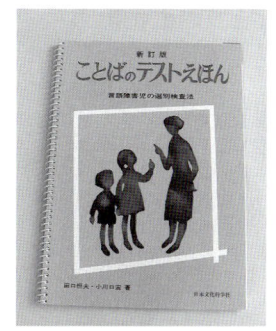

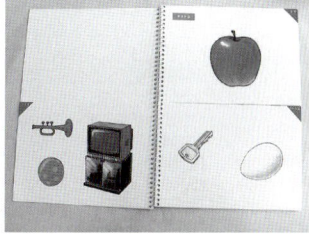

図5-25 ことばのテストえほん．

c）訓練方法

口蓋裂の場合は図5-22に示すように①ブローイング指導（図5-24），②口腔機能を高める訓練，③構音訓練を行う．訓練に際しては図5-25, 26のような資料を応用する．

口腔癌の術後訓練は，図5-23に示す．

15）嚥下障害患者の看護

嚥下とは，食物を食塊として口腔〜食道〜胃まで送り込むことであり（表5-1），何らかの原因で問題が生じ，飲み込めなくなることを嚥下障害という（図5-27）．嚥

第5章 口腔外科患者の看護

障害者への視覚素材を利用した説明方法

　病院での生活，全身麻酔のための術前検査や前処置，手術室への移動などについて，口頭での説明が理解できず困難を伴う自閉症，知的障害者などに対し，今後の見通しが立ち，意味が理解できるよう視覚媒体を用いて説明することは，患者の不安軽減やパニック行動の予防に効果がある．

　近年ティーチ（TEACCH）プログラムの考え方を利用し，絵カードなどを用いた方法が各方面で応用されている．この方法は，自閉症患者が，目で見て理解できること，習慣化，パターン化，ルーチン化されたこと，意味が理解できること，などには根気よく取り組むという特徴を利用したものである．

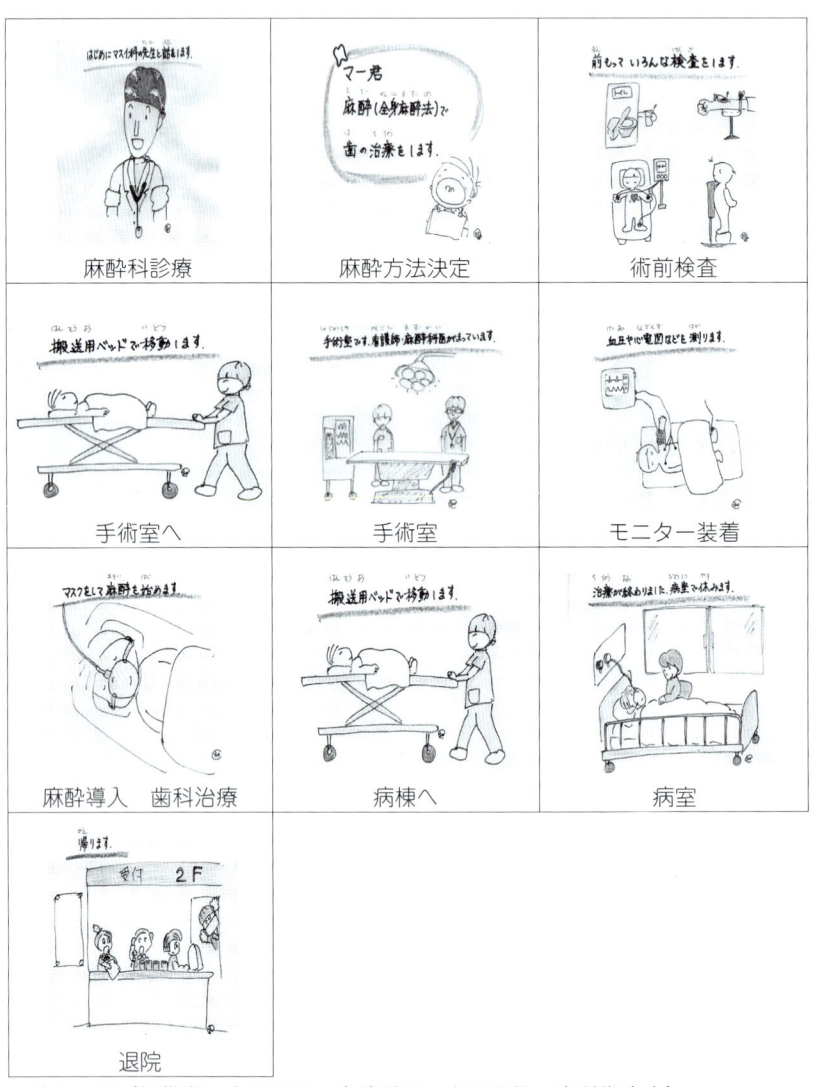

絵カード（提供者　山田正弘：麻酔科医　山田和代：歯科衛生士）

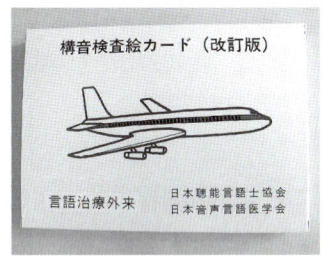

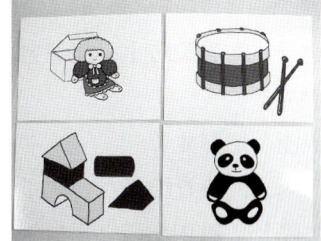

図5-26 構音検査絵カード.

表5-1 嚥下過程

先行期（認知期）	摂取しようとする食物を認知し，口に入れるまでの時期
準備期（咀嚼期）	食物を咀嚼して食塊を形成する時期
口腔期	食塊を口腔から咽頭へ送り込む時期
咽頭期	嚥下反射により食塊を咽頭から食道入口部へ送り込む時期
食道期	食道の蠕動運動より食塊を胃へ送り込む時期

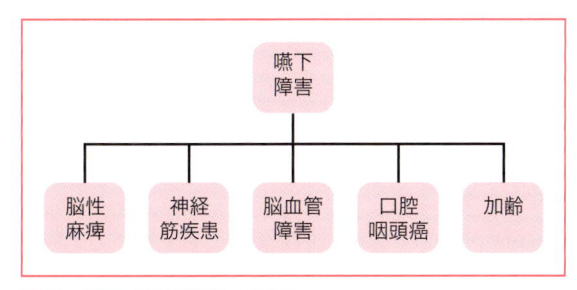

図5-27 嚥下障害の原因

下障害が生じると食べる楽しみが阻害され，誤嚥しやすくなり，誤嚥性肺炎に罹患しやすくなる．口腔領域においては，舌が嚥下運動の準備期と口腔期に深く関与しているため，舌腫瘍手術後は組織欠損範囲により，嚥下障害が生じやすい．

各種検査にて障害された機能が明らかにされたら，改善するための訓練を早期に計画し，実施することが必要である．

(1) 術前看護

舌や顎の切除術を予定している場合，術後看護に際して以下の準備が必要である．
①嚥下過程を理解する．
②患者が摂取している食事形態を把握する．
③術後欠損する部位により起こりうる嚥下障害を，事前に把握する．
④手術に関しては主治医に納得できる説明を行ってもらい，不安の除去に努める．

(2) 術後看護

①口腔のケアを行い，感染防止，唾液分泌の促進，食物残渣物，唾液による誤嚥性肺炎の予防に努める．
②障害された機能を把握する．
③嚥下訓練は，術式，検査結果などを参考にしながら訓練内容，回数を選択する．患者には訓練に際し，焦らないよう根気よく行うことを説明し，協力を得る．
④嚥下訓練時は集中できるよう，病室内の環境を整える（テレビ等は消す）．
⑤嚥下訓練により嚥下が可能になった場合，徐々に食事形態を変更し，希望をもたす．

(3) 嚥下障害の診断に用いられる検査

①嚥下造影（VF 検査）
②嚥下内視鏡検査（VE 検査）
③簡易機能評価
・反復唾液嚥下テスト（RSST）
・水飲みテスト・改訂水飲みテスト（MWST）・フードテスト
・頸部聴診法
④その他の検査
・嚥下圧測定・舌骨上筋群の筋電図測定
・舌・舌骨の超音波検査
　※患者の状態により検査内容が選択される．

(4) 嚥下訓練の方法

間接訓練：食物を用いない訓練．
①嚥下体操（リラクゼーション）
②口腔内保清
③アイスマッサージ（図5-28）
④舌・口腔周囲の可動域訓練（図5-29）
⑤舌・口腔周囲の筋力負荷訓練
⑥構音訓練
⑦ブローイング
⑧空嚥下

直接訓練：食物を用いての訓練で食形態，嚥下体位を工夫する．
嚥下しやすく，誤嚥しにくい食品にはゼリー，プリンなどがある（図5-30～32）．

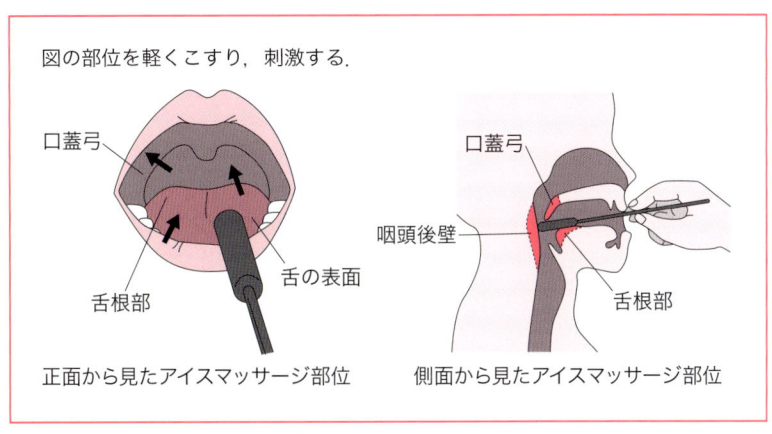

図5-28 アイスマッサージの方法．
（鬼塚哲郎ほか：頭頸部癌．メヂカルフレンド社，東京，2006．より改変）

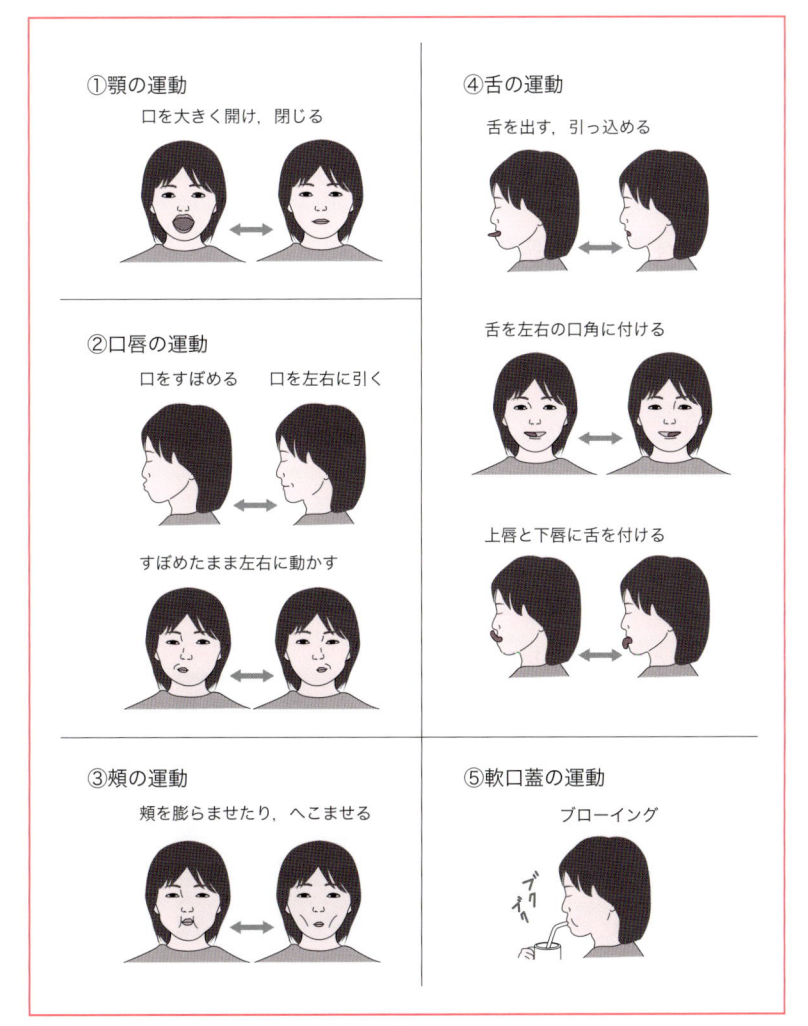

図5-29 顎，口唇，頬，舌，軟口蓋の運動．
（鬼塚哲郎ほか：頭頸部癌．メヂカルフレンド社，東京，2006．より改変）

第 5 章　口腔外科患者の看護

嚥下しにくく誤嚥しやすい食品
1）さらさらした液体
2）パサパサした物　　　　　　　　　　パン，カステラなど
3）バラバラになる　　　　　　　　　　カマボコ，ピーナッツなど
4）口腔内や咽(のど)に貼り付きやすい物　ノリ，ウエハースなど
5）粘りのある物　　　　　　　　　　　もち，だんご

（5）直接訓練時の看護

①事前に嚥下体操，アイスマッサージ，舌運動などの機能訓練を行う．
②訓練前に口腔内を観察し，唾液の貯留がある場合は，口腔内吸引を行う．必要があれば口腔清掃を行う．
③摂取時の体位は，30～60度のリクライニングと頸部前屈位や頸部回旋により，嚥下がスムーズになることがある．
④訓練開始時は必ず担当医同席のもとで行う．
⑤摂取中，むせ込みがある場合は，誤嚥の可能性があるため，状況観察を行いながら進めていく．ただし，不顕性誤嚥もあるので注意する．
⑥水分は一番嚥下しにくいため，お茶ゼリーなどを作り，使用すると口腔内がさっぱりして口腔保清にも役立つ．
⑦嚥下補助床を用いている場合は訓練後必ず清掃を行う．

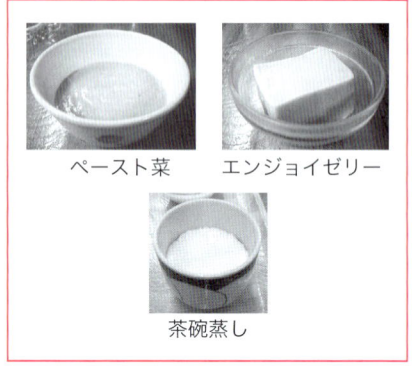

図 5-30　開始食．

（6）退院指導

①栄養科と連携をとり，栄養指導や調理法に関する指導を行う．
②定期的に体重測定を行い，必要カロリーがとれているか確認を行う．
③体調不良時は，早めに受診するよう勧める．

【メニュー】
ペースト粥
春雨と豆腐のスープ煮
南瓜サラダ
茶碗蒸し
ジョアライト

エネルギー：665kcal
蛋　白　質：21.5g
脂　　　質：25.9g

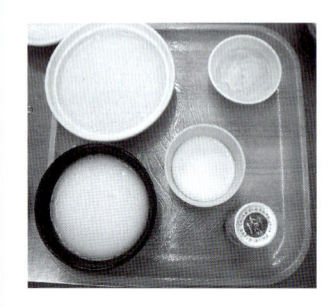

図 5-31　嚥下食 1．

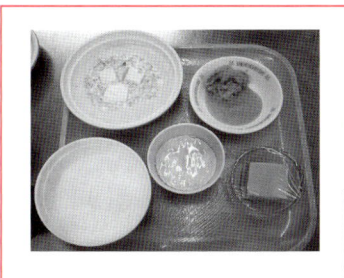

【メニュー】
粒ペースト粥
春雨と豆腐のスープ煮
南瓜サラダ
茶碗蒸し
エンジョイゼリー

エネルギー：642kcal
蛋　白　質：19.8g
脂　　　質：28.2g

図5-32　嚥下食2．

3　入院患者の診療介助

　歩行可能な患者は，デンタル・チェアが設置されている処置室で処置を行う．術後安静が必要とされている患者の場合は術後回復室で，癌の末期で歩行困難な患者の場合は自室で処置を行うなど，状況に合わせ場所を選択する．口腔内の処置は照明が必要なため，処置室以外で行う場合は，照明器具を必ず準備する．

1）処置の実際

　口腔内と口腔外両方の処置が行われる場合，器械器具はそれぞれ分けて使用する．

ラウンジ Lounge

嚥下補助床

　嚥下機能を補う目的として嚥下補助床を用いることがある．舌接触型（写真）補助床と軟口蓋挙上装置がある．

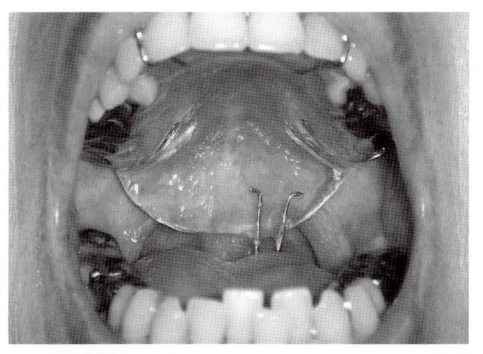

舌接触型補助床に栓塞子がついたものを装着した口腔内．

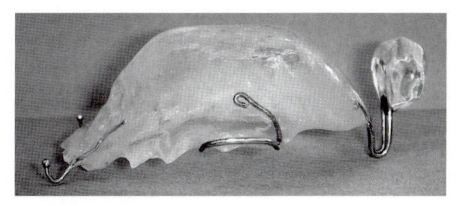

舌接触型補助床に栓塞子がついたもの．

(1) 口腔内洗浄

①スプレーによる洗浄は，口腔内の食物残渣物を除去し，防臭および口腔内の爽快をはかる．
②水銃による洗浄では，創部，口腔内糜爛部を殺菌・消毒用洗浄液または抗生物質溶解液・酵素剤などそれぞれの目的に合わせた薬剤を使用する．

(2) 口腔外処置

①感染性疾患の切開創は，水銃またはディスポーザブル注射器を用いて殺菌・消毒用洗浄剤で創部洗浄する．必要に応じてドレーンを挿入し，排膿を促す．ドレーン挿入時は創部に埋入しないよう，長く切った物を使用する．
②無菌的操作で行う．口腔周辺にガーゼを使用する場合，摂取物で汚染されないよう工夫する．
③乳幼児は皮膚が弱いため絆創膏などを使用する場合，表皮剥離を起こさないよう注意して剥がす．かぶれやすい患者の場合は，事前チェックとして手術前にパッチテストを行う．

2) 患者サイドに立った援助

患者の立場にたって，専門的知識・技術を用い，介助する際は手際よく，患者を疲れさせない配慮が必要である．
①患者が担当医に病状・予後などについて尋ねたいと思案している場合，看護者は患者の気持ちを斟酌し，両者が話しやすい場の設定を行う．
②処置時の疼痛に耐えている患者に対しては，声を掛け，患者の痛みをともに分かち合える関係を築くことも必要である．

3) 含嗽剤の選択

口腔内の清潔保持は，主に歯ブラシによるブラッシングであるが，口腔内の創および，痛みのためブラッシングができない場合がある．こうような場合は，含嗽剤（がんそうざい）を用いた洗口を頻回に行うことで，口腔内を清潔に保つことができることを患者に指導する．

含嗽剤は，薬理作用の期待と口に含んだとき香りがよく，味が後に残らないもので，口腔内爽快感が得られるものが望ましい．

口腔領域で使用する含嗽剤は，それぞれの症状に合わせて使用する．その主なものは以下のとおりである．
① 1％ネオステリングリーン含嗽剤（塩化ベンゼトニウム）
② 3％イソジンガーグル含嗽剤（ポピドンヨード）
③ 1％オラドール含嗽剤（臭化ドミフェン）
④ アズノール含嗽剤（1錠を100 ccの水で溶解）

4　包帯法

　包帯は，包帯材料を使用し，創傷や骨折の治療や圧迫固定，被覆することを目的とする．使用する材料は，それぞれの使用目的に合わせて選択する．口腔領域では，主として顎・頸部の安静保持および固定，腫脹抑制，被覆を目的に使用することが多い．

1）包　帯

A）材料
綿100％のものからレーヨン，ポリエステル，ウレタンを含んだものとさまざまである．

B）種類
①弾力包帯　　適度な圧迫を加え腫脹の抑制に効果的．
②伸縮包帯　　伸縮性がある．
③巻軸包帯　　分泌物の吸収が良い．
④ネット包帯　どの部分にハサミを入れてもほつれない．

2）包帯の巻き方

　包帯を巻く場所により幅を選び，包帯がずれないよう，また見た目が美しく，皮膚に密着するように巻いていく．巻き加減は目的に沿って，強からず，弱からず，平均的な圧で，苦痛を感じさせない程度に巻く．

　包帯が巻きづらい部位や，テープかぶれがある場合は，ネット包帯を用いるとガーゼのずれが防止できる．口腔外科領域では頭部，顎関節症，頸部郭清，大胸筋皮弁の術後に使用する頻度が多い．

【参考文献】
1) 鎌倉やよいほか：嚥下障害ナーシング．医学書院，東京，2005．
2) 小山珠美：経口摂取標準化ガイド．日総研，東京，2005．
3) 石川武憲ほか：歯科衛生士教本　口腔外科学，歯科麻酔学．医歯薬出版，東京，2004．
4) 鬼塚哲郎ほか：頭頸部癌．メヂカルフレンド社，東京，2006．
5) 高橋修一：最新口腔ケア．照林社，東京，2003．

試験問題

1) 口唇口蓋裂児の看護で誤っているものはどれか
    1. 口蓋裂児に哺乳指導は必要ない
    2. 口唇裂児のミルク哺乳後は，白湯を与え口腔内を清潔に保つ
    3. 口唇口蓋裂児は術後腕に抑制帯を着用するが，1日数回外し腕の運動を行う
    4. 口唇口蓋裂児は感冒や中耳炎に罹患しやすいので人ごみの多いところへの外出は避けるよう説明する

2) 次のうち誤っているものはどれか
    1. 口腔内を清潔に保つ事は，疾病の治癒促進と二次感染の防止に必要である
    2. 口腔外科患者は，摂取不良による栄養の低下をきたしやすい
    3. 顎間固定患者は咀嚼ができる
    4. 食べ物に対する欲求が満たされないと，その苦痛が不満として示される

3) 次のうち誤っているものはどれか
    1. 顎関節強直症患者は術後開口練習が必要となる
    2. 口腔癌の術後患者は会話困難が発生しにくい
    3. 口蓋裂児の言語訓練開始年齢は4～5歳が適切である
    4. 舌腫瘍手術後は，組織欠損範囲により，嚥下障害が生じやすい

4) 正しいのはどれか
    1. 炎症性疾患は腫脹が強度になると，呼吸難の症状が出る
    2. 口腔領域で腫脹が出現した場合は患部を冷却する
    3. 疼痛が激しい場合は鎮痛剤の投与をせず，我慢してもらう
    4. 口腔内に排膿がある場合，含嗽は必要ない

5) 末期患者の看護で誤っているものはどれか
    1. 疼痛コントロール不良時は，麻薬を使用し疼痛の軽減をはかる
    2. 腫瘍が自壊すると浸出液が多くなり，悪臭となることがあるため，ガーゼ交換は頻回に行う
    3. 患者の苦悩を受け止め，患者の心を乱すことのないよう行動する
    4. 食欲がなく，摂取不良な場合でも食事への配慮は必要ない

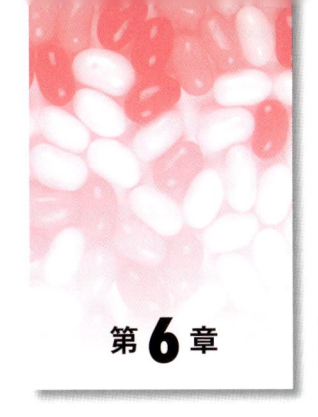

第 6 章 **口腔のケアの実際**

要 点
＊口腔のケアと呼吸器疾患との関連について学ぶ．
＊口腔内の清潔保持は，疾病の治癒促進と二次感染防止の意味が大きい．
＊口腔のケアにより，味覚の改善や爽快感を得る．

はじめに

　医療の現場では，患者の清潔について身体の清拭，洗髪，足浴，歯磨きなどを行っている．そのなかでも歯磨きは，今まではあまり重要視されていなかった．以前は，経口摂取していない場合，口から食物が入らないから口腔内は汚染されないという誤った認識もあり，そういった患者の口腔のケアは無いに等しかった．また，経口摂取していても口腔のケアの必要性は医療側にも患者側にも乏しく，二次感染を引き起こす要因となっていた．

　しかし，口腔は気管につながっており，細菌が外部から侵入しやすい環境にある．抵抗力の弱い患者にとっては肺炎を発症するリスクが非常に高くなる．現在，わが国では，前例のない超高齢社会となり，介護の必要な高齢者や患者が増加している．こうした患者に対して，看護の一環として口腔のケアを取り入れ，その継続をはからなければならない必要性が生じてきている．したがって，口腔疾患の看護においては，口腔のケアの手技はたいへん重要なものになってきている．

1　口腔のケアの実際

　対象者は千差万別なので，手技の統一をはかることは困難である．また，施設，病院，在宅などにより，設備に差があるので，使用可能な口腔清掃用具も異なってくる．そのため，個々の患者の全身状態，口腔内を考慮して口腔のケアを進める必要がある．

1）歯の有無

　歯がある状態（有歯顎）では手間と時間がかかるが，歯ブラシを使用する方法が最良である．歯がない状態（無歯顎）の場合は，口腔のケアを割合簡単に行うことが可能である．

第6章 口腔のケアの実際

(1) 有歯顎の場合

歯垢(プラーク)は，歯と歯肉との境界部（歯頸部），歯と歯の境界部（隣接面），臼歯部の咬合面に付着しやすい（図6-1）．この部分に付着している歯垢は，除去しにくいので注意して丁寧に磨く（p.43 スクラビング法 参照）．特に，隣接面は歯と歯が接していて，歯ブラシだけで完全に磨ききることは不可能なので，デンタル・フロスや歯間ブラシ（図6-3）を併用することが望ましい．また，口腔内の汚染という視点から捉えると，ただ単に歯だけを診るのではなく，舌，粘膜にも注目して，舌の奥，硬口蓋，軟口蓋，口峡に至るまで口腔内全体を診て口腔のケアを行う必要がある（図6-2）．

A) 歯ブラシ

水を入れたコップとティッシュペーパーを準備し，歯ブラシを湿らせて余分な水分をティッシュペーパーで吸い取りながら，口腔のケアを行う．歯ブラシが汚染されたら，コップ内で洗い流し，同様の行為を繰り返す．含嗽(うがい)が可能であればしてもらい，不可能であればガーゼあるいは口腔内専用ウェットティッシュで清拭する（図6-4）．

B) 舌ブラシ

体調により，舌苔が肥厚して舌に付着している症例では，舌ブラシを使用すると効果的である．この場合，舌を前方に出し，舌背部分を舌ブラシで軽く数回こするとよい（図6-5）．

＜歯磨き時に準備するもの＞
- 歯ブラシ（舌ブラシ）
- コップ，水，ティッシュペーパー，ガーグルベースン（受水盆）
- 口腔内専用ウェットティッシュ（ガーゼ）

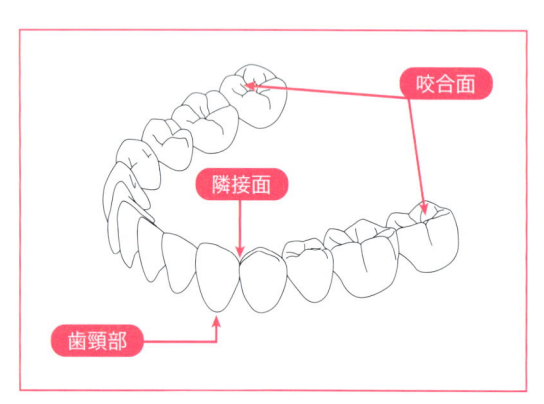

図6-1 歯の汚れやすい部位．

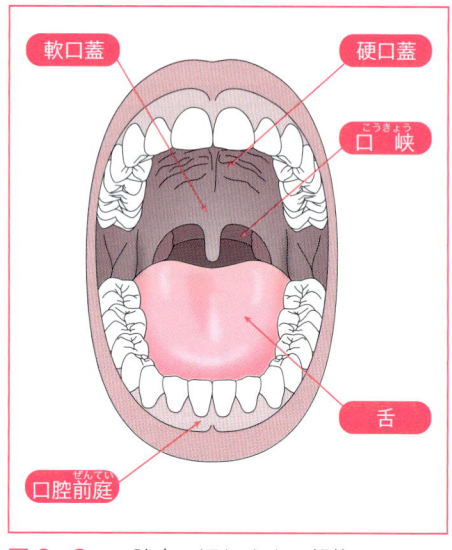

図6-2 口腔内の汚れやすい部位．

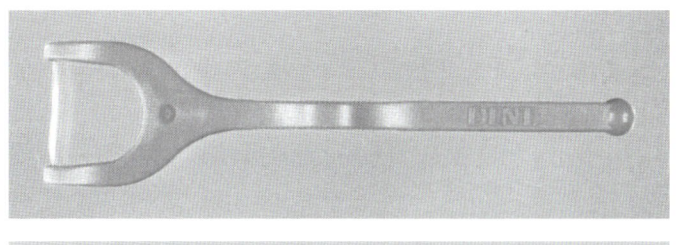

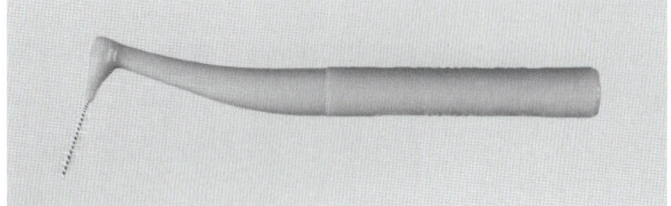

図6-3 デンタル・フロス（上），歯間ブラシ（下）．

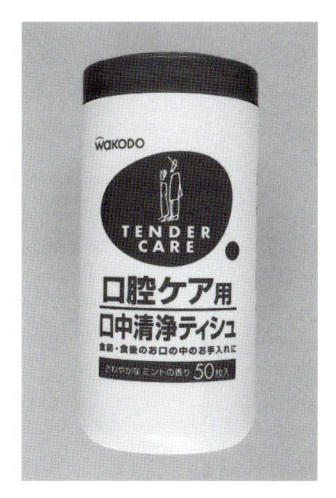

図6-4 口腔ケア用口中清浄ティッシュ．

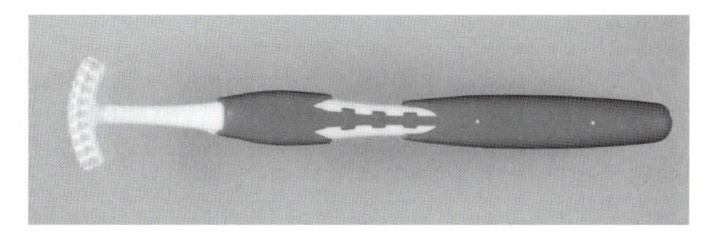

図6-5 舌ブラシ．

(2) 無歯顎の場合

　水で湿らせたガーゼや口腔内専用ウェットティシュを指に巻き，清拭する．指が届きにくい部分は，巻綿子やスポンジブラシが適している（図6-4，6）．

A）口腔内専用ウェットティッシュ

口腔内専用ウェットティッシュには，水，キシリトール，チャエキス，エタノール（含有されていないタイプもあり），グリセリン，メントールなどが含有されており，清拭により，爽快感が得られる．ティッシュを指に巻き，拭いては巻き替え，隅々まで万遍なく使用する．

B）スポンジブラシ

水を入れたコップを準備し，スポンジ部分に水を含ませてギュッと絞り，口腔内を清拭する．汚染されたスポンジ部分をコップ内で洗い流し，同様の行為を繰り返す．この際，水を誤嚥しないようにスポンジ部分の水気を十分に除去することと，スポンジ部分の口腔内への脱落・誤飲・誤嚥に注意する．

C）巻綿子

スポンジブラシと同様の使用法．ただし，スポンジブラシと比較すると綿が巻いてある部分は硬いので，小回りがききにくい．

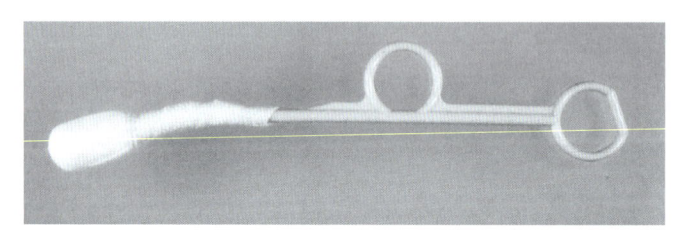

図6-6 スポンジブラシ（上），巻綿子（下）．

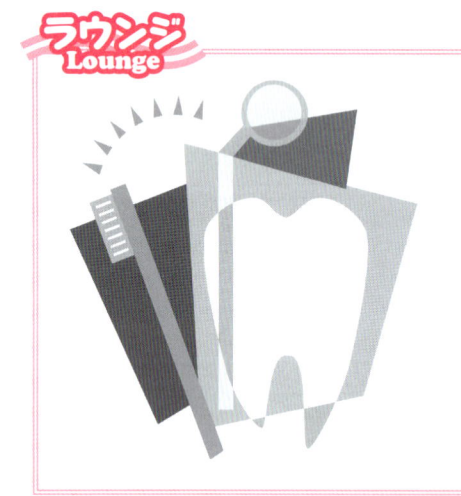

ラウンジ Lounge

歯磨剤，デンタルリンス，含嗽剤は必要？

口臭対策や消毒を目的として使用されているが，含嗽できない人や意思疎通のできない人には，使用するとかえって誤嚥の危険が伴う．

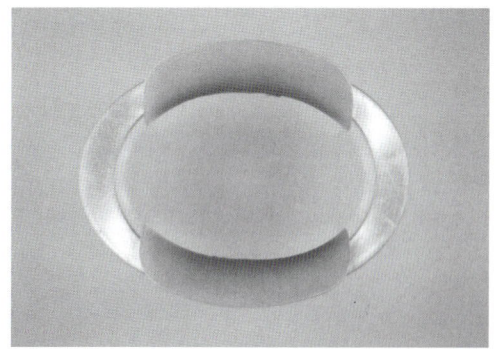

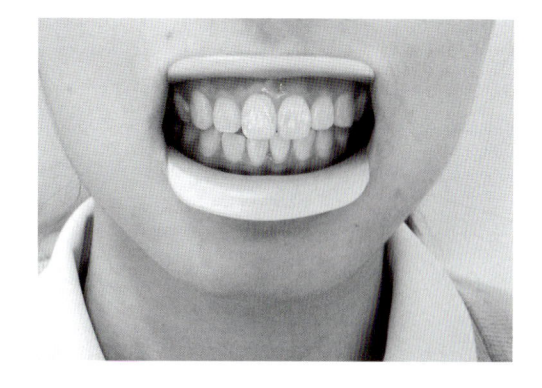

図 6-7 リッパー．

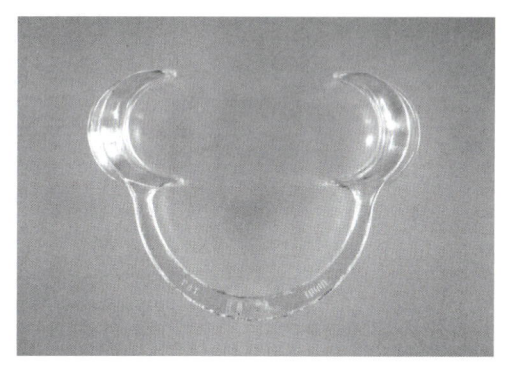

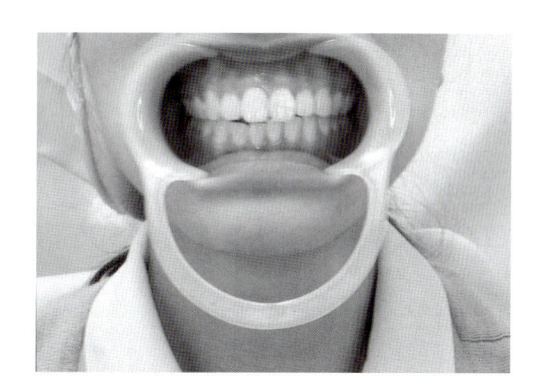

図 6-8 オーラルワイダー．

2) 開口の状態

意思疎通が不可能で，口腔のケア中に開口を保持することが困難な場合は，開口させるための器具を使用すると時間短縮がはかれる．

A) リッパー

リッパーは上下の口唇を排除するタイプで，装着することにより，前歯部の口腔のケアがしやすくなる．口角炎のある症例に適している．短所は臼歯部，口蓋および舌側が見えにくいことである（図 6-7）．

B) オーラルワイダー

オーラルワイダーは左右口角を排除するタイプで，リッパーより視野が広い．短所は口蓋および舌側が見えにくいこと，口角炎のある症例には不向きなことである（図 6-8）．

C) 開口器

開口器は食いしばりが強固な症例に有効である．片側ずつ装着し直さなければならないが，視野は広い．短所としては，装着が困難なこと，動揺歯には使用してはならないこと，歯がまばらに残存している場合も使用してはならないことである（図 6-9）．

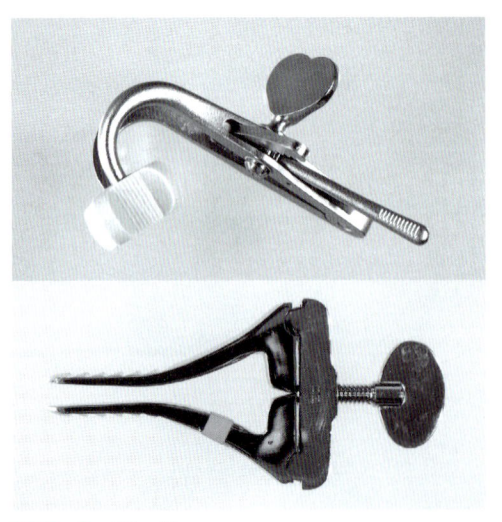

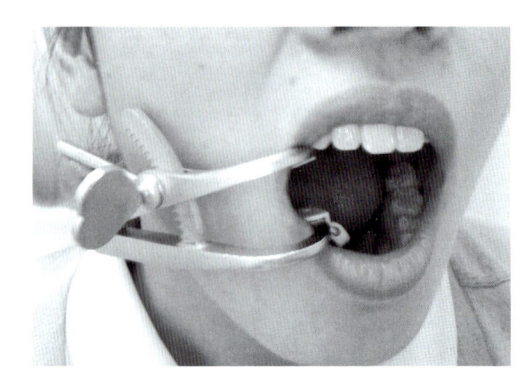

図6-9 開口器.

3）特殊な条件下での口腔のケア

　口腔のケアの対象者は，セルフケアができない患者で，疾患別に分類すると，脳血管障害，術後管理，肺炎，認知症，DIC（播種性血管内凝固症候群），終末期の患者などがあげられる．そのなかでも以下のような特殊な条件下における口腔のケアも必然的に行わなければならないが，より危険性が増すので，注意深く取り組む必要がある．

（1）人工呼吸器装着中患者の口腔のケア

　人工呼吸器関連肺炎（VAP）[1]は患者の口腔内や咽頭に貯留した分泌物に細菌が繁殖

ラウンジ Lounge

ここでちょっと，耳より情報…
Kポイントを知っておくと便利！

　Kポイントとは，下顎の最後臼歯の奥にあり，この部分を刺激すると開口する．介助者の第二指を下顎前歯の歯肉部分に当て，そのまま臼歯部方向へ指をすべらせてKポイントを刺激し，開口させる．開口するのは，一瞬なのでバイトブロックも忘れずに準備しておこう．

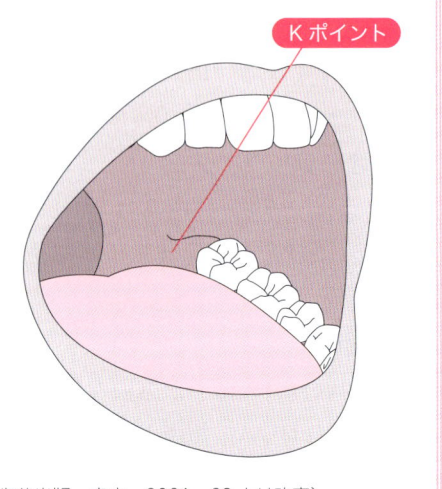

Kポイント

（聖霊三方原病院・嚥下チーム：嚥下障害ポケットマニュアル，医歯薬出版，東京，2001，68より改変）

し，それが気道に流れ込むことが原因と考えられており，その予防のために最低1日1回，固定用のテープをはずし，口腔のケアを実施する．施行中は，事故防止のため，2名以上の看護師で行うことが必要である．

＜施行前の注意事項＞
- カフエアの確認
- カフ上部の吸引
- チューブ位置の確認，固定
- 呼吸音の確認，SpO_2（動脈血酸素飽和度）チェック

＜施行後の注意事項＞
- カフ上部の吸引
- チューブ位置の確認，固定
- 呼吸音の確認，SpO_2 チェック
- モニタリング

（2）出血性素因を有する患者の口腔のケア

末期患者，術後感染，栄養不良，DIC（播種性血管内凝固症候群）などにより，出血傾向が著明な症例においては，口腔粘膜は脆弱となり，易出血で非常に止血しにくい．口腔内には血餅が形成され，悪臭が漂う．歯ブラシの毛先が当たっただけでも出血するため，スポンジブラシの使用が最適と思われる．

使用の際は，あまり強くこすらないように注意しなければならない．血餅が乾燥して除去しにくい場合は，水で湿らせてふやかした状態，あるいは保湿ジェル（図6-10）塗付後約10分放置してから，拭うとはがしやすい．この際，決して無理に血餅を取り

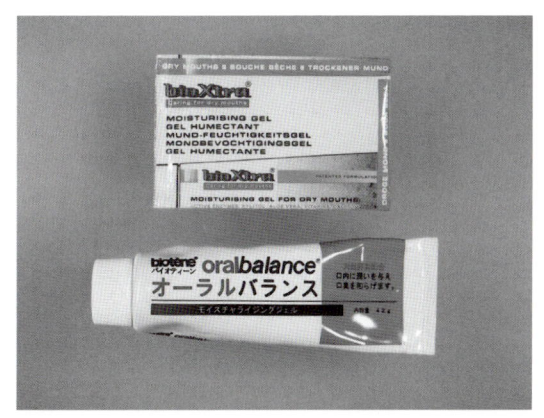

図6-10 保湿ジェルは次のような症状に効果的である．
口腔乾燥，粘りつく不快感，しゃべりにくい，口臭が気になる，舌がひび割れる，痰が口腔内で乾燥して張り付く，挿管中の患者

除いてはならない．口腔内，口唇の乾燥予防のために保湿ジェルを塗布すると効果が持続する．

4）保湿ジェル（歯科化粧品）

　意識障害があり，常に開口状態で口腔乾燥の著明な患者の場合，保湿ジェルを塗布することにより，口腔内に潤いを与え，口臭を和らげることができる．成分には天然酵素であるラクトフェリン，ラクトペルオキシダーゼ，塩化リゾチームなどが含まれ，その他，保湿・湿潤剤，キシリトールが配合されている．

　1回の使用量は0.5〜0.7 gで1日3〜4回，歯以外の口腔粘膜に薄く塗布する．潤いは，個人差はあるものの3〜4時間持続する．口腔内にアルコール分があると酵素の活性が得られないため，エタノール入りの口腔ティッシュとの併用は避ける．

【文献】
1）米山多美子：呼吸器ケア，2（2）：102〜109，2004．
2）聖霊三方原病院嚥下チーム：嚥下障害ポケットマニュアル．医歯薬出版，東京，2001．

体位のいろいろ （財団法人　日本口腔保健協会『介護のための口腔保健マニュアル』医歯薬出版,より引用）

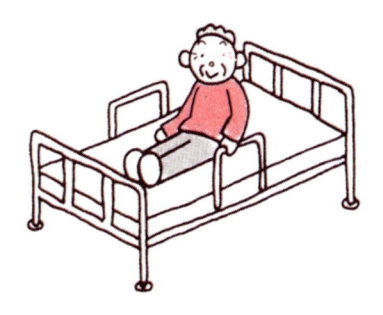

座位（起座位）
口腔清掃時などはやや前かがみにできるので誤嚥しにくいが，疲労しやすい患者には注意する．

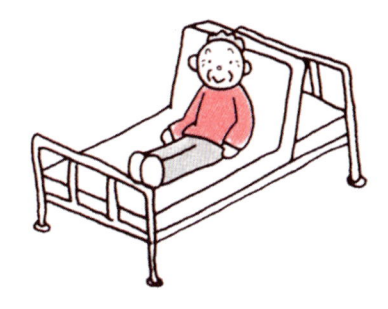

ファーラー位
患者にとって疲労しにくく，食事時や座位の休息などに適する．ずり落ちる場合もあるので注意する．

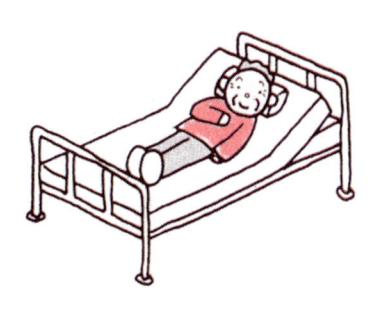

セミファーラー位
ほとんど起こせない患者を少しでも誤嚥しにくくする．介護者も操作しやすいが，口腔清掃では顔だけでも横（側臥位）に近くしたほうが，誤嚥を防げる．

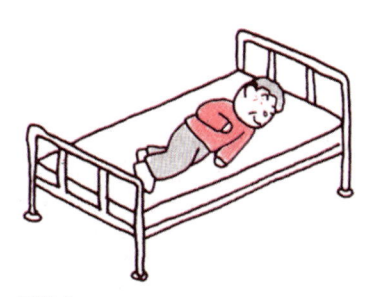

側臥位
片麻痺があるなどの患者の口腔清掃に適する（麻痺側を上にする）．やや頭部を挙上し，セミファーラ位と組み合わせるとよい．

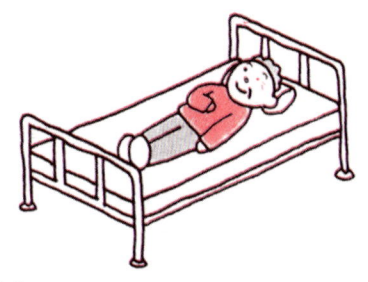

仰臥位
この場合はとくに誤嚥に注意した対応が必要である．顔だけでもしっかり横に向けて清掃したほうがよい．

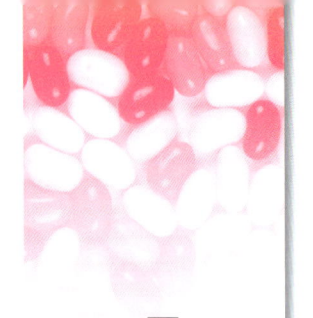

第7章 看護学生のための実習

　口腔状況を把握・管理することは，単に患者の痛みや口臭などを除去するだけではなく，全身疾患の治癒促進や予後にも影響することがわかっている．したがってこれから医療に携わるものは，患者の正しい口腔管理を学ぶことが必要と思われる．そこで本章では，特に頻度が高いと思われる「歯口清掃（ブラッシング）」および「歯肉炎」について実習例を示した．なお，実習時間は約100分，指導者1～2名，教室もしくは水道がある実習室を使用することを前提としている．

1　ブラッシング実習

　看護学生にとって，歯口清掃法について理解していることは，次の二点で大切である．
　まず第一に，口腔疾患患者にとって正しい歯口清掃は，疾患の治癒促進や予後と密接な関係にある．したがって，このような患者への正しい歯口清掃法指導が看護師に要求される．少なくとも自分の担当患者に口臭が感じられるようなことがあってはならないこと．
　もう一つは，医療にたずさわるものとして，自らの歯口清掃について気をつけている必要があることである．
　そこで本書第2章「7）歯口清掃」（p.41）の理解を助ける意味で，以下のような実習を行うことが望ましい．
　①「デモ」は，各種のブラッシングを顎模型と模型用歯ブラシを用いて概説する．
　②染め出しは，上下顎 $\frac{3+3}{3+3}$ 唇側面の染色が行いにくいので，必ず染色状況（とくに歯頸部）をチェックする必要がある．
　③最初のブラッシングは，日常行っている各自の方法か，もしくはスクラビング法で行うとよい．
　④青色にスケッチする部分，すなわち2度目の染色部は，はじめにスケッチした染色部の範囲に存在するはずである．
　⑤フォーンズ，スクラビング，バス法と咬合面や歯頸部の清掃に有効であることを確認させる．
　⑥舌背部や歯肉も赤く染まるが，実習の対象としない．
　⑦実習の最初の歯列スケッチは，歯科的処置の章を復習するのに役に立つ．

(注) 歯垢染出剤
 1) ライオン：DENT．プラークテスター綿棒タイプ（100本入　2,400円）
 2) ライオン：DENT．プラークテスターリキッド（6 m*l*　250円，50 m*l*　1,100円）

1) 目　的

将来患者の歯口清掃を指導する立場となる看護学生として，自らの口のよごれとブラッシング法を理解する．

2) タイムテーブル

0:00（40分）デモンストレーション
0:40（50分）実習（1．歯列スケッチ，2．染色，3．ブラッシング，4．スケッチ）
1:30（10分）考察・提出
1:40（合計100分）

3) 実　習

(1) 準備

各自で準備するもの	個数	貸与，支給するもの（学生1名につき）	個数
1．歯ブラシ	1	1．歯垢染色剤（綿棒）	2
2．赤鉛筆	1	2．綿棒	1
3．青鉛筆	1	3．紙コップ	1
4．手鏡	1	4．記録用紙	1
5．テキスト	1	5．デンタルミラー（消毒済みのもの）	1

水道の設備がない教室の場合は，5名ごとにやかんとバケツを用意する．

(2) 実施

1. 手鏡とデンタルミラーを用いて，自分の口腔内を観察し，特に歯の治療状況を記入例に従って，記録用紙に記入する．
2. 歯垢染色液を染みこませた綿棒ですべての歯面に塗る．
3. 紙コップでうがいをし，歯垢の染色ができているかを指導者にみせる．…(印1)
4. 手鏡でどの部分に汚れがあるかを観察し，汚れで染色された部分を赤鉛筆でスケッチする．
5. ブラッシングを行う．
6. 再び新しい染色剤，綿棒を用いて同様に染色し，ブラッシングでとれず再度染色された部分を青でスケッチする．

第 7 章 看護学生のための実習

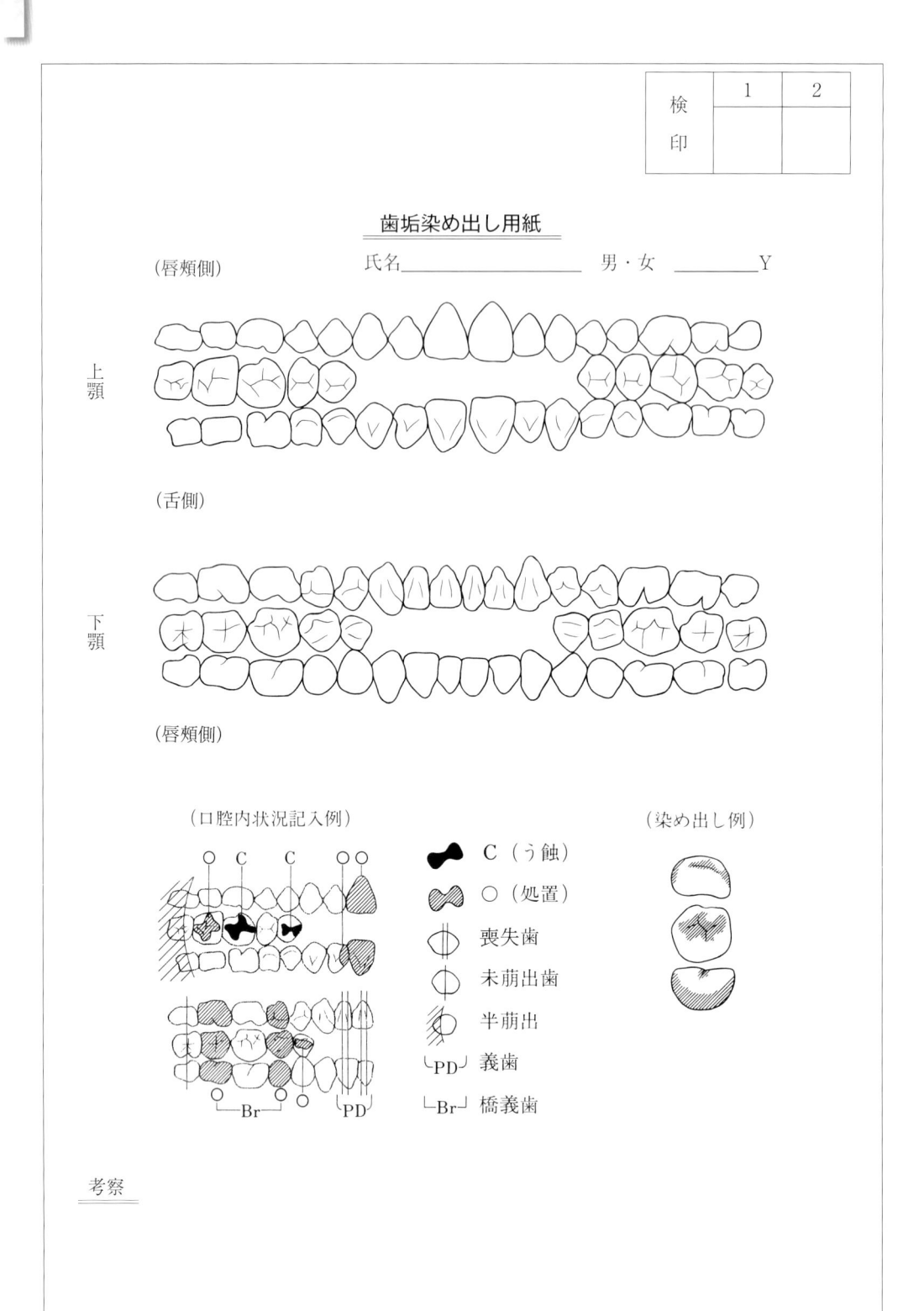

検印	1	2

歯垢染め出し用紙

氏名＿＿＿＿＿＿＿＿　男・女　＿＿＿＿Y

（唇頬側）

上顎

（舌側）

下顎

（唇頬側）

（口腔内状況記入例）　　　　　　　　　　　（染め出し例）

- ◾ C（う蝕）
- ⋈ ○（処置）
- ⊘ 喪失歯
- ⊖ 未萌出歯
- ⌀ 半萌出
- ∟PD⌐ 義歯
- ∟Br⌐ 橋義歯

考察

7. 歯垢がとれなかった部分を工夫（ブラッシング法を応用）してブラッシングする．
8. 完全にとれたかどうか指導者の点検を受ける．…（印2）
9. 感想を記入する．
10. 描記用紙を提出する．

2 歯肉炎（PMA）実習

1）目 的

将来患者の口腔管理が必要となる看護学生に，歯肉炎およびその評価法を理解するとともに歯口清掃と歯肉炎との関係についても理解する．

2）タイムテーブル

0:00～0:30 講義（正常歯肉・歯肉炎），実習手順について
0:30～1:20 実習（PMA-Index，染め出し，グラフ作成）
1:20～1:40 解説・提出

3）実 習

（1）準備

手鏡：1（各自），赤鉛筆：1本（各自），シール：1枚（各自），染め出し剤：1本，グラフ用紙：1枚

（2）実施

①自分の前歯を手鏡で観察し，萌出している歯を図に鉛筆で書き込む．
②図の○部の歯肉を観察して炎症があれば，その部分を赤鉛筆で塗る．
③塗った数をかぞえ，表に記入・集計する．
④歯口清掃でも行ったが，同様に染め出しを行い，歯垢(しこう)の沈着状態をO'Leary PCR*を用いて測定する．
⑤縦軸にO'Leary PCRを，横軸にPMA-Indexとしたグラフ用紙を用意し，おのおのの数値をシールで貼る．
⑥全員が貼り終えたら，どのようなことがわかったか検討する．

* O'Leary PCR（オレリーのプラークコントロールスコア）（O'Leary et al. 1972）
　各歯の唇頬側面，舌側的，近心隣接面および遠心隣接面の4歯面に染色後，歯垢沈着があればチャートの該当部を赤く塗る．塗りつぶした部数を総部数で除して％を算出する．判定10％以下がよいとする．日本の保険制度では20％以下を目標としている．

第7章 看護学生のための実習

PMA-Index

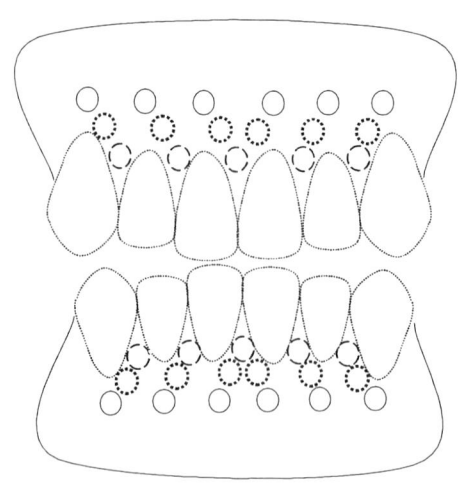

○ (破線) 歯間乳頭部
○ (点線) 辺縁歯肉部
○ 付着歯肉部

	P 歯間乳頭部	M 辺縁歯肉部	A 付着歯肉部	合計
上顎				
下顎				
合計				

O'Leary PCR

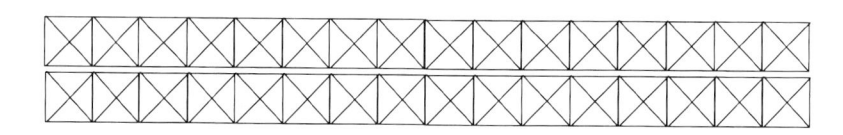

$$PCR = \frac{プラーク歯面数}{対象歯数 \times 4} \times 100 = \frac{(\quad)}{(\quad) \times 4} \times 100 = (\quad)\%$$

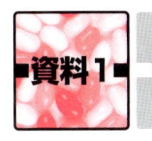

資料1　講義のすすめ方

　看護教育は1990（平成2）年4月より，従来の指定規則が大幅に改正された．

　具体的な改正点としては，従来の疾患別から対象別に講義されることになった．成人看護学で扱われていた高齢者は，新しくつくられた老人看護学で講義されることになった．そのため，成人看護学の時間数が減少されることになった．詳細は各学校にまかされているが，成人看護学に「歯科疾患と看護（15時間）」としてあった歯科の時間数は少なくなった．ただし，1時間は従来より長く60分とされた．国家試験は少なくとも1問は出題されている．

　そこで，歯科における講義のすすめ方として，10時間程度（講義回数として5回）と仮定して，本書を使って歯科の講義をすすめる場合の，予定例を回数別に示す．予備日は，講義の補講，テスト，施設見学およびグループ討議など自由に企画する．

講義予定表　（__は特に重要な項目）

回	数		項　目	内　容
1	1	(1)	序論	歯科医療, 歯科医療の特異性, 歯科的健康, 歯科医療の実際, 口腔外科患者の看護上の特徴, 口腔, 顎関節, 咀嚼に関する
		(2)	口腔の構造, 機能	筋, 咀嚼, 消化, 発音, 味覚, 嚥下, 審美感(表情)
	2	(3)	歯, 歯周組織	歯種, 歯の内部構造, 歯周組織
		(4)		歯の微細構造, 歯の物理・化学的性質
2	3	(5)	歯の成長発育および衛生	歯の発生, 石灰化, 萌出
		(6)		歯科保健の水準, 口腔の衛生, 歯口清掃
3	4	(7)	歯および口腔の疾患	歯の疾患, 歯周の疾患, 口腔軟組織の疾患
		(8)		顎骨の疾患, 顎関節の疾患, 顔や顎の奇形, 不正咬合
4	5	(9)	歯科的処置(1)(概要, 保存的処置, 補綴的処置)	概要, 設備器械, 歯冠修復
		(10)		歯内療法, 床義歯
5	6	(11)	歯科的処置(2)（口腔外科的処置）	口腔外科的処置, (抜歯, 腫瘍切開, 歯槽骨整形, 根尖切除, 囊胞摘出), 麻酔
		(12)		矯正歯科的処置, 小児歯科的処置, 障害者歯科的処置
	7	(13)	口腔外科患者の看護	看護の総論
		(14)	口腔のケア	各疾患別看護, 口腔のケア
6	8	(15)	予備日	補講, 口腔のケア, テスト, 施設見学など

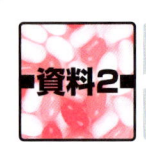

資料2　関連する医事法

歯科医師法　（昭和23.7.30 法202）（改正昭和24.5.14…平成25.6.14 法44）　　　（1）

法律	条項	項目	内容	備考
歯科医師法	第1条	任務	歯科医師は，歯科医療及び保健指導を掌ることによって，公衆衛生の向上及び増進に寄与し，もって国民の健康な生活を確保するものとする．	
	第2条	免許	歯科医師国家試験を合格し，厚生労働大臣の免許を受けなければならない	免許を受けようとする者は，申請し厚生労働省令で定める書類を添え，住所地の都道府県知事を経由して，これを厚生労働大臣に提出しなければならない（令第1条）
	第3条	絶対的欠格事由	未成年者，成年被後見人，被保佐人には免許を与えない．	免許を与えない（H13一部改正） （成年被後見人）：判断能力がない常状のため 　（事理弁識能力），家庭裁判所の後見開始の審判を受けた者（民法7条） （成年被保佐人）：事理弁識能力が著しく不十分の者（民法11条） 　家庭裁判所の保佐開始の審判を受けた者 （成年被補助人）：事理弁識能力が著しく不十分の者（民法14条）
	第4条	相対的欠格事由	1　心身の障害により歯科医師の業務を適正に行うことができない者として省令で定めるもの 2　麻薬，大麻又はあへんの中毒者 3　罰金以上の刑に処せられた者 4　前号以外，医事に関し犯罪・不正行為のあった者	免許を与えないことがある（H13一部改正） （施行規則第1条）（H13.7.13改） 歯科医師法第4条第1号の厚生労働省令で定めるものは，視覚・聴覚・音声機能若くは言語機能又は精神の機能の障害により，歯科医師の業務を適正に行うに当って必要な認知，判断及び意思疎通を適切に行うことができない者（法第4条第1号の省令で定める者） （第1条の2）　厚生労働大臣は歯科医師免許申請者が前条に該当すると認められる場合，該当者が現に利用している障害を補う手段又は受けている治療等により障害が補われ又は障害の程度が軽減している状況を考慮しなければならない（障害を補う手段等の考慮）

(2)

法律	条項	項目	内容	備考
歯科医師法	第5条	歯科医籍	厚生労働省に歯科医籍を備え登録年月日,第7条第1項又は第2項の規定による処分に関する事項その他の歯科医師免許を登録する	(H18追加,H19.4施行)
	第6条	登録・免許証の交付及び届出	免許は歯科医師国家試験に合格した者の申請により,歯科医籍に登録してなす 2 厚生労働大臣は免許を与えたとき免許証を交付 3 省令で定める2年毎の年末現在,翌年1月15日までに届出(住所地の知事経由厚生大臣へ)	歯科医籍の登録事項(令2条)(H13一部改正) ① 登録番号・登録年月日 ② 本籍地都道府県名 ③ 合格の年月 ④ 免許取消・歯科医業停止に関すること ⑤ その他厚生労働省が定める事項 昭和57年を初年度とする2年毎(届出義務) (S57=1982)
	第6条の2		厚生労働大臣は免許を与えない時は申請者に通知し,求めに応じ指定する職員に聴取させなければならない(現状報告)	
	第7条	免許の取消・業務停止及び再免許	第3条に当該する時はその免許を取り消す 2 歯科医師が第4条各号のいずれかに該当し,又は歯科医師としての品位を損するような行為のあったときは,厚生労働大臣は,次に掲げる処分をすることができる. 　一,戒告　二,3年以内の歯科医業の停止 　三,免許の取消し 3 前項に該当しなくなった(その処分の日から起算して5年を経過しない者を除く.)又はその後の事情により→再免許 4 処分するとき医道審議会の意見を聴く(以下略)	(H13一部改正) (品位保持の義務) (H18改正,H19.4施行) (H18改正,H19.4施行)
	第7条の2	再教育研修	厚生労働大臣は,前条第2項第1号若しくは第2号に掲げる処分を受けた歯科医師又は同条第3項の規定により再免許を受けようとする者に対し,歯科医師としての倫理の保持又は歯科医師として具有すべき知識及び技能に関する研修として厚生労働省令で定めるもの(以下「再教育研修」という.)を受けるよう命ずることができる.(以下略)	(H18追加,H19.4施行)
	第8条	政令等への委任	免許の申請,歯科医籍の登録,訂正・抹消,免許証交付,住所等その他は改令で,再教育研修等は省令で定む	(H18追加,H19施行)
	第9条	試験の目的	歯科医師国家試験は,臨床に必要な歯科医学及び口くう衛生に関して,歯科医師として具有すべき知識及び技能についてこれを行う	
	第10条	試験の実施	歯科医師国家試験及び歯科医師国家試験予備試験は,毎年少なくとも1回,厚生労働大臣がこれを行う	
	第11条	受験資格	次の各号の1つに該当する者 1 学校教育法に基づく大学において歯学の正規の課程を修めて卒業した者 2 歯科医師国家試験予備試験を合格し,合格後1年以上診療及び口腔衛生に関する実施修練を経た者	

資　料

（3）

法律	条　項	項　目	内　　容	備　　考
歯科医師法			3　外国の歯科医学校を卒業し，又は外国で歯科医師免許を得た者で2と同等以上の学力及び技能を有し，適当と認定した者	
	第12条		予備試験の受験資格	
	第13条及び第14条		削除	
	第15条		不正受験者の措置	
	第16条		厚生労働省令への委任	試験科目，受験手続，その他試験に関する事項，実施修練に関するものは省令で定める
	第16条の2	臨床研修	診療に従事しようとする歯科医師は1年以上，歯学若くは医学を履修する課程を置く大学に附属する病院（歯科医業を行わないものを除く）又は厚生労働大臣の指定する病院若くは診療所において臨床研修を受けなければならない 2　厚生労働大臣は指定した病院又は診療所が臨床研修を行うについて不適当であると認めるに至ったときはその指定を取り消すことができる 3　厚生労働大臣は指定を取り消すときは医道審議会の意見を聞かなければならない 4　外国の病院，診療所で厚生労働大臣が適当と認めたものは指定病院，診療所とみなす	H12.12.6医療法の改正に伴って改正（H12.12.6公布，H18.4.1より施行）
	第16条の3	報告	臨床研修を受けている歯科医師は臨床研修に専念し，その質の向上を図るように努めなければならない	
	第16条の4	臨床研修者の登録	厚生労働大臣は臨床研修の修了登録証を交付する	
	第16条の5	登録手数料	厚生労働大臣は臨床研修を修了した者について，その申請により修了したことを歯科医籍に登録する．登録，修了証の交付は政令で定める実費の手数料を納める	
	第17条	歯科医師でない者の歯科医業の禁止	歯科医師でなければ，歯科医業をなしてはならない	（業務制限）
	第18条	名称の使用制限	歯科医師でなければ，歯科医師又はこれに紛わしい名称を用いてはならない	（名称制限）
	第19条	診療義務・診断書	診療治療の求があった場合，正当な事由がなければ拒んではならない 2　診断書の交付の求があった場合も同じ	（応招義務） 死亡診断書の交付可 （診断書交付義務）
	第20条	無診察治療等の禁止	自ら診察しないで治療をし，また診断書，処方せんを交付してはならない	（無診察治療の禁止義務）
	第21条	処方せんの交付義務	必要と認めた場合交付しなければならない交付しなくてよい場合 ①　患者より必要としない旨申出とき ②　暗示的効果を期待し，交付が目的を妨げるとき ③　不安を与え，治療を困難にするとき ④　短期間の変化に応じて，投与するとき ⑤　診断治療方法が未定とき ⑥　応急投与のとき	・医師法の覚せい剤投与を除く ・患者の氏名，年齢，薬名，分量，用法用量，年月日，使用期間，診療所名，所在地 （住所），記名押印 （著名）（規則20条） （処方せん交付義務）

(4)

法律	条項	項目	内容	備考
歯科医師法			⑦ 安静患者以外に交付を受ける者がいない ⑧ 薬剤師のいない船舶内	
	第22条	療養方法等の指導	診療したとき,本人または保護者に療養の方法,保健の向上に必要な事項を指導	(療養方法の保健指導義務)
	第23条	診療録の記載及び保存	診療したとき遅滞無く診療録に記載しなければならない 2 診療録は5年間保存する	診療録の記載事項(規則22条) ① 住所氏名,性別,年齢 ② 病名及び主要症状 ③ 治療方法(処方・処置) ④ 診療の年月日 (記録保存義務)
	第23条の2	医療又は保健指導に関する指示	厚生労働大臣は公衆衛生上重大な危害を生じるおそれがあるとき歯科医師に対し,歯科医療又は保健指導に関し必要な指示をすることができる 2 前項の指示をするに当たっては医道審議会の意見を聴かなければならない	
	第25条～27条 削除 第28条 試験事務担当者の不正行為禁止			
	第28条の2	歯科医師の氏名等の公表	厚生労働大臣は,歯科医療を受ける者その他の国民による歯科医師の資格の確認及び歯科医療に関する適切な選択に資するよう歯科医師の氏名その他の政令で定める事項を公表するものとする.	(H18追加,H19施行)
	第28条の3	事務の区分	省略	(H18追加,H19施行)
	第29条	罰則	3年以下の懲役又は100万円以下の罰金 ① 第17条違反した者 ② 虚偽,不正で歯科医師免許を受けた者 2 3年以下の懲役又は200万円以下の罰金 前の①で歯科医師の名称を使用したとき	
	第30条～31条	罰則	(略)	
	第34条	医師であって歯科医業をなし得る者の取扱	歯科医業中充てん,補てつ,及び矯正の技術に属する行為をなすことができる医師のする歯科医業については従前の例による	旧法第8条第2項により許可,国民医療法施行規則第72条により許可受けた者

資料

歯科衛生士法（昭和 23 .7 .30 成立, 法 204, 平成 26 .6 .25 . 法 83）（平成 27 年 4 月 1 日施行）（1）

法律	条項	項目	内容	備考
歯科衛生士法	第1条	目的	歯科衛生士の資格を定め, もって歯科疾患の予防及び口くう衛生の向上を図ること目的とする	
	第2条	歯科衛生士の定義	「歯科衛生士」とは厚生労働大臣の免許を受け歯科医師（歯科医業をなすことのできる医師を含む, 以下同じ）の指導の下に, 歯牙及び口腔の疾患の予防処置として次に掲げる行為を行うことを業とする者 ① 歯牙露出面及び正常な歯茎の遊離縁下の付着物及び沈着物を機械的操作によって除去すること ② 歯牙及び口腔に対して薬物塗布すること 2. 保助看法（第31条1項, 第32条）にかかわらず歯科診療の補助を業とすることができる（S30追加） 3. 前2項の他, 歯科衛生士の名称を用いて, 歯科保健指導をなすことを業とすることができる（H1追加）	（H1知事→厚生労働大臣） （直接の指導→指導／H27.4.1施行） （女子→者／H27.4.1施行） 保助看法第5条：「看護師」とは厚労大臣の免許を受けて, 傷病者若くはじょく婦に対する療養上の世話又は診療の補助をなすことを業とする者 保助看法第31条1項：看護師でない者は第5条に規定する業をしてはならない 第32条：準看護師でない者は第5条に規定する業をしてはならない
	第3条	免許	歯科衛生士国家試験に合格し, 厚生労働大臣の免許を受けなければならない	（H1知事→厚生労働大臣） H21.9.1歯科衛生士試験→歯科衛生士国家試験
	第4条	任意的欠格事由	① 罰金以上の刑に処せられた者 ② 歯科衛生士の業務に関し犯罪, 不正行為があった者 ③ 心身の障害により業務を適正に行えない者として省令で定めるもの ④ 麻薬, あへん又は大麻の中毒者	免許を与えないことがある　（H13） 歯科衛生士法施行規則第1条第4条第3号の厚生労働省令で定める者は視覚, 聴覚, 音声機能若くは言語機能又は精神の機能の障害により歯科衛生士の業務を適正に行うに当って必要な認知, 判断及び意思疎通を適切に行うことができない者とする. 第1条の2 厚生労働大臣は歯科衛生士免許の申請者が前条に該当すると認められる場合, 当該者が現に利用している障害を補う手段又は受けている治療等により障害が補われ又は障害の程度が軽減している状況を考慮しなければならない
	第5条	名簿	厚生労働省に歯科衛生士名簿を備え, 免許に関する事項を登録する	（H1都道府県→厚生労働省） （H1籍→名簿）
	第6条	登録, 免許証交付, 届出	免許は名簿に登録することによってこれをなす 2. 厚生労働大臣は免許を与えたとき免許証を交付 3. 業務に従事する歯科衛生士は省令で定める2年毎に12月13日現在の氏名, 住所その他を就業値の知事に届ける （翌年1月15日までに）（現状届）	届出事項（規則5条） ①氏名, 年齢　②本籍地, 都道府県名, 住所　③登録番号, 年月日　④業務場所の所在地, 名称 昭和57年を初年　（S57=1982）
	第7条		厚生労働大臣は免許を与えないこととするときは申請者に通知し, 求めがあったときは大臣の指定する職員にその意見を聴取させる	

(2)

法律	条項	項目	内容	備考
歯科衛生士法	第8条	免許の取消,業務停止,再免許	第4条の各号のいずれかに該当し,又は歯科衛生士としての品位を損するような行為のあったときはその免許を取り消し,又は期間を定めて業務の停止を命ずることができる 2.前項の取消処分を受けた者でもその理由となった事項に該当しなくなったとき,その他の事情により再免許を与えることができる	
	第8条の2	指定登録機関の指定	厚生労働大臣は指定する者に登録に関する事務を行わせることができる	（H1追加）
	第8条の3〜18	指定登録機関の役員,事業計画,事務規定,登録事務等		
	第9条	省令への委任	免許の申請,登録,訂正,抹消,免許証等	
	第10条〜第12条	試　験		
	第13条	禁止行為	歯科衛生士でなければ第2条1項を業としてはならない （歯科医師法に基くもの除く） 2.歯科診療の補助をなすに当っては,主治の歯科医師の指示があった場合を除くほか以外診療機械使用,医薬品授与・指示不可 （臨時応急の手当はさしつかえない） 3.歯科保健指導にあたって主治の歯科医師,医師の指示を受ける 4.歯科保健指導の業務に関し,就業地を管轄する保健所長の指示を受けたときはこれに従う （ただし前条の規定の適用を妨げない） 5.歯科衛生士は,その業務を行うに当たっては,歯科医師その他の歯科医療関係者との緊密な連携を図り,適正な歯科医療の確保に努めなければならない 6.業務上知り得た人の秘密を漏らしてはならない歯科衛生士でなくなっても同様 7.歯科衛生士でない者は歯科衛生士,これに紛らわしい名称を使用してはならない	（H1新設） （H1新設） （H26新設／H27.4.1施行） （H1新設）（秘密保持義務）(5→6／H27.4.1) （H1新設）（名称の使用制限）(6→7／H27.4.1)
	第14条	罰　則	1年以下の懲役又は50万円以下の罰金 ・1　第13条の規定に違反した者 　2　虚偽の事実に基づいて免許を受けた者	
	第15条	罰　則	・第8条7第1項の規定に違反した者	第8条7第1項 　指定登録機関の秘密守
	第16条〜17条	罰　則	① 第8条13第2項の業務停止命令違反（第16条） ② 第11条2第2項,第12条6違反（第17条）	第8条13第2項 　指定登録機関の事務
	第18条〜21条	罰　則（略）		

資　料

（3）

法律	条項	項目	内容	備考
歯科衛生士法	第3条 第7条		歯科衛生士試験の暫定措置 厚生労働大臣の指定する講習会を受ける	規則11条 ①人体（歯・口腔を除く）の構造と機能 ②歯・口腔の構造と機能 ③疾病の成り立ち及び回復過程の促進 ④歯・口腔の健康と予防に関わる人間と社会の仕組み ⑤歯科衛生士概論 ⑥臨床歯科医学 ⑦歯科予防処置論 ⑧歯科保健指導論 ⑨歯科診療補助論

歯科技工士法（昭和23.7.30成立、法168）（改正昭和37.9.15…平成21.4.22, 法20）　　（1）

法律	条項	項目	内容	備考
歯科技工士法	第1条	目的	歯科技工士の資格を定めるとともに、歯科技工の業務が適正に運用されるように規律し、もって歯科医療の普及及び向上に寄与することを目的とする	
	第2条	用語の定義	「歯科技工」とは特定人に、歯科医療のために使用する補てつ物、充てん物又は矯正装置を作成し、修理し又は加工すること 2 歯科技工士とは厚労大臣の免許を受けて、歯科技工を業とする者をいう 3 「歯科技工所」とは歯科医師、歯科技工士が業として歯科技工を行う場所	（除外） ①見本、教材用模型作製実習として義歯、材料としての陶歯 ②歯科医師が患者のために行うもの （除外） ①診療内の場所を除く
	第3条	免許	歯科技工士の、免許は歯科技工士国家試験に合格したものに与える	H21.9.1歯科技工士試験→歯科技工士国家試験
	第4条	相対的欠格事由	次の各号のいずれかに該当する者は免許を与えないことができる ① 歯科医療又は歯科技工の業務に犯罪・不正行為があった者 ② 心身の障害により業務を適正に行えない者で省令で定めるもの ③ 麻酔・あへん・大麻の中毒者	免許を与えないことができる 歯科技工士施行規則第1条 歯科技工士法第4条第2号の厚生労働省令で定める者は、視覚又は精神の機能の障害により歯科技工士の業務を適正に行うに当って、必要な認知、判断及び意思疎通を適切に行うことができない者とする。 第1条の2 厚生労働大臣は歯科技工士免許の申請者が前条に該当すると認められる場合、当該者が現に利用している障害を補う手段又は受けている治療等により障害が補われ又は障害の程度が軽減している状況を考慮しなければならない
	第5条	名簿	厚生労働省に歯科技工士名簿を備え、免許に関することを登録する	（令2条）（規則2条） ①登録番号,登録年月日②本籍地,氏名,生年月日,性別③合格年月④免許取り消し,業務の停止の処分⑤その他省令で定める事項

(2)

法律	条項	項目	内容	備考
歯科技工士法	第6条	登録、免許証交付、届出	① 免許は名簿に登録ることによって行う ② 免許を与えたときは免許証を交付 ③ 現状届：政令で定める２年ごと（12月31日現在） 　翌年１月15日まで（就業地の知事あて）	
	第7条		厚生労働大臣は免許を与えない時は申請者に通知し、指定する職員にその意見を聴取させる	
	第8条	免許のとりけし	① 第４条の規定に該当するとき ② 第５条の各一に該当するとき ③ 知事が認めるとき	返納　削除申請のとき返納する（令７条） 取り消されたとき５日以内に返納（令７条）
	第9条	聴聞	第８条の処分をするときは理由、聴聞の期日、場所を２週間前に通知し、本人、代理人より聴聞	
	第10条	政令への委任	免許の申請、登録、訂正、消除、免許証の交付等は政令で定める	政令１～８条
	第11～16条　試験			
	第17条	禁止行為	１．歯科医師、歯科技工士でなければ業として歯科技工を行ってはならない ２．歯科医師法第７条２項で歯科医業の停止を命ぜられた歯科医師は業として行ってならない	業務独占
	第18条	歯科技工指示書	指示書によらなければ業として行ってならない（診療所内での歯科医師の直接指示を除く）	（指示書の記載事項）（規則12条） ①設計　②作成の方法　③使用材料 ④発行の年月日　⑤発行した歯科医師の住所　⑥歯科技工所の名称（H８改正）
	第19条	指示書の保存義務	歯科技が終了して２年間保存しなければならない	
	第20条	業務上注意	印象採得、咬合採得、試適、装着をしてはならない	歯科医師法違反（第17条）
	第21条	歯科技工所の届出	開設後１０日以内に場所、管理者の氏名その他を知事に届ける ２．休止、廃止したときも１０日以内に知事へ	
	第22条	管理者	歯科医師,歯科技工士が開設者である以外,歯科医師,歯科技工士の管理者をおく	
	第23条	管理者の義務	従業員を監督し、必要な注意	
	第24条	改善命令	知事は認めるときは構造設備改善命令可	
	第25条	使用禁止	前条に従わないときは使用禁止可	
	第26条	広告の制限	次の事項以外広告はしてはならない ① 歯科医師、歯科技工士である旨 ② 歯科技工に従事する歯科医師、歯科技工士氏名 ③ 名称、電話番号、所在場所の表示 ④ その他知事の許可を受けた事項 ２．技能、経歴、学位の事項	
	第27条　報告の徴収及び立ち入り検査、毎審査請求			
	第28条～33条罰則附則　第２条　特例技工士			

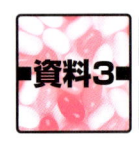

資料3　食品中の砂糖の含有量

表1　食品中の砂糖の含有量
（全国歯科衛生士教育協議会編：新歯科衛生士教本　栄養指導・生化学．医歯薬出版東京，2007）

種類		砂糖含有量
炭酸飲料	コーラ	10～13%
果汁飲料	ネクター	13～15%
乳飲料	コーヒー牛乳	9～10%
菓子	アイスクリーム	10～20%
	チョコレート	30～60%
	チョコレートケーキ	28%
果実	リンゴ	2～4%
	オレンジ	
	グレープフルーツ	
野菜	キャベツ	1%以下
	セロリ	
食パン		2%

表2　各種清涼飲料水の全糖量，スクロース量，グルコース量およびpH
(Inukai J, Nakagaki H, Itoh M, Tsunekawa M, Watanabe K: Recent trends in sugar content and pH in contemporary soft drinks. Journal of Dentistry for Children, 78(3): 138-142, 2011)

商品名	pH 中央値	スクロース (g/l)	グルコース (g/l)	その他の糖 (g/l)
乳性飲料（希釈用含む）				
piknik（フルーツ）	4.6	5.20	21.80	64.00
piknik（ストロベリー）	7.0	33.77	8.98	72.25
piknik（コーヒー）	6.8	4.96	18.00	110.71
piknik（ヨーグルト）	4.3	4.71	17.67	69.96
マミー	3.7	7.51	32.00	71.82
ビックル	3.7	0.15	31.53	72.31
明治ブルガリアCaのむヨーグルト	4.3	18.20	26.40	109.73
おいしく果実のむヨーグルト　いちご	4.2	60.50	5.92	63.58
ブルーベリーののむヨーグルト	4.4	44.60	12.60	66.13
ミルミル	5.4	0.99	1.30	184.71
ラブレ	3.9	9.88	21.53	74.59
グリコマイルドいちごオーレ	7.1	64.80	1.40	60.80
グリコ・カフェオーレ	6.5	57.97	1.53	72.17
ヤクルト	3.5	33.95	50.80	96.25
カルピス	3.4	70.00	7.70	20.63
果実飲料				
トロピカーナ100%オレンジ	3.8	35.30	24.60	62.77

Qoo オレンジ（果汁 20%）	3.4	5.01	31.10	64.22
小岩井純粋みかん	3.3	21.43	28.07	55.83
炭酸飲料				
C.C. レモン	3.3	31.60	23.33	40.07
オロナミンC	2.8	55.65	43.70	54.32
ファイブミニ	3.0	25.70	30.30	120.67
デカビタC	2.9	24.70	39.90	58.07
三ツ矢サイダー	3.5	5.73	35.67	54.94
コカ・コーラ	2.4	6.69	38.83	61.14
ファンタグレープ	3.0	0.00	46.27	66.40
炭酸飲料（カロリー0）				
三ツ矢サイダー　オールゼロ	3.4	0.03	0.00	4.63
コカ・コーラ・ゼロ	2.7	0.00	0.10	2.57
ペプシネックスゼロカロリー	2.7	0.00	0.05	3.61
ファンタグレープ・ゼロ	2.9	0.03	0.31	6.33
スポーツ・機能性飲料				
エネルゲン	3.7	0.20	0.12	61.34
アミノサプリ	3.8	0.00	6.39	17.27
ヴァーム	3.3	0.09	0.27	14.64
ポカリスエット	3.5	35.00	13.23	17.10
アクエリアス	3.5	0.13	0.81	42.06
コーヒー飲料				
ジョージア・オリジナル	6.4	58.77	0.84	34.06
ジョージア・微糖	6.4	51.53	1.03	37.43
ジョージア・エメラルドマウンテン	6.3	13.27	0.63	35.77
ネスカフェ・温	4.9	34.07	0.46	17.14
ネスカフェ・冷	4.9	63.57	0.56	26.21
piknik（カフェオレ）	6.9	30.13	10.03	65.84

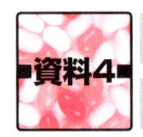

資料4 最近の国家試験（看護師・保健師国家試験問題）

看護師国家試験問題

1. 誤嚥しやすい患者の食事の援助で適切なのはどれか．
   1. 食材は細かく刻む．
   2. 水分の摂取を促す．
   3. 粘りの強い食品を選ぶ．
   4. 頸部を前屈した体位をとる．

   （2020年第109回 午前16）

2. 咀嚼筋はどれか．
   1. 頬筋
   2. 咬筋
   3. 口輪筋
   4. 胸鎖乳突筋

   （2020年第109回 午後27）

3. Aさん（78歳，男性）は，妻（75歳）と2人暮らし．脳梗塞（cerebral infarction）の既往がある．妻から「最近，夫は食事をむせずに食べることができるが，口の中に食べ物が残っていることが多い．夫の食事について助言が欲しい」と訪問看護師に相談があった．
   妻への訪問看護師の助言で適切なのはどれか．
   1. 「食事にとろみをつけましょう」
   2. 「自助具を使って食事をしましょう」
   3. 「口に入れる2回量を少なくしましょう」
   4. 「食事前に舌の動きを促す運動をしましょう」

   （2020年第109回 午後72）

4. 歯ブラシを用いたブラッシングで歯周ポケットの清掃に適しているのはどれか．
   1. バス法
   2. スクラブ法
   3. ローリング法
   4. フォーンズ法

   （2019年第108回 午前40）

5. 嚥下障害を評価する改訂水飲みテストで正しいのはどれか．
   1. 嚥下後10秒間で評価する．
   2. 嚥下動作の準備期を評価する．
   3. 嚥下後の呼吸状態を評価する．
   4. 80 mLの水の嚥下状況を評価する．

(2019年第108回 午後35)

6. 乳歯について正しいのはどれか．
   1. 6～8か月ころから生え始める．
   2. 5～7歳ころに生えそろう．
   3. 全部で28本である．
   4. う蝕になりにくい．

(2018年第107回 午後53)

7. 標準予防策〈スタンダードプリコーション〉において，創傷や感染のない患者への援助で使い捨て手袋が必要なのはどれか．
   1. 手浴
   2. 洗髪
   3. 口腔ケア
   4. 寝衣交換

(2018年第107回 午後19)

8. Aさん（56歳，男性）は，化学療法後の血液検査にて好中球数 300 /mm^3 であった．Aさんの状態で正しいのはどれか．
   1. 入浴を控える必要がある．
   2. 日和見感染症（opportunistic infection）のリスクが高い．
   3. 口腔ケアには歯間ブラシを用いる必要がある．
   4. 化学療法の開始前と比べリンパ球数は増加している．

(2018年第107回 午前45)

9. Aさん（83歳，男性）は，脳梗塞の後遺症（cerebral infarction）で右片麻痺があり，在宅療養中である．嚥下障害のため胃瘻を造設している．義歯を装着しているが，自分の歯が数本残っている．
Aさんの口腔ケアについて，介護者への指導で適切なのはどれか．
   1. 義歯を装着したまま歯を磨く．
   2. 経管栄養直後に実施する．

3．ペースト状の歯磨剤を使用する．
　4．歯垢の除去には歯ブラシを用いる．

(2018年第107回 午前61)

10．加齢による咀嚼・嚥下障害の特徴で正しいのはどれか．
　1．咳嗽反射が低下する．
　2．口腔内の残渣物が減る．
　3．唾液の粘稠度が低下する．
　4．食道入口部の開大が円滑になる．

(2017年第106回 午前56)

11．Aさん（59歳，女性）は，半年前に下咽頭癌（hypopharyngeal cancer）で放射線治療を受けた．口腔内が乾燥し，水を飲まないと話すことも不自由なことがある．
Aさんに起こりやすいのはどれか．
　1．う歯
　2．顎骨壊死
　3．嗅覚障害
　4．甲状腺機能亢進症（hyperthyroidism）

(2017年第106回 午後41)

12．次の文を読み問いに答えよ．

　Aさん（58歳，男性）は，妻（55歳，会社員），長女夫婦および生後5か月の孫の5人で暮らしている．頸椎の後縦靱帯骨化症（ossification of posterior longitudinal ligament）と診断され椎弓形成術を受けた．リハビリテーション病院に転院し2か月前に退院した．退院時から週1回の訪問看護を受けている．現在の症状は，下肢のしびれ，知覚鈍麻，筋力低下，上下肢の痙性麻痺および膀胱直腸障害である．移動は車椅子で，食事はリハビリテーション用のフォークを使用して座位で摂取している．排泄は家族に見守られながら尿器とポータブルトイレとを使用し，自分で行っている．

　ある日，Aさんに軽度の歯肉出血および歯肉の腫脹がみられるようになった．疼痛はない．訪問歯科診療を受け，口腔ケアを徹底するよう促された．リハビリテーション病院に入院していたときは，自助具を利用して口腔ケアの練習をしていた．退院後は妻が口腔ケアを介助していたが，最近は仕事の帰りが遅く，Aさんは妻を待てずに寝てしまうと言う．また，Aさんは育児で疲れている長女には頼めないと話す．
看護師のAさんへの提案で最も適切なのはどれか．

1．日中の口腔ケアを徹底する．
2．長女に口腔ケアを依頼する．
3．就寝時刻を遅くするよう提案する．
4．妻が夜に実施できる時間帯を検討する．
5．Ａさんが自立してできる方法を検討する．

(2016年第105回 午後117)

保健師国家試験問題

1．歯科口腔保健の推進に関する法律に基づく基本的事項の目標とライフステージの組合せで正しいのはどれか．
  1．口腔状態の向上――――乳幼児期
  2．歯の喪失防止――――学童期
  3．健全な歯・口腔の育成――成人期
  4．口腔機能の維持・向上――高齢期

(2020年第106回 午後11)

2．平成26年度（2014年度）学校保健統計調査における主な疾病・異常等で正しいのはどれか．2つ選べ．
  1．肥満傾向児の出現率は，平成23年度（2011年度）以降男女ともに増加している．
  2．小学校における疾病・異常の被患率は，裸眼視力1.0未満の者が最も高い．
  3．むし歯（う歯）の者の割合は，全ての学校段階で前年度より減少している．
  4．ぜん息の者の年齢別の割合は，小学校で高い傾向がみられる．
  5．心電図異常の割合は，高等学校より小学校の方が多い．

(2019年第105回 午後31)

3．口腔の疾患とその予防法の組合せで正しいのはどれか．
  1．う　蝕――――フッ化物を塗布する
  2．歯周病――――塩分摂取を制限する
  3．口内炎――――ビタミンKを摂取する
  4．顎関節症――――硬い食品を強く噛む

(2018年第104回 午後15)

4．歯科保健施策について正しいのはどれか．2つ選べ．
  1．歯科疾患実態調査は3年ごとに実施されている．
  2．健康増進法によって歯周疾患検診が義務化された．
  3．平成23年（2011年）に歯科口腔保健の推進に関する法律が施行された．

4. 第一次国民健康づくり対策の課題の1つとして歯の健康が取り上げられた．
5. 食育の推進の一助として噛ミング30〈カミングサンマル〉運動が行われている．

（2018年第104回 午後30）

5. 8020運動について正しいのはどれか．
　1. う蝕予防に重点を置く運動である．
　2. 健康日本21（第二次）に目標値が設定されている．
　3. 日本医師会と日本歯科医師会とが推進を提言した．
　4. 歯科口腔保健の推進に関する法律に基づいて運動を開始した．

（2017年第103回 午前13）

6. 妊娠前期の母親学級のプログラムに取り入れる歯科保健のテーマで優先度が高いのはどれか．
　1. 歯周疾患の予防
　2. フッ素化合物の効果
　3. 甘味食品の摂取制限
　4. 乳児の歯磨きの方法
　5. 小児の咀嚼機能の発達

（2017年第103回 午後27）

7. A市では2歳児を対象としたう歯予防事業を実施している．事業の成果指標として適切なのはどれか．
　1. 3歳児の保護者の仕上げ歯磨きの実施状況
　2. 3歳児の保護者のう歯に関する知識
　3. 3歳児のう歯保有率
　4. 3歳児の間食の回数

（2016年第102回 午後9）

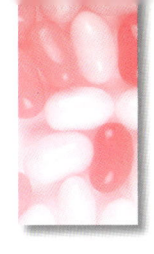

索引

【あ】
アイスマッサージ／158
アズノール／160
アマルガム修復／85
アルカロイド／68
アルジネート印象材／80
アレルギー／63
アレルギー性疾患／64
アングルワイダー／167
愛情／122
悪性腫瘍／70
悪性腫瘍患者／139
圧搾空気／93
安静／147
安楽な体位／140

【い】
イソジンガーグル／160
インフォームド・コンセント／143
インプラント／8, 62, 89
インレー修復／86
医学的管理／123
医師法／2
医薬部外品／46
医療／1
医療従事者／153
維持装置／107
一元論／4
印象採得／86

【う】
ウイルス／127
ウイルス性口内炎／63, 75
ウレタン／161
うま味／19
う蝕／50
う蝕の好発部位／37, 38
う蝕経験者／31
う蝕予防処置／117, 124
う蝕様病変／54

【え】
エアスケーラー／101

エアタービン／8, 9, 93
エアフロー・スケーラー／101
エキスプローラー／90
エックス線撮影室／9
エックス線写真／54, 91
エナメルマトリックス・タンパク質／62
エナメル器／28
エナメル質／22, 26
エナメル質う蝕／51
エナメル質形成不全／29
エナメル質表層／27
エナメル小柱／25
エムドゲイン法／104
エリスロシン／45
永久歯／21
永久歯列期／38
栄養／28
栄養の補給／129
栄養科／142
栄養指導／40, 158
栄養補給／136
炎症／63
炎症性サイトカイン／61
炎症性メディエーター／61
塩化ベンゼトニウム／160
塩化リゾチーム／170
遠心側面／22
嚥下／10, 20, 158
嚥下運動／20
嚥下訓練／156
嚥下障害患者／153
嚥下造影／156
嚥下体位／156
嚥下体操／156, 158
嚥下痛／130
嚥下内視鏡検査／156
嚥下法／10

【お】
オートクレーブ／127
オトガイ下隙／14
オトガイ舌骨筋／17

オラドール／160
奥舌音（カ）／152
奥村鶴吉／4

【か】
カポジ肉腫／75, 76
カルシウム／26
ガス滅菌法／127
ガマ腫／65
がん性疼痛コントロールガイドライン／142
下顎孔／16
下顎骨／16
下顎枝／16
下顎前突／62, 74
下顎体／16
下顎頭／16
化学的清掃／43
化学療法時の看護／142
化膿性歯髄炎／55
仮性口臭症／42
架工義歯／89
家庭療法／1
痂皮／63
過蓋咬合／74
過剰歯／50
窩洞形成／86
介護保険法／39
介補／78
会話困難／140
回転運動／16
回転速度／93
開口／130, 167
開口器／167, 169
開口制限／130
開咬／62, 74
潰瘍／63
潰瘍性口内炎／65, 130
外傷／63, 65
外傷の治療／111
外傷性歯肉炎／57
外舌筋／14
外側翼突筋／17

索引

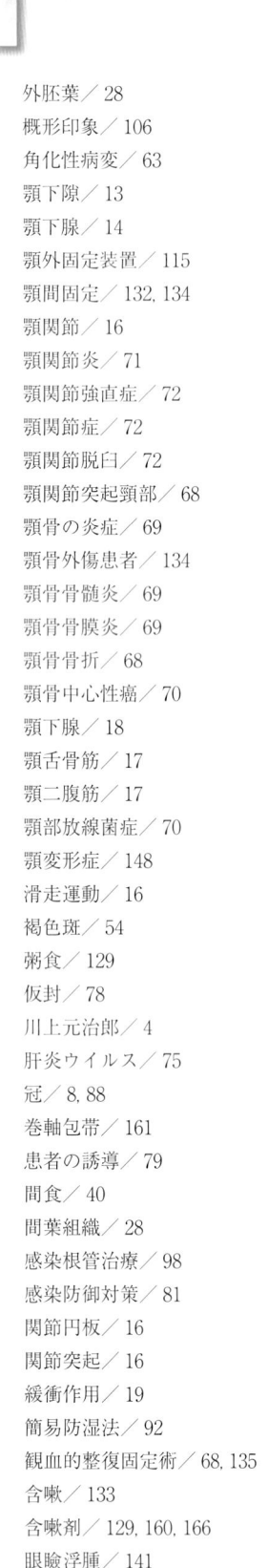

外胚葉／28
概形印象／106
角化性病変／63
顎下隙／13
顎下腺／14
顎外固定装置／115
顎間固定／132, 134
顎関節／16
顎関節炎／71
顎関節強直症／72
顎関節症／72
顎関節脱臼／72
顎関節突起頸部／68
顎骨の炎症／69
顎骨外傷患者／134
顎骨骨髄炎／69
顎骨骨膜炎／69
顎骨骨折／68
顎骨中心性癌／70
顎下腺／18
顎舌骨筋／17
顎二腹筋／17
顎部放線菌症／70
顎変形症／148
滑走運動／16
褐色斑／54
粥食／129
仮封／78
川上元治郎／4
肝炎ウイルス／75
冠／8, 88
巻軸包帯／161
患者の誘導／79
間食／40
間葉組織／28
感染根管治療／98
感染防御対策／81
関節円板／16
関節突起／16
緩衝作用／19
簡易防湿法／92
観血的整復固定術／68, 135
含嗽／133
含嗽剤／129, 160, 166
眼瞼浮腫／141
顔裂性嚢胞／70

【き】
キシリトール／170
キャビネット／9
キャンホフェニック／99
キュレット／100
気道の確保／135, 137
基本診査用具／90
揮発性硫化物／43
器具の受け渡し／79
器具・材料のかたづけ／81
機械的清掃／43
機能的矯正装置／115
義歯の管理／109
義歯の清掃／48
義歯床／107
義歯用歯ブラシ／49
虐待／66
臼後三角／135
急性化膿性根尖性歯周炎／56
急性化膿性歯髄炎／95
急性根尖性歯周炎／56
急性歯髄炎／54
急性単純性（漿液性）歯髄炎／95
球状上顎嚢胞／70
巨大歯／29
橋義歯／8, 84, 89
頰／12
頰側面／22
矯正歯科／7
矯正歯科治療／114
矯正歯科的処置／8, 84
矯正装置／115
局所麻酔／113
局所麻酔剤／114
近心側面／22
金冠鋏／135, 136
金属床義歯／105
菌体外多糖類／52
筋形成／106

【く】
クラウン／8, 88
クラスプ／107
クロラムフェニコール／99
クロルヘキシジン／53
クロロフィル／47

グルタラール／76, 127
隅角部／68

【け】
化粧品／46
形成不全／50
経管栄養／132, 145
経口栄養／145
経口摂取／131
軽度歯周炎／58
継続歯／8, 89
頸部郭清術／141
結紮用プライヤー／114
研究用模型／106
研磨／88
研磨（基礎）剤／46
健康日本21／34
言語訓練／153
言語障害／151
言語聴覚士／153
限局型侵襲性歯周炎／60
原生セメント質／25

【こ】
コミュニケーション／122, 153
コンプリートデンチャー／106
コンポジットレジン／85
固形（根管充塡）材／98
固定法／104
固定薬疹／64
個人トレー／106
鼓索神経／14
誤嚥／165
誤嚥性肺炎／10, 39
鉤／107
口蓋／13
口蓋正中嚢胞／70
口蓋縫線／13
口蓋面／22
口蓋裂／62, 73, 152
口蓋裂児／147
口峡／12
口腔／12
口腔カンジダ症／75
口腔のケア／5, 10, 132, 144, 146, 163

口腔の健康／6
口腔の不潔／41
口腔科医／4
口腔科学／4
口腔外処置／160
口腔癌／68, 153
口腔外科患者の看護／128
口腔外科的処置／84
口腔前癌病変／66
口腔底／13
口腔底炎／62, 65
口腔底切除／141
口腔内吸引／158
口腔内自浄作用／129
口腔内清潔保持／130, 140
口腔内洗浄／133, 160
口腔内専用ウェットティッシュ／166
口腔粘膜／63
口腔扁平苔癬／63
口腔保清／158
口臭／42
口臭の治療・予防／43
口臭恐怖症／42
口唇／12
口唇・口蓋裂児／147
口唇口蓋裂児の親の会／148
口唇修正術患者／145
口唇裂／62, 72, 145
口内炎／62
広汎型侵襲性歯周炎／60
交叉咬合／74
行動変容技法／118, 119
抗レトロウイルス療法／76
抗菌作用／19
抗生物質／53, 99
咬筋／17
咬合器／106
咬合採得／106, 107
咬合調整／61, 104
咬合面／22
咬合誘導／120
咬創／65
咬頭／23
咬耗／50
後遺症／142

後期高齢者／39
後継永久歯／38
高圧蒸気滅菌法／127
高速回転用切削器具／79
硬口蓋／13
硬組織／9, 26
硬度／26
溝状舌／64
合着／88
骨移植術／62
骨体部／68
骨折／62
根管充填／53, 97
根管充填剤／98
根管消毒剤／99
根管治療／53
根管長測定／97
根尖孔／24
根尖性歯周炎／56
根分岐部病変／60
混合歯列期／38

【さ】
佐藤運雄／4
作業用模型／106
座位／79
再生療法／62
再石灰化／27
再石灰化作用／19
刷掃法／43
三叉神経／14
酸蝕症／50
酸味／19
暫間固定／61

【し】
シーリング／8
シャーピー線維／24
シュガーコントロール／54
シュレーゲル条／25
ジェット水流洗浄器／133
ジメチルサルファイド／43
子音／19
糸状乳頭／14
自然治癒／6
刺激唾液／19

刺激痛／130
視診／54
視聴覚的減痛法／119
歯科／7
歯科医業の範囲／2
歯科医師／4, 153
歯科医師数／2
歯科医師法／2
歯科技工／9
歯科技工室／9
歯科技工所／9
歯科化粧品／170
歯科口腔外科／7
歯科口腔外科的処置／8
歯科疾患実態調査／31
歯科診療室／8, 78
歯科治療／83
歯科治療イス／8
歯科保健指導／10, 117, 123
歯科保存的処置／7, 84
歯科補綴的処置／8, 84
歯科予防的処置／8, 84
歯科用注射器／113
歯科用ピンセット／90
歯学／4
歯冠／22
歯冠修復／84
歯間ブラシ／48, 133
歯間清掃／43
歯間乳頭部／176
歯間離開／92
歯口清掃／172
歯口清掃法の種類／43
歯垢／164, 173
歯垢（プラーク）の染め出し法／45
歯垢染色剤／173
歯根／22
歯根尖（端）切除術／111
歯根肉芽腫／57
歯根嚢胞／57, 70
歯根膜／22, 24
歯質接着性レジン／97
歯種／20
歯周ポケット／25, 34, 65
歯周ポケット搔爬／61, 102

索引

歯周炎／38
歯周外科的治療／61
歯周形成手術／62
歯周組織／22, 24, 50
歯周組織再生誘導法／62, 104
歯周組織再生療法／104
歯周治療／99
歯周病原細菌／61
歯周療法／7, 79, 84
歯小囊／28
歯髄／22, 50
歯髄壊死／55, 95
歯髄壊疽／55, 96
歯髄炎／54, 95
歯髄腔／23
歯髄疾患／95
歯髄充血／95
歯髄切断／55, 97
歯髄鎮静／55, 96
歯性感染症／65, 69
歯性上顎洞炎／70
歯石／34, 42
歯石除去／9, 43, 99
歯槽骨／22, 24
歯槽骨整形術／111
歯槽部／68
歯堤／28
歯内病変関連歯周炎／58, 60
歯内療法／7, 79, 84, 94, 117
歯肉／22, 24
歯肉の炎症／34
歯肉炎／57, 175
歯肉癌／71
歯肉溝／25
歯肉歯槽粘膜形成術／62
歯肉切除／61, 102
歯肉排除／92
歯肉剥離搔爬術／103
歯乳頭／28
歯囊／28
歯磨剤／46, 166
歯蕾／28
歯列不正／62
試適／88, 107
次亜塩素酸ナトリウム／76, 127
耳下腺／12, 14, 18

耳下腺乳頭／13
耳鼻科医／153
自己免疫疾患／63
自閉症／150, 154
茸状乳頭／14
手用スケーラー／100
手用切削器具／93
腫瘍／62, 63, 66, 70
受診態勢／79
周波条／25
充填／53
充填処置／78
重度歯周炎／58
縦隔洞／65
宿主（歯質）／52
出血性素因／169
術後看護／135
術後管理／168
術後性上顎囊胞／70
術後説明／81
術前看護／135, 146
潤滑作用／19
小窩／23
小窩裂溝填塞／8
小唾液／18
小唾液腺／14
小児の臨床的対応／118
小児義歯／108, 120
小児歯科／7
小児歯科的処置／8, 84, 116
床義歯／84, 105
床矯正装置／115
消化／18
消化作用／19
消毒薬／102, 127
笑気吸入鎮静法／119
硝酸銀／125
障害者への歯科的対応／121
障害者歯科／121
上顎骨／15
上顎前突／62, 74
上顎洞根治術／70
上顎洞瘻孔／70
上皮性腫瘍／66
常食／129
常菜／129

照明／9
静脈内鎮静法／119
食形態／156
食事栄養摂取／6
食事指導／132
食習慣／37, 54
食物残渣／42
心身障害児／118
伸縮包帯／161
侵襲性歯周炎／59
唇顎口蓋裂児／153
唇側面／22
浸潤麻酔／113
真性口臭症／42
診療内容／84
新付着手術／61
審美障害／149
人工呼吸器関連肺炎／169
人工歯／107

【す】

スーパーボンド／97
スキンナー液／45
スクラビング法／43
スケーリング／8, 43, 61
スティップリング／24
スティルマン改良法／44
ステファンカーブ／40, 41
ストレプトコッカス・ソブリヌス／52
ストレプトコッカス・ミュータンス／52
スポンジブラシ／166
スレッダー／47
水道水のフッ化物添加／54
水平位／79
水平法（横みがき）／43
水疱／63, 65

【せ】

セメント芽細胞／25
セメント質／22, 24
セメント質う蝕／51
セメント類の練和／81
セルフケア／43, 62
セルロイドシーネ／147

正常構音／152
正中離開／62, 74
生活の質／6, 39
成形修復／85
成人・高齢者の口腔衛生／39
精神発達遅滞／150
精神面の看護／136
精密印象／106
赤平舌／64
切削／9
切削修復処置／9
切歯乳頭／13
石灰化期／28
摂食痛／130, 131
舌／14
舌ブラシ／164
舌咽／14
舌咽神経／14
舌運動障害／152
舌炎／62
舌小帯／13
舌神経／14
舌尖音（タ・ナ・ラ）／152
舌側弧線装置／115
舌側面／22
舌苔／42
舌動脈／14
舌乳頭／14
舌扁桃／14
舌下隙／13
舌下小丘／13
舌下神経／14
舌下腺／14, 18
舌骨／17
先天欠如／29
洗口／43, 54
線副子／135
全身麻酔／119
全身療法／62, 105
全唾液／19
全部床義歯／105
前癌病変／63
前投薬／119

【そ】

咀嚼／17

咀嚼・嚥下困難／130
咀嚼・嚥下障害／131
咀嚼の効果／18
咀嚼障害／149
咀嚼能率／18
組織再生誘導療法／104
叢生／62, 74
象牙芽細胞／51
象牙細管／25
象牙質／22, 25
象牙質う蝕／51
増殖性歯髄炎／55
即時義歯／108
側臥位／137, 169
側頭筋／17
側方拡大装置／115
側方歯群／38
速乾性擦式消毒／81

【た】

ターナーの歯／38
唾液の作用／19
唾液の種類／18
唾液の成分／19
唾液腺／14
退院指導／132, 138, 142
退出誘導／81
帯状疱疹／75
帯状疱疹ウイルス／63
大唾液腺／14
第一大臼歯／38
第二大臼歯／38
第二セメント質／25
第二象牙質／25
脱灰／27
脱臼／50
単純ヘルペスウイルス／63
単純性根尖性歯周炎／56
単純性歯髄炎／54
単純性歯肉炎／57
弾力包帯／161

【ち】

チェア・ユニット式／8
チタニウムプレート・ネジ／68
チャーターズ法／44

チューインガム／18
地図状舌／64
血脇守之助／4
知覚麻痺／70
知的障害者／154
智歯周囲炎／62, 65
中等度歯周炎／58
中胚葉／28
超音波スケーラー／99, 101
調音体／19
調音点／19

【て】

ティーチプログラム／154
テトラサイクリン系抗生物質／29
ディスク／94
ディスポーザブルの手袋／76
デキストラナーゼ／46, 47
デンタルフロス／39, 47, 90, 133
デンタルミラー／90, 173
デンタルリンス／166
手洗い／75
手鏡／173
伝達麻酔／113
電気エンジン／8, 93
電動歯ブラシ／133

【と】

トータルヘルスプロモーション／40
トームスの突起／25, 51
鍍銀法／8, 125
疼痛／133, 137, 140, 143
疼痛の緩和／137
糖尿病／6
動脈血酸素飽和度／169
特定健康診査／39
特定保健指導／39

【な】

内舌筋／14
内臓肥満型症候群／39
内側翼突筋／17
軟口蓋／13
軟菜／129

索引

【に】
二元論／4
二次う蝕／51
苦味／19
肉芽腫性口唇炎／64
乳酸アルミニウム／47
乳歯／20, 116
乳歯の抜去／117
乳歯萌出期／37
乳歯列期／37
乳頭腫／66
人中／12
認知症／150, 168

【ね】
ネオステリングリーン含嗽剤／160
ネット包帯／141, 161
ネブライザー吸入／140
粘液嚢胞／65
粘膜下口蓋裂／152
粘膜疾患／64

【の】
ノーマライゼーション／121
のみ（チゼル）型スケーラー／101
脳血管障害／150, 168
脳性麻痺／150
膿瘍切開／110
嚢胞／62, 63, 65, 70
嚢胞摘出術／111

【は】
ハチマルニイマル／39
ハロゲン類／99
ハンター舌炎／64
ハンドピース／8, 94
バー／94, 107
バイオハザードマーク／81
バイオフィルム／42
バイタルサイン／140, 146
バイトブロック／168, 169
バキューム操作／79
バス法／43
パラホルムセメント／96
パーシャルデンチャー／107
パームグリップ／46

パブリックヘルスケア／1
パラクロロフェノールカンフル／98
歯ブラシ／43, 45, 133, 160, 164, 172
歯の欠損／105
歯の切削／9
歯の沈着物／42
歯の内部構造／23
歯の破折／50
歯の発生／28
歯の微細構造／25
歯のフッ素症／30
歯の物理的性質／26
歯の萌出後の成熟作用／19
歯の無機質／26
歯の有機質／27
歯磨き／36, 133
播種性血管内凝固症候群／168
肺炎／6, 168
廃棄物処理法／81
白濁／54
発音・発声／19
発癌性物質／68
発癌予防作用／19
発熱時の看護／137
発泡剤（界面活性剤）／46
抜髄／56, 97
抜歯／79, 109
抜歯理由／35
針刺し事故／75
斑状歯／30
反復唾液嚥下テスト／156

【ひ】
ヒトヘルペスウイルス8型／76
ヒドロキシアパタイト／26
ビタミンA／28
ビタミンC／28
ビタミンD／28
日和見感染／75
非観血的整復固定術／68, 135
微生物／52
鼻咽腔閉鎖不全症／152
鼻口蓋管嚢胞／70
鼻唇溝／12
糜爛／63, 145

表情／20
表面麻酔／113
表面麻酔剤／133
秤量法／18

【ふ】
ファーラー位／137, 171
フィジオロジック法／44
フェイスガード／76
フェノールカンフル／99
フォーンズ（描円）法／43
フタラール／76
フッ化ジアンミン銀／125
フッ化物／27, 47
フッ化物洗口／54, 125
フッ化物塗布／8, 37, 54, 125
フッ化物配合歯磨剤／54
フラップ手術／103
フルデンチャー／106
フロッシング（線掃法）／44
ブラキシズム／61
ブラッシング／43, 54, 160, 172
ブラッシング実習／172
ブローチ／98
プラーク／164
プラークコントロール／61
プラークリテンションファクター／61
プラズマ滅菌法／127
ブリッジ／8, 84, 89
プロフェッショナルケア／1, 43, 62
不協力児／119
不顕性誤嚥／158
不正咬合／62, 74
不溶性グルカン／52
付着歯肉部／176
腐蝕剤／102
部分床義歯／105, 107
複雑性歯肉炎／57
覆髄（歯髄覆罩）／53, 96
分界溝／14

【へ】
ヘルペス性口内炎／63
ベーチェット病／65
ベニア修復法／86

ペースト／129
ペーパータオル／81
ペリクル／42
ペリオドン／99
ペングリップ／45, 79
平滑面う蝕／51
閉鎖性歯髄炎／55
辺縁歯肉部／176
扁平上皮癌／66

【ほ】
ホイール／94
ホルマリンクレゾール／99
ホルマリングアヤコール／99
ホルムアルデヒド製剤／99
ポイント／94
ポケット搔爬／102
ポケット貼薬／102
ポピドンヨード／76
保隙／120
保健指導／1, 39
保健師助産師看護師法／2
保湿ジェル／170
保湿（湿潤）剤／46
保存修復／7
保定装置／115
保有歯数／35
哺食器／131
哺乳ビンう蝕／37
補綴の状況／36
補綴物／42
母音／19
方向用語／22
包帯／161
包帯法／161
放射線照射／134
放射線性顎骨骨髄炎／70
萌出時期／30
萌出順序／30
蜂窩織炎／65, 69
防護用メガネ／76
防湿法／91

【ま】
マイクロモーター／93
マグネットデンチャー／107
マルチブラケット装置／115
摩耗／50
慢性化膿性根尖性歯周炎／56
慢性開放性歯髄炎／95
慢性根尖性歯周炎／56
慢性歯周炎／58
慢性歯髄炎／55
慢性閉鎖性歯髄炎／95

【み】
ミキサー食／129, 130
ミキサー食摂取者／131
ミニウムシリンジ／98
味覚／19
味覚減退／131
味蕾／19

【む】
無機質／26
無細胞セメント質／25
無刺激唾液／19
無歯顎／163

【め】
メタボリックシンドローム／39
メチルメルカプタン／43
メラニン／42
メンタルヘルスケア／40
迷走神経／14
免疫機能低下／63
綿棒／173

【も】
モース硬度／26
モデリングコンパウンド／147
模型作製／87
毛状白板症／75

【ゆ】
ユージノール／99
ユージノールセメント／81, 96
癒合歯／29
有郭乳頭／14
有機質／26
有細胞セメント質／25
有歯顎／163

有病率／6
誘導針／47

【よ】
ヨードチンキ／99
予防填塞／125
幼若永久歯／116
葉状乳頭／14
養生／1
抑制的な対応／119
横みがき／43

【ら】
ラクトフェリン／170
ラクトペルオキシダーゼ／170
ラバーダム防湿法／91
ラバーベース印象材／80
ラミネート・ベニア修復／86

【り】
リーマー／97
リッパー／167
リハビリテーション専門医／153
リラクゼーション／156
リン酸カルシウム／26
裏装／53
流涎／131, 146
流動食／129
硫化水素／43
良性腫瘍患者／138
臨床的歯冠／22

【る】
ルートプレーニング（歯根面滑沢化）／61
類皮（類表皮）囊胞／65

【れ】
レーザー／53, 62
レジン修復／85
レジン床義歯／105
レッチウス条／25
レンツロ／98
裂溝／23
裂溝う蝕／51

索引

【ろ】
ローリング（回転）法／44
濾胞性歯嚢胞／70
蠟型／87
蠟義歯／106
蠟義歯試適／107, 108

【わ】
ワイヤー屈曲用プライヤー／114
ワックスパターン／87
矮小歯／29

【数字】
1人平均う歯数（DMF歯数）／34
3～10%次亜塩素酸ナトリウム／98
3%過酸化水素水／98
3歳児う蝕経験／33
3歳児歯科健康診査結果／31
8020／39

【A～C】
AIDS患者／75
Betel nut chewing／68
C1／51, 53
C2／51, 53
C3／51, 53
C4／51, 53
Chopin A. Harris／10
CO（う歯要観察歯）／38, 51
CRP（C反応性タンパク）／70

【D～H】
DAIAGNOdent™／91
Dentist／4
dentistry／4
DIC／168
Doctor of Dental Surgery／10
EBV／63
ECT／102
ENAP／61
GO（歯周疾患要観察者）／38, 57
GTR法／62, 104
HIV／63, 75
HSV／63
Horace H.Haydon／11

【K～Q】
Kaposi／76
Keyesのモデル／52
Kポイント／168
Locker D.／6
NLA麻酔／114
O_2テント／146
PTC／43
QOL／6, 39

【R～W】
RSST／156
Schour, Massler／31
SpO_2／169
Stomatologiest／4
Stomatology／4
TEACCHプログラム／154
Tell-Show-Do法／118, 119
Tender-Loving-Care／118
THP／40
TSD法／118
VAP／169
VE検査／156
VF検査／156
VZV／63
WHOの定義／6

200

【編著者略歴】
中垣晴男（なかがきはるお）
1970年 愛知学院大学歯学部卒業
1970年 愛知学院大学歯学部助手
1975年 愛知学院大学歯学部講師
1980年 愛知学院大学歯学部助教授
1988年 愛知学院大学歯学部教授（口腔衛生学講座）
2012年 愛知学院大学名誉教授

【著者略歴】
犬飼順子（いぬかいじゅんこ）
1992年 岡山大学歯学部卒業
1996年 愛知学院大学大学院歯学研究科修了
1999年 愛知学院大学歯学部助手
2003年 愛知学院大学歯学部講師
2006年 愛知学院大学短期大学部歯科衛生学科助教授
2007年 愛知学院大学短期大学部歯科衛生学科准教授
2014年 愛知学院大学短期大学部歯科衛生学科教授

長尾 徹（ながおとおる）
1980年 愛知学院大学歯学部卒業
2001年 JICA（国際協力機構）歯学教育プロジェクト，スリランカ，チーフアドバイザー
2005年 岡崎市民病院歯科口腔外科部長
2017年 愛知学院大学歯学部教授（顎顔面外科学講座）

坪井信二（つぼいしんじ）
1987年 愛知学院大学歯学部卒業
1990年 愛知学院大学歯学部助手
1996年 愛知学院大学歯学部講師（口腔衛生学講座）
2009年 愛知県健康福祉部健康担当局健康対策課主任専門員

福田 理（ふくたおさむ）
1974年 愛知学院大学歯学部卒業，愛知学院大学歯学部助手
1981年 愛知学院大学歯学部講師
1994年 愛知学院大学歯学部助教授
2001年 愛知学院大学歯学部教授（小児歯科学講座障害者歯科学特殊診療科）
2010年 愛知学院大学歯学部教授（小児歯科学講座）
2020年 愛知学院大学名誉教授

山田和子（やまだかずこ）
1972年 社会保険中京病院付属高等看護学院卒業
1986年 愛知学院大学歯学部附属病院口腔外科外来主任
2002年 愛知学院大学歯学部附属病院病棟看護師長
2006年 愛知学院大学歯学部附属病院総看護師長
2008年 愛知学院大学歯学部附属病院手術室看護師長（〜2014年）

藤田玲子（ふじたれいこ）
1979年 愛知学院大学歯科衛生専門学校卒業
1979年 稲沢市民病院勤務（歯科口腔外科）
1999年 稲沢市民病院主任
2012年 新潟大学大学院医歯学総合研究科口腔生命福祉学博士前期課程卒業

新 看護学生のための歯科学　　ISBN978-4-263-42163-5

2008年 1月20日 第1版第1刷発行
2021年 1月20日 第1版第8刷発行

著　者　中垣晴男ほか
発行者　白石泰夫
発行所　医歯薬出版株式会社
〒113-8612　東京都文京区本駒込1-7-10
TEL. (03)5395—7638(編集)・7630(販売)
FAX. (03)5395—7639(編集)・7633(販売)
https://www.ishiyaku.co.jp/
郵便振替番号 00190-5-13816

乱丁，落丁の際はお取り替えいたします　　印刷・あづま堂印刷／製本・皆川製本所
© Ishiyaku Publishers, Inc., 2008. Printed in Japan

本書の複製権・翻訳権・翻案権・上映権・譲渡権・貸与権・公衆送信権（送信可能化権を含む）・口述権は，医歯薬出版㈱が保有します．

本書を無断で複製する行為（コピー，スキャン，デジタルデータ化など）は，「私的使用のための複製」などの著作権法上の限られた例外を除き禁じられています．また私的使用に該当する場合であっても，請負業者等の第三者に依頼し上記の行為を行うことは違法となります．

|JCOPY|＜出版者著作権管理機構 委託出版物＞
本書をコピーやスキャン等により複製される場合は，そのつど事前に出版者著作権管理機構（電話 03-5244-5088，FAX 03-5244-5089，e-mail : info@jcopy.or.jp）の許諾を得てください．